Monographien aus dem
Gesamtgebiete der Psychiatrie

Springer
Berlin
Heidelberg
New York
Barcelona
Budapest
Hongkong
London
Mailand
Paris
Santa Clara
Singapur
Tokio

Monographien aus dem Gesamtgebiete der Psychiatrie

Herausgegeben von
H. Hippius, München · W. Janzarik, Heidelberg
C. Müller, Onnens (VD)

Rainer Thomasius

Familiendiagnostik bei Drogenabhängigkeit

Eine Querschnittstudie zur Detailanalyse von Familien mit opiatabhängigen Jungerwachsenen

Mit 37 Abbildungen

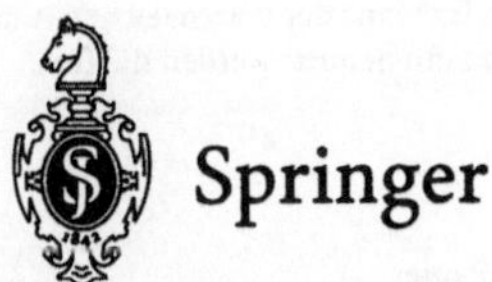 Springer

Priv. Doz. Dr. Rainer Thomasius
Psychiatrische und Nerven- und Poliklinik
Universitäts-Krankenhaus Eppendorf
Martinistraße 52
D-20246 Hamburg

ISBN-13: 978-3-642-64719-2   e-ISBN-13:978-3-642-61152-0
DOI: 10.1007/978-3-642-61152-0

Die Deutsche Bibliothek – CIP-Einheitsaufnahme
Thomasius, Rainer: Familiendiagnostik bei Drogenabhängigkeit: eine Querschnittstudie zur Detailanalyse von Familien mit opiatabhängigen Jungerwachsenen – Rainer Thomasius. – Berlin; Heidelberg; New York; Barcelona; Budapest; Hongkong; London; Milan; Paris; Santa Clara; Singapur; Tokio:
Springer, 1996
ISBN-13: 978-3-642-64719-2

Umschlaggestaltung: Design & Production
Satz: Reproduktionsfertige Autorenvorlage
Herstellung: Renate Münzenmayer
SPIN 10511922   25/3135- 5 4 3 2 1 0 – Gedruckt auf säurefreiem Papier

Vorwort

Wissenschaftler und Praktiker haben sich in den 90er Jahren international um eine Verbesserung und Differenzierung von Erklärungsmodellen über stoffgebundene Süchte bemüht. Mehr und mehr setzte sich in diesem Zusammenhang die Erkenntnis durch, daß zu einem angemessenen Verständnis von Suchtphänomenen eine integrative Perspektive, die biologische, psychologische und soziale Aspekte berührt, notwendig und sinnvoll ist. Wenn heute systemische Konzepte in der theoretischen Auseinandersetzung mit Fragen über die Entstehung und den Verlauf von Abhängigkeitserkrankungen einen wichtigen Stellenwert einnehmen, so auch deshalb, weil der Suchtbereich in den letzten Jahren einem epistemiologischen Wandel unterworfen war. Wo der Erkenntnisfundus ursprünglich auf die intrapsychische bzw. personale Dimension begrenzt war, dort haben sich Theorie und Diagnostik auf interpersonale und beziehungsregulierende Funktionen erweitert.

Zur gleichen Zeit vollzog sich in den Beratungs- und Behandlungsstellen für Suchtkranke eine fortwährende Tendenz in Richtung zunehmender Professionalisierung und Ausdifferenzierung der therapeutischen Angebote. Familientherapeutische und systemische Ansätze gewannen bei der Behandlung und in der Prävention von Suchterkrankungen zusehends an Bedeutung. Vieles weist darauf hin, daß diese Neuorientierungen dazu beigetragen haben, die Behandlungserfolge in der Suchtkrankenhilfe zu verbessern. Allerdings steht der wissenschaftliche Beleg noch aus.

Ganz im Gegensatz zur anwachsenden system- und familientherapeutischen Literatur sind empirische Untersuchungen in diesem Bereich äußerst selten geblieben. Besonders lückenhaft ist der Stand familienorientierter Suchtforschung - und zwar sowohl im Hinblick auf Grundlagen und Ursachen süchtigen Verhaltens als auch hinsichtlich systemtherapeutischer Behandlungserfolge und Therapieprozesse. Erst in jüngster Zeit verfügt die Familienforschung über ein klinisch relevantes Untersuchungsinstrumentarium, das dem Untersuchungsgegenstand gerecht wird und methodischen Überprüfungen standhält.

Dieses Buch enthält die Ergebnisse einer empirischen Untersuchung, die auf der Grundlage moderner familiendiagnostischer Methoden und Verfahren gewonnen wurden. Verglichen werden Familien mit drogenkonsumierenden und klinisch unauffälligen Kindern. Die Lektüre führt den Leser nicht nur in das Thema "Familie und Sucht" ein, sondern sie gibt darüber hinaus einen gründlichen Einblick in die Möglichkeiten und Grenzen der heutigen Familienforschung. Im übrigen handelt es sich um die erste umfassende Darstellung zum Thema "Familiendiagnostik bei Drogenabhängigkeit" im deutschsprachigen Raum. Getragen wird die Veröffentlichung von der Hoffnung, Praxis und Wissenschaft an der Schnittstelle von Sucht- und Familienforschung um eine empirische Dimension zu erweitern und zu reger Nachahmung anzuregen.

Zunächst wird der Leser an die unterschiedlichen Sichtweisen der gängigsten familientherapeutischen Schulen über Suchterkrankungen herangeführt. In einem weiteren Schritt werden die Theorien und Konzepte verschiedener familiendiagnostischer Methoden und Anwendungsformen besprochen. Die Ergebnisse der vorliegenden empirischen Untersuchung belegen, daß sich insbesondere im Frühstadium der Suchtentwicklung Drogenkonsum und familiäre Belastungen wechselseitig beeinflussen und zu einem Fortschreiten der Drogenkarriere beitragen. Folgerungen, die sich daraus für die Behandlung, die Drogenprävention und für die weitere psychiatrische Suchtforschung ergeben, werden in einem eigenen Kapitel diskutiert.

Bei der Fertigstellung der Arbeit wurde mir Unterstützung von vielen Seiten zuteil. Frau Doz. Dipl.-Psych. E.-M. Biermann-Ratjen und Frau Dr. G. Griep sowie Herrn Prof. Dr. P. Götze, Herrn Prof. Dr. J.-M. Burchard, Herrn Prof. Dr. J. Eckert in Hamburg und Frau Dipl.-Psych. Dr. G. Frevert in Ulm verdanke ich inhaltliche und methodische Anregungen und kritische Diskussionen. Dem ehem. Direktor der Psychiatrischen und Nervenklinik des Universitäts-Krankenhauses Eppendorf, Herrn Prof. Dr. J. Gross und dem Leiter des Drogenberatungszentrums des Amtes für Jugend, Kö 16A, Herrn Dipl.-Soz.päd. H. Hohmann, sei für die Erlaubnis, in ihren Einrichtungen Patienten zu befragen gedankt. Herr Dipl.-Psych. M. Wuchner war bei der Datenverarbeitung eine wertvolle Hilfe. Frau cand. med. A. Müller half in engagierter Weise bei der Datenerhebung. Die Schreibarbeiten wurden mit großer Sorgfalt durch Frau J. Blecken erledigt. Wesentlich zum Gelingen des Buches beigetragen haben außerdem die Mitarbeiter des Springer-Verlages, vor allem Herr Dr. Th. Thiekötter und Frau Benko, die das Projekt nachhaltig förderten. Ihnen allen gebührt mein Dank - nicht zuletzt auch den befragten Patienten und ihren Familien.

Hamburg, April 1996   *Rainer Thomasius*

Inhaltsverzeichnis

1 Einführung

Lange Zeit stand sowohl in der Beratung und Therapie als auch in der Forschung im Bereich von Suchtproblemen allein der Suchtkranke im Mittelpunkt. Im Oktober 1976 befaßte sich die Fachkonferenz der Deutschen Hauptstelle gegen die Suchtgefahren erstmals mit dem Thema "Familie und Suchterkrankung". Prof. Dr. Joachim Gerchow sagte damals in seinem Schlußwort: `Eine wichtige Konsequenz scheint mir aber darin zu bestehen, daß die Familie als therapeutische Einheit zu sehen ist. Auf diesem relativ wenig durchforschten Gebiet wird noch sehr viel zu leisten sein. Es ist ein weites Feld, auf dem öffentliche Institutionen mit ihren Hilfsangeboten und Familien zusammenarbeiten müssen.´ (Deutsche Hauptstelle gegen die Suchtgefahren (1992) Programmheft zur Fachkonferenz "Sucht 1992", 2).

Nach heutigem Kenntnisstand sind die Entstehungsbedingungen des Konsums legaler und illegaler Suchtmittel komplex und umfassen biologische, psychologische und soziale Faktoren. Die sozialpsychologische Forschung der letzten Jahre hat einen engen Zusammenhang zwischen Drogenkonsum und Lebensbedingungen der Betroffenen aufdecken können. Konsumverhalten wird als ein Resultat von Faktoren betrachtet, die mit der sozialen Situation, dem familiären Hintergrund, der Persönlichkeit, mit Einstellungen, Erwartungen und Werthaltungen der Konsumenten in Zusammenhang stehen. Es gibt Hinweise darauf, daß Störungen oder Abweichungen in einzelnen dieser Bereiche zu erhöhtem Drogengebrauch führen (Johnston et al. 1987, Kandel et al. 1986, Hurrelmann 1991, Silbereisen und Kastner 1985).
Aufgrund seiner prospektiven Längsschnittuntersuchung zum Suchtmittelgebrauch junger Menschen gelangt Sieber (1988) zu dem Schluß, daß für eine verbesserte Prognose des Konsumverhaltens vor allem Verknüpfungsregeln einzelner, mittlerweile bekannter Bedingungsfaktoren fehlen sowie Zusatzinformationen, welche die Verknüpfungsregeln weiter präzisieren. Sozialwissenschaftliche Studien könnten heute nicht mehr als die Hälfte der Varianz des Konsumverhaltens erklären. Erreicht sei ein Sättigungsbereich, bei dem der Einschluß weiterer Prädiktoren das Resultat nur noch unwesentlich verbessern könne. Deshalb sei eine Weiterentwicklung der Bedingungsanalyse nicht etwa dadurch zu erreichen, neue Merkmalsbereiche zu erschließen, die auch noch für das Konsumverhalten relevant wären, sondern darin, innerhalb eines bestimmten Prädiktorsatzes die Detailanalyse zu fördern.
Einer dieser Bereiche, der sich in der jüngeren sozialwissenschaftlichen Forschung als wichtige Einflußvariable erwiesen hat, ist die Herkunftsfamilie. Beispielsweise folgert Hurrelmann (1987a, 1987b) aus den Ergebnissen seines Bielefelder

2

Forschungsprojektes, daß Drogenkonsum im Jugend- und Jungerwachsenenalter sich verstärke, wenn Konflikte mit den Eltern bestehen, etwa hinsichtlich der eigenen Lebensgestaltung. Verstärkter Gebrauch sei eine Begleiterscheinung konfliktreicher Beziehungen und deute auf eine schwierige Ablösungsphase hin. Deshalb müsse sich die Forschung auf diesen Bereich konzentrieren. Zu ganz ähnlichen Ergebnissen kommen auch andere sozialwissenschaftlich orientierte Forschergruppen im deutschsprachigem Raum (u.a. Hornung et al. 1983, Infratest Gesundheitsforschung 1989, Kindermann et al. 1989, Projektgruppe TUdrop 1984, Sieber 1988).

Die Erkenntnis, daß die Familie eine wichtige Einflußgröße auf den Konsum illegaler Drogen darstellt, zumindest in bezug auf das Frühstadium, ist nicht neu. Denn die jenseits aller sozialwissenschaftlich-epidemiologischen Forschung klinisch tätigen Psychiater und Drogentherapeuten beschrieben in zahlreichen Veröffentlichungen seit Mitte der 70er Jahre aus ihrer täglichen Arbeit, daß das Suchtverhalten Jugendlicher und Jungerwachsener als kompromißbildende Beziehungsgestaltung eines Familiensystems verstanden werden kann: Insbesondere der fortgesetzte Mißbrauch von Drogen stärke die familiäre Kohäsion, entschärfe Loyalitätskonflikte und verschiebe oder verhindere Prozesse, die mit einer eventuellen Trennung des Drogenkonsumenten einhergehen. In diesem Kontext wirke die Droge als zentraler Regulator von Ablösung und Autonomie einerseits und von Verschmelzung und Abhängigkeit andererseits. Gewissermaßen diene die Droge im Sinne eines "Nähe-Distanz-Regulators" und repräsentiere (übersetzt in die psychodynamische Terminologie) den regressiven und somit abgespaltenen (Familien-) Systemanteil (s. Abschn. 2.).

Jedoch gerieten die Familientherapeuten in ein Dilemma, wenn das, was zu beobachten war, empirisch überprüft werden sollte. Die Methoden der humanistischen Psychologie und Sozialwissenschaft erwiesen sich für die Erfassung und Beschreibung von Interaktionsphänomenen nicht brauchbar (s. Abschn. 4.1). Geeignete Verfahren wurden erst in den letzten Jahren entwickelt und erprobt (s. Abschn. 4.2.4). Demzufolge wurde bislang nur wenig empirisches Material gewonnen - Beobachtungs- und Erfahrungswerte hingegen waren zahlreich.

Dieses Dilemma belegte exemplarisch die Jahresfachkonferenz 1992 der "Deutschen Hauptstelle gegen die Suchtgefahren" (DHS)[1], die unter dem Titel "Sucht und Familie" stand. Mehr als 1000 Fachkräfte und Wissenschaftler des In- und Auslandes, die an dem Kongress teilnahmen, bekamen das Paradoxon vor Augen geführt: In der deutschen Suchtkrankenhilfe hat die Bedeutung der Familie des Abhängigkeitskranken enorm zugenommen. Immer mehr Behandlungseinrich-

---

[1] Die Deutsche Hauptstelle gegen die Suchtgefahren ist der Zusammenschluß der bundesweit in der Vorbeugung, Hilfe und Nachsorge für Menschen mit Suchtproblemen tätigen Verbände. Durch die Arbeit der Mitgliedsverbände der DHS werden jährlich mehr als 300000 Menschen erreicht, die Hilfe und Unterstützung bei ihren Suchtproblemen suchen. Angeschlossen sind 4500 Selbsthilfegruppen, 1000 ambulante Beratungs- und Behandlungsstellen für Suchtkranke und deren Angehörige sowie Fachkliniken und stationäre Behandlungseinrichtungen mit mehr als 6000 Behandlungsplätzen.

tungen ziehen die Angehörigen in den Behandlungsprozeß ein, wobei die Bereitstellung von Angehörigengruppen das eine Ende eines breitgefächerten Verständnis von Familienbehandlung markiert und die stationäre Behandlung der gesamten Familie in einem streng familientherapeutisch-systemischen Setting das andere[2]. Allgemein anerkannt ist inzwischen, daß sich Systemstrukturen auf die Entstehung, Aufrechterhaltung und Behandlung des Symptoms Suchtmittelabhängigkeit auswirken[3]. Andererseits brachte die Fachtagung "Sucht 1992" zum Ausdruck, daß die Einschätzung Gerchows aus dem Jahre 1976 damals wie heute Gültigkeit hat: In den zurückliegenden 20 Jahren hat Forschung zu diesem Themenkomplex in Deutschland nicht stattgefunden. Rennert (1989) resümiert zum Forschungsstand (a.a.O., 27 f):

Aus dem deutschsprachigen Raum liegen bisher keine Untersuchungen vor, die sich direkt auf das Familiensystem von Drogenabhängigen beziehen. (....) In einzelnen Praxisberichten, Jahresberichten verschiedener Einrichtungen sowie in theoretisch und praktisch orientierten Beiträgen auf Tagungen und Kongressen im Bereich der Suchtkrankenhilfe wird die familientherapeutische Sichtweise zwar schon seit Jahren aufgegriffen, doch fehlt eine systematische Forschung. Daraus ist es zu erklären, daß die genannten Beiträge und Berichte sich immer wieder auf Arbeiten aus den USA beziehen.

Die Übertragbarkeit amerikanischer Forschungsergebnisse auf deutsche Verhältnisse ist nicht unproblematisch. Denn es weichen nicht nur die epidemiologischen und kulturellen Voraussetzungen erheblich voneinander ab. Zudem sind therapeutische

---

[2]   Nahezu ein Drittel der Mitarbeiter in den 221 Drogenberatungsstellen des Deutschen Caritasverbandes verfügen über eine familientherapeutische Zusatzqualifikation oder befinden sich in einer entsprechenden Ausbildung (Schmidtobreick 1992).

[3]   Dies bestätigen auch die Inhalte der Fachtagungen "Familie und Suchterkrankung" (Deutsche Hauptstelle gegen die Suchtgefahren 1977), "Familienbehandlung bei Suchtkranken" (Kuypers 1980), "Der Suchtkranke im Spannungsfeld von Familie, Arbeit und Freizeit" (Niedersächsische Landesstelle gegen die Suchtgefahren 1986), "Vom Symptom zum System" (Arbeitsgruppe Familientherapie und Sucht 1986), "Kinder von Suchtkranken" (Brakhoff 1987).

[4]   Zum Beispiel haben Methadon- und medikamentengestützte Programme in den USA eine lange Geschichte und werden sogar zwecks Unterstützung psycho- und familientherapeutischer Interventionen genutzt. Das Abstinenzparadigma deutscher Drogentherapieeinrichtungen unterscheidet sich hierin grundlegend. Integrative und multimodale Ansätze sind in den USA seit zwei Jahrzehnten übliche Praxis. Eine gradezu gegenläufige Tendenz ist in der deutschen Drogenhilfe zu beobachten, wenn sie, wie es zur Zeit modern ist, eine weitergehende Differenzierung ihrer bisherigen Angebote fordert. Außerdem hat der enge Zusammenschluß der professionellen amerikanischen Drogenhilfe mit Selbsthilfeeinrichtungen, den "Anonymous", eine abweichende Tradition. Viele professionelle Suchtmitteltherapeuten in den USA haben persönliche Erfahrungen in diesen Gruppen gesammelt. Sie integrierten Konzepte der Selbsthilfe, beispielsweise das 12-Schritte-Programm, in die staatlichen Versorgungseinrichtungen. Solche Behandlungsinhalte sind deutschen Einrichtungen fremd.

Strategien und Methoden sehr unterschiedlich (Thomasius 1989, 1991, Zimmer-Höfler 1984)[4].

Doch gibt es nicht nur Trennendes. Bis in die Mitte der 70er Jahre bestand eine Gemeinsamkeit amerikanischer und deutschsprachiger Suchtforschung darin, Einflüsse der Sozialisation auf das Drogenkonsumverhalten zu erfassen und wissenschaftlich auszuwerten (Bochnick 1973, Burchard 1970, 1972, Greene 1974, Ladewig 1974, Wurmser 1972). Als Ergebnis dieser Forschung prägte sich das Bild eines Suchtmittelabhängigen mit einer unreifen Persönlichkeit, der in instabilen, desolaten familiären Verhältnissen aufwächst, die durch Armut, entwürdigende Lebensumstände und Gewalt geprägt sind. Das sogenannte "broken home" erwies sich damals als wichtigster Prädiktor und verankerte sich bis heute in das Meinungsbild einer breiten Öffentlichkeit. Ungeachtet blieb indes, daß die meisten Menschen, die unter solchen Bedingungen aufwachsen, nicht suchtmittelabhängig werden.

Mitte der 70er Jahre ging die Forschungsaktivität auseinander. Im deutschsprachigen Raum dezimierte sich die Suchtforschung, die in psychiatrischen Institutionen geleistet wurde auf ein Minimum. Sie wurde von den Sozialwissenschaften übernommen[5]. Vielerorts entstanden Selbsthilfeeinrichtungen, die sich für die

---

5 Vergleicht man die Publikationsraten dieser Zeitspanne zu den Themenbereichen Sucht, Schizophrenie und Depression miteinander, die in den drei größten psychiatrischen Fachzeitschriften abgedruckt wurden, so stellt sich eine völlige Umkehrung zur Häufigkeit dieser Diagnosen in der Allgemeinbevölkerung dar. 43 der insgesamt 61 Veröffentlichungen über Suchtkrankheiten (zum Vergleich: Schizophrenie 230 und Affektive Störungen 134 Publikationen) beziehen sich auf Alkoholismus. Die Abhängigkeit von illegalen Drogen ist mit weniger als einer Publikation pro Jahr vertreten (Watzl und Dobel 1991).

6 1951 formulierten Ruesch und Bateson in ihrem Buch "Communications, the Social Matrix of Psychiatry" eine systemische Familientheorie, die konzeptionell auf kurz zuvor veröffentlichten Erkenntnissen im Bereich der Kybernetik und Kommunikationstheorie basierten. Wenig später beschrieb Ruesch (1956) Charakteristika nonverbaler und "gestörter" Kommunikation. In den Jahren 1952 bis 1962 untersuchten Bateson und Mitarbeiter (Haley, Jackson, Weakland und Fry) im Rahmen eines Forschungsprojektes die Kommunikation in Familien mit einem schizophrenen Mitglied. Diesem Projekt entstammt die "Double-Bind-Theorie" (Bateson 1969) und das "Homeostaseprinzip" (Jackson 1969).

7 Die hier zitierten Untersuchungen beziehen sich auf Konsumenten illegaler Drogen. Entsprechende Studien existieren aber auch für Familien mit alkoholabhängigen Mitgliedern, wenngleich hier das symptomtragende Mitglied oftmals der Elterngeneration angehört: Hargens (1983), von Villiez (1985, 1986), Villiez-Nauscef (1986), Steinglass (1983).

8 vgl. dazu Friedmann et al. 1983, 1986, 1987; Harbin und Maziar 1975; Kaufman u. Kaufmann 1983; Klagsbrun und Davis 1977; Lippmann 1990; Schmidt 1988; Stanton 1977, 1980; Stanton und Todd 1982; Textor 1987, 1989; Thomasius 1988; Welter-Enderlein 1982.

Betreuung und Behandlung Opiatabhängiger zuständig fühlten. Obwohl das Gebiet der ehemaligen Bundesrepublik heute über eines der dichtesten Versorgungsnetze für Drogenabhängige in Europa verfügt, hat sich an diesen Voraussetzungen wenig geändert (Adams et al. 1989, Schreiber 1986).

In den USA war die Entwicklung anderen Einflüssen unterworfen. Im Zuge der Schizophrenieforschung entstand eine Familientheorie, die sich an den jüngsten Erkenntnissen in Kybernetik und Kommunikationswissenschaften orientierte[6]. Ein weiterer Einflußfaktor war die Entwicklung in der Psychotherapie. Psychoanalytisch ausgebildete Therapeuten, wie Ackermann, Bowen, Minuchin, Haley und Satir begannen damals, anstelle einzelner Patienten ganze Familien zu behandeln. Gleichzeitig mit der allmählichen Etablierung der Familientherapie formierten sich in den USA die ersten Selbsthilfegruppen von Angehörigen Suchtkranker.

In diesem Kontext entwickelte sich die Fragestellung, in welcher Weise das süchtige Verhalten[7] eines Mitglieds durch die Interaktion in der Familie beeinflußt wird. Strukturelle Familientherapeuten, wie zum Beispiel Stanton und Madanes, beschrieben Anfang der 80er Jahre Gemeinsamkeiten in den Familien mit suchtmittelabhängigen Heranwachsenden, auf die sich bis heute die einschlägigen Publikationen beziehen (s. Abschn. 2.2).

Im Überblick der Forschungsergebnisse fällt auf, daß zu diesem Zeitpunkt, Anfang der 80er Jahre, die wissenschaftliche Untersuchungsaktivität zum Thema "Familie und Sucht" bis auf wenige Ausnahmen eingestellt wurde. Demgegenüber entwickelte sich die therapeutische Aktivität beständig fort.

Heute konzentrieren sich in den USA fast alle Drogenhilfeeinrichtungen mehr und mehr auf die *frühen* Stadien des Drogenkonsumverhaltens und -Mißbrauchs. Sicherlich findet hierin auch der im Vergleich zur Bundesrepublik erhöhte Konsum von Drogen im Adoleszentenalter seinen Ausdruck[8].

Außerdem werden familientherapeutische und systemtherapeutische Gesichtspunkte zusehends berücksichtigt. Fast alle Programme, die auf die Drogenproblematik Jugendlicher und Jungerwachsener zielen, bieten in irgendeiner Weise familientherapeutische oder zumindest familienorientierte Interventionen an. Die wissenschaftliche Überprüfung der Therapieerfolge jedoch, steht selbst in den USA noch am Anfang[9]. Vorerst gilt für den amerikanischen Raum ebenso wie für den europäischen, was Kaufman 1985 resümierte (a.a.O., 912):

We do not know for certain that family treatment is superior to other forms of treatment for substance abuse. These are the questions that will be answering over the next decade

---

[9] Gleichwohl existieren an verschiedenen Orten Forschungsprojekte, die sich mit der Evaluation systemtherapeutischer Interventionen bei fortgesetztem Drogenmißbrauch Jugendlicher beschäftigen. Die meisten dieser Zentren werden durch das "National Institute on Drug Abuse" (NIDA) unterstützt. Mit einer Veröffentlichung der Ergebnisse ist nicht vor Mitte der 90er Jahre zu rechnen (Platt et al. 1991, Weidman 1987).

6

(...). However, we have learned a great deal about the many types of interactions and
systems which frequently occur in substance-abusing families, and we will continue to
learn a great deal more.

In diesem historischen Abriß stellt sich dar, daß die Bedeutung der Herkunftsfamilie
in den zurückliegenden 20 Jahren für die Behandlung Drogenabhängiger zugenommen hat. Andererseits sind wissenschaftliche Belege selbst für den Zusammenhang von Drogenkonsum und Familieninteraktion mit wenigen Ausnahmen bis
heute ausgeblieben. Dieses Defizit steht in einem direkten Zusammenhang mit
Problemen, die sich in der Familiendiagnostik stellen.

Als Teilgebiet der psychologischen Diagnostik ist Familiendiagnostik hypothe-
senzentriert und erfolgt auf der Grundlage von Theorienbildung. Im Gegensatz zur
Individualpsychologie, die auf ein wissenschaftlich fundiertes Konzept und ein
umfangreiches diagnostisches Repertoire zurückgreifen kann, steht die Familiendiagnostik noch am Anfang. Wissenschaftliche Untersuchungen gewannen in
diesem Bereich erst im letzten Jahrzehnt an Bedeutung. Noch sind die methodischen
Ansätze sehr heterogen. Eine besondere Anforderung, mit der die Familiendiagnostik konfrontiert ist, stellt die Komplexität der Familiendynamik dar. Zwar
wurden in vielen Fachgebieten unterschiedliche Aspekte der Familie untersucht,
doch gibt es nach wie vor keine allgemein anerkannte und übergreifende Theorie,
die dieser Anforderung gerecht wird. Demzufolge basieren bisherige Untersuchungen auf unterschiedlichen Theorien, die, jede für sich gesehen Gefahr laufen, der
Komplexität der Familiendynamik nicht gerecht zu werden. Bisher ist die
Integration verschiedener Theorien, etwa der Psychoanalytischen- und der Systemtheorie allenfalls im Ansatz gelungen (Cierpka 1987, 1990).

Für die Betrachtung und Diagnostik von Familien sind beide Modelle jedoch
überaus hilfreich: Die Systemtheorie erfaßt Funktionsinterdependenzen einzelner
Faktoren in einem übergreifenden Verständnis und eignet sich daher in besonderer
Weise, Wechselwirkungen zwischen individueller, dyadischer und familiärer Ebene
zu erfassen und zu beschreiben. Außerdem bieten die systemtheoretischen Kategorien für das Ineinandergreifen verschiedener Ebenen einen geeigneten Rahmen,
allerdings um den Preis, wenig psychologischen Inhalt aufzuweisen. Denn in der
Systemtheorie geht die Bedeutung von Interaktionen im Kontext individueller und
familiärer Entwicklung verloren. Dieses Defizit kann die psychoanalytische Theorie
ausgleichen. Für sich alleine stehend, läuft aber auch dieser Ansatz Gefahr, die
Realität der Familie um wesentliche Aspekte zu schmälern: Er vernachlässigt die
interpersonale und familiäre Ebene. Die psychoanalytische Theorie konzentriert
sich auf die Entwicklung der Innenwelt des Individuums. Sie wird als kausal-
orientiert angesehen, weil sie die individuelle Entwicklung genetisch herleitet, also
unidirektional operiert. Der Einfluß des Kindes auf die Eltern bleibt weitgehend
unberücksichtigt. Der Autor ist mit Cierpka (1990) einer Meinung, daß sich
Psychoanalyse und Systemtheorie dann sinnvoll ergänzen, wenn es gelingt, das aus
der Lebensgeschichte des Individuums verstehbare Verhalten mit strukturellen und
systemischen Merkmalen zu verknüpfen.

Vorrangiges Ziel dieser Untersuchung ist es, mittels geeigneter Methoden den
Zusammenhang von Interaktion und Drogenkonsum zu überprüfen. Zu diesem

Zweck ist es notwendig, neben individuellen, sozialen und medizinischen Kriterien, die sich auf den einzelnen Konsumenten beziehen, auch die Befindlichkeiten, Beschwerden und Störungen aller anderen Familienmitglieder zu erfassen. Außerdem müssen Merkmalsbereiche berücksichtigt werden, die sich auf interaktionelle und gesamtsystemische Zusammenhänge beziehen.

Mit Hilfe des "Familienmodells", dem theoretischen Fundament des wichtigsten Instrumentes dieser Untersuchung, dem "Familieneinschätzungsbogen" (FAM), sollen Befunde, die sich auf das Individuum (Ebene I), auf dyadische Beziehungen (Ebene II) und auf das Familiensystem (Ebene III) beziehen, miteinander integriert werden (s. Abschn. 4.1).

2 Forschungsstand

Als nächster Schritt wird in einem Überblick der aktuelle Forschungs- und Wissensstand zum Thema "Familie und Sucht" dargestellt. Zuerst werden die Sichtweisen und Theorien der psychodynamischen Familientherapie über Drogenkonsumenten und ihre Familien besprochen (s. Abschn. 2.1). Es folgen die Theorien der strukturell- (2.2) und systemisch- familientherapeutischen Schulen (2.3). Die Theorie der "Co-Abhängigkeit" (2.4) leitet sich nicht aus der Familientheorie her, sondern aus der amerikanischen Selbsthilfebewegung. Auf sie wird eingegangen, bevor die wenigen empirischen Studien zu diesem Komplex zitiert werden (2.5).

2.1 Familien mit einem Drogenabhängigen aus Sicht der psychodynamisch-familientherapeutischen Schulen

Psychoanalyse und Familientherapie verbindet die Fragestellung, auf welche Weise sich das Selbst von dem Objekt im Prozeß individueller und familiärer Entwicklung differenziert bzw. welcher Art eine Verbindung dieser beiden Instanzen ist. Die meisten Modelle der psychodynamischen Familientherapie haben ihren theoretischen Schwerpunkt in der Ich-Psychologie, der Psychologie des Selbst und in unterschiedlichen Narzißmustheorien. Außerdem ist die psychoanalytische Objektbeziehungstheorie von besonderer Relevanz. In den vergleichsweise längerfristigen Behandlungen analytisch orientierter Therapeuten werden die lebensgeschichtlichen Entwicklungen der gesamten Familie und eines jeden Mitglieds untersucht. Unbewußte Prozesse, die zu Konflikten führen, werden durch den Therapeuten mittels Deutung und Bewußtmachung aufgedeckt. In den meisten Fällen dient eine Mehrgenerationenperspektive als Behandlungsgrundlage. Zu den wichtigsten Vertretern der psychodynamischen Familientherapie zählen Ackerman (1958), Boszormenyi-Nagy (1973), Richter (1970), Stierlin (1975, 1980), Willi (1975, 1985) und Wynne et al. (1958).

Die frühen Psychoanalytiker interessierten sich vorrangig für den Zusammenhang zwischen Triebgeschehen und Abhängigkeit. Heute steht demgegenüber die Problematik mit der Selbstwerdung und Ich-Reifung und den Störungen in diesen

Entwicklungsprozessen im Vordergrund. Im Zuge eines veränderten Erkenntnisinteresses wandelte sich gleichzeitig die Bewertung von Abhängigkeit und Substanzwirkung. Wo früher der libidinöse Wert des Suchtmittels für tiefenpsychologische Interpretationen im Vordergrund stand, liegt heute das Schwergewicht auf der adaptativ-funktionellen Seite des Suchtmittelgebrauchs und der Bedeutung der Drogenwirkung für die psychische Ökonomie und Stabilität.

Etwa wies Wurmser (1977) auf die Störung basaler Ich-Funktionen Suchtkranker und auf ihre primäre Wahrnehmungsbeeinträchtigung hin. Die Abwehrmechanismen des Suchtkranken beschrieb er als archaisch und folglich die Strukturierung des Ich als primitiv. Kohut (1977) zielte auf Defekte in der Affektabwehr Drogenabhängiger, die die Verarbeitung schmerzlicher Affekte erschweren, wenn nicht verhindern.

Andere Autoren, die sich an den Konzepten der Ich- und Selbst-Psychologie orientieren, fokussierten bei der Betrachtung süchtiger Patienten auf Störungen in der Selbstentwicklung und auf die Rolle des Rauschmittels als narzißtisches Ersatzobjekt (Khantzian 1977, Krystal und Raskin 1983). Defizite in der Über-Ich-Struktur, mangelnde Fähigkeit zur Kompromißbildung, labiles Selbstwertgefühl, ungenügende Angst- und Frustrationstoleranz sowie Störungen im Bereich der Objektbeziehungen sind Begrifflichkeiten dieser Ausrichtung. Der Droge wird die Funktion zugeschrieben, ein verlorenes Objekt zu ersetzen, dem das Individuum ambivalent gegenüberstand. Damit ist in der Regel eine Mutter gemeint, die nicht adäquat auf die Bedürfnisse ihres Kindes eingehen konnte und deren Fehlen in frühen Entwicklungsabschnitten (aufgrund realer Abwesenheit oder mangelnder Empathie) ein bleibendes Bedürfnis nach Wiedererlangung auslöst.

Kohut (1976) sieht die Funktion des Suchtmittels im Sinne eines narzißtischen Objektes in Art einer frühen Mutter, die der Säugling als Teil seines Selbst erlebt. Indem der Abhängige die Droge einnehme, zwinge er das Selbstobjekt symbolisch, ihn zu beruhigen und zu akzeptieren. In diesem Fall verschaffe die Droge jene Selbstachtung, über die der Konsument nicht verfüge.

Reilly (1975) thematisierte den frühen Verlust eines geliebten Objektes und die gestörte Verarbeitung. Sie ging davon aus, daß vorzeitige Todesfälle in Familien mit einem süchtigen Mitglied überzufällig häufig auftreten. Die ursprünglich auf das enttäuschende Objekt gerichtete Wut werde durch Introjektion zunächst abgewehrt, dann aber gegen sich selbst gerichtet und in Form einer selbstbestrafenden und depressiven Symptomatik veräußerlicht. Die Eltern Drogenabhängiger hätten in ihren eigenen Herkunftsfamilien nicht selten schwere emotionale Verluste erlitten, die nicht adäquat gelöst werden konnten.

Diese auf der Ebene des Individuums beschriebenen Befunde finden in den Darstellungen analytischer Familientherapeuten ihr Korrelat auf intrafamiliärer Beziehungsebene. Sie weisen vornehmlich auf die ungenügende interpersonale Abgrenzung der Familienmitglieder hin. Bowen (1978) spricht in diesem Zusammenhang von der "undifferenzierten Familien-Ich-Masse", Boszormenyi-Nagy und Spark (1973) erwägen eine symbiotische Fusion zwischen dem süchtigen Mitglied und einem Elternteil. Sie beruhe auf der unausgesprochenen Verpflichtung, der Herkunftsfamilie treu zu bleiben. Starke Loyalitätsbindungen seien in diesen Familien über Generationen hinweg zurückzuverfolgen. Stellvertretend für andere müsse das drogenabhängige Mitglied negative Zuschreibungen übernehmen, zum

Beispiel in Gestalt der Sündenbockrolle. Insbesondere das jüngste Kind, das als letztes bei den Eltern bleibe, sei häufig betroffen und sorge mit seiner Rolle für den Zusammenhalt der Restfamilie.

Auf eine weitere Funktion weist Reilly (1975) hin. Der Drogenabhängige bewahre, sofern er in der Familie bleibt, die Eltern vor Gefühlen, die mit seiner Ablösung mobilisiert werden, nämlich Angst vor dem Verlassenwerden und Einsamkeit. Insofern die Eltern in ihrer eigenen Biographie frühe und unbewältigte Verluste erlitten hätten oder die eigene Ablösung vom Elternhaus nicht gelang, mobilisiere die Individuation der Kinder Trennungs-, Verlust- und Todesangst. Stierlin et al. (1977) und Stanton (1977) sehen in dem Drogenabhängigen sogar ein Opfer eines sich über Generationen auswirkenden Wiederholungszwanges, der in chronischer Selbstzerstörung Gestalt annehme und sich in der Suchtmittelabhängigkeit manifestiere. Die hohe Todesrate unter jungerwachsenen Abhängigen führt Stanton auf dieses Phänomen zurück.

Pathologische Bindungsmuster zwischen süchtigen Adoleszenten und Eltern thematisierte auch Stierlin (1980). Ein nicht unbedeutender Teil der Opiatabhängigen werde von seinen Eltern regressiv verwöhnt und infantilisiert. Unter den Gleichaltrigen würden sie niemanden finden, der ihr so gewachsenes Bedürfnis nach regressiver Verwöhnung befriedigt. Die Drogeneinnahme könne einen Ausweg aus dem Dilemma bahnen, weil intensivierte libidinöse Triebwünsche durch den Rausch unterdrückt und aggressive Impulse abgeschwächt würden. Dies um so einfacher, als einige Eltern ihre Kinder zum Drogengebrauch offen oder versteckt ermutigen. Eine andere Funktion (im Sinne der Delegation) bestehe darin, daß der Jugendliche mit seinem Konsum für eben jene Aufregung in der Familie sorge, die sie auf andere Weise nicht erlangen könne. Auf Über-Ich-Ebene seien Loyalitätsbindungen in diesen Familien von Bedeutung. Viele Eltern würden dem symptomatischen Jugendlichen vermitteln, nur für ihn gelebt zu haben, was ebenfalls die Ablösung behindere (und im gleichen Sinne eine Verschiebung der Loyalität weg von den Eltern und hin zum Partner abbremse). Sollte demgegenüber der "Ausstoßungsmodus" dominieren, etwa bei vernachlässigten Kindern, so könne die Droge jene Wärme und Geborgenheit vermitteln, die dem Jugendlichen in der Familie vorenthalten wurde.

2.2 Familien mit einem Drogenabhängigen aus Sicht der strukturell-familientherapeutischen Schulen

Der strukturelle Ansatz verfolgt die Erfassung und Veränderung familiärer Strukturen - ihrer Subsysteme, Grenzen, Hierarchien und Koalitionen. Den Strukturen wird eine direkte Auswirkung auf das körperliche und psychische Wohlbefinden zugeschrieben. Leitlinien therapeutischer Interventionen sind durch klare Vorstellungen über funktionale Familienstrukturen vorgegeben. Entwickelt wurde die strukturelle Familientherapie durch Minuchin und seine Mitarbeiter, zunächst in der Arbeit mit Unterschichtjugendlichen in New York (Minuchin et al. 1967), später in Weiterentwicklung an der Philadelphia Child Guidance Clinic, die Minuchin leitete (Minuchin et al. 1978). Zu seinen wichtigsten Mitarbeitern gehörten Haley,

Rosman und Todd, der gemeinsam mit Stanton den strukturellen Ansatz in der Arbeit mit Drogenabhängigen fortentwickelte und zugleich mit dem strategischen Ansatz kombinierte. Als wichtige Vertreter bezüglich der Familientherapie mit Drogenabhängigen sind außerdem Kaufman und Kaufmann (1979, Kaufman 1985) zu nennen, die den strukturellen und psychodynamischen Ansatz richtungsweisend verbunden haben.

Verschiedene strukturelle Familientherapeuten beobachteten und beschrieben vornehmlich in den frühen 80er Jahren stereotype Interaktionsmuster in Familien mit süchtigen Kindern. Sie wiesen darauf hin, daß sich "normale" von "süchtigen" Familien nicht etwa durch das Maß an Schwierigkeiten unterscheiden, sondern durch die Art der Problembewältigung. Wo klinisch unauffällige Familien sich in permanenter Entwicklung befinden und ihre Struktur den vorgegebenen Erfordernissen anpassen würden, dort würden Familien mit drogenabhängigen Symptomträgern auf Veränderungen mit rigidem Verhalten, redundanten Interaktionsmustern und Stereotypien reagieren. Ihre Anpassungs- und Bewältigungsmechanismen sind nach Minuchin (1983) erschöpft.

Goldstein et al. (1977), Stanton (1980) sowie Stanton und Todd (1983) wiesen als erste darauf, daß jungerwachsene Opiatkonsumenten in der Regel eine enge familiäre Bindung unterhalten, selbst wenn diese dem Außenstehenden nicht immer erkenntlich ist. Die Herkunftsfamilie werde als fester Bezugspunkt betrachtet und die einzelnen Mitglieder als solche, die am besten helfen können, von der Droge loszukommen.

Charakteristisch sei die Verstrickung zwischen Drogenabhängigen und einem Mitglied der Elterngeneration, die unter Mißachtung der Generationsschranke gegen das verbleibende Mitglied der Elterngeneration koalieren würden. Meistens wird ein mit seiner Mutter verstrickter männlicher Nachkomme beschrieben. Harbin und Maziar (1975) nehmen an, daß in unvollständigen Familien, aus denen viele Drogenabhängige stammen, die Triade mittels Einbeziehung anderer Angehöriger der Elterngeneration (zum Beispiel Großeltern, Partner etc.) aufrechterhalten wird.

Der verstrickte Elternteil unterstütze das Symptom des Kindes beispielsweise durch Finanzierung der Drogen, durch gemeinsame Geheimnisse und durch Schutzangebote gegenüber Dritten. Auf verbaler Ebene aber weise dieser Elternteil darauf hin, daß weder die Koalition noch irgendeine Unterstützung beabsichtigt sei und das Suchtverhalten beendet werden müsse. Die andere elterliche Bezugsperson kritisiere sowohl das abhängige Kind als auch das Verhalten des Partners, fühle sich aber durch die Koalition bedroht und handlungsunfähig gemacht. Sie ziehe sich schließlich zurück (Harbin und Maziar 1975, Haley 1981, Madanes et al. 1981, Kaufman und Kaufmann 1983).

Für seine Eltern nehme der abhängige Heranwachsende eine Vermittlerrolle ein. In der gemeinsamen Sorge um den süchtigen Jugendlichen fänden die Eltern neue Gesprächsinhalte, die von eigenen Beziehungsproblemen ablenken. Ungelöste, nicht bewältigte und manchmal über Jahre festgefahrene Konflikte könnten nun auf analoger Ebene, also in der kontroversen Diskussion über die Handhabung des Drogengebrauchs ausgetragen werden (Madanes et al. 1981, Welter-Enderlin 1982, Haley 1981).

Die permanente Verstärkung des Symptoms geschehe durch redundante Interaktionssequenzen, die sich im Sinne eines circulus vitiosus verhalten. Madanes et al. beschreiben dies wie folgt (a.a.O. 1981, 27):

Wenn eine Trennung der Eltern droht, liefern seine Probleme ihnen (den Eltern, Anm. d. V.) einen Grund, um wieder zusammenzufinden. Um dieses Dreieck aufrechtzuerhalten, muß eine der elterlichen Bezugspersonen sich auf die Seite des Süchtigen stellen, indem sie ihn beschützt und zu retten versucht. Der Süchtige muß sich Drogen verschaffen und straffällig werden, damit er das Beschütztwerden und die Rettungsversuche rechtfertigt. Damit wird aber eine der beiden elterlichen Bezugspersonen auf die Generationsebene des Drogensüchtigen gestellt, und die Folge davon ist die Umkehrung der hierarchischen Ordnung der Familie. Die elterlichen Bezugspersonen können sich nicht zusammenschließen, um gemeinsam die Führung des Drogensüchtigen zu übernehmen und sein Verhalten zu ändern, und dieser kann nicht selbständig werden und sie verlassen.

Das familiäre Konfliktmuster wiederhole sich kontinuierlich, indem der Konflikt phasenhaft eskaliere und abflaue, zwischen Kindern und Eltern hin und her wandere und in seiner Gesamtheit das System aufrechterhalte. Sobald das drogenabhängige Kind enthaltsam werde, reagiere die Familie auf eine Weise, die diesen Fortschritt zunichte mache und zum Ausgangspunkt zurückführe. Hierin übe der abhängige Jugendliche eine wichtige Funktion zur Stabilisierung der elterlichen Beziehung und Familienkohärenz aus (Minuchin et al. 1978, Stanton 1981).

Die strukturellen Familientherapeuten haben auch den Geschwistern des Drogenkonsumenten typische Rollen zugeschrieben, die ebenfalls zur Erhaltung rigider Reaktionsmuster und zur Abbremsung familiärer Konflikte beitragen würden. Beispielsweise stehe das "brave" Kind zwischen Familie und Außenwelt in der Rolle eines Mittlers, der von außen herangetragene Anforderungen durch sozial anerkanntes Benehmen abbiege und die Wirkung des "bösen" Geschwisters nivelliere. Das "Elternkind" übernehme elterliche Entscheidungspflichten und leite den Konfliktherd zwischen Vater und Mutter um. Innerhalb des Geschwistersubsystems nehme das abhängige Kind eine besondere Rolle ein: Es stehe im Mittelpunkt der Aufmerksamkeit und sei bemächtigt, mit seinem Handeln Stimmung und Moral der ganzen Familie zu beeinflussen (Minuchin 1977, Stanton 1980, Cleveland 1982, Haley 1981).

Diese Auflistung familiärer (Interaktions- und Struktur-) Merkmale mag plausibel erscheinen, sie birgt aber zwei Gefahren: Die Familie kann - anstelle des identifizierten Patienten - stigmatisiert werden. Andererseits, so kritisiert Lippmann (1990) zurecht, liegt eine Schwäche der strukturellen Familientherapie in ihrer vereinfachenden Sichtweise über die komplexen Beziehungen zwischen Familie und Gesellschaft. Wenn Minuchin behauptet, daß Veränderungen grundsätzlich von der Gesellschaft auf die Familie übergehen, niemals aber von der kleineren auf die größere Einheit, dann muß sich die strukturelle Familientherapie der Kritik stellen, eine "Anpassungstherapie" an die Gesellschaft zu sein und soziale Normvorstellungen unreflektiert als Therapiegrundlage zu übernehmen.

In der Behandlung von Drogenabhängigen hat die strukturelle Familientherapie große Verbreitung und Bedeutung erlangt. Diese Popularität steht sicher in

Zusammenhang mit der einfachen und verständlichen Therapieschule, die relativ rasch begriffen und in die Praxis umgesetzt werden kann.

Der therapeutische Erfolg des strukturellen und strukturell-strategischen Ansatzes ist für die Behandlung Drogenabhängiger empirisch vergleichsweise gut belegt (Cancrini et al. 1988, Stanton 1979, Stanton und Todd 1982, Szapocznik et al. 1988). Dennoch sind es gerade Vertreter dieses Ansatzes, die auf einen Mangel an Effizienzkontrollen hinweisen und die die Notwendigkeit differenzierter Evaluationen unterstreichen (Kaufman 1980, 1985). Inwieweit die modernen Verfahren der analytischen Kurzzeittherapie mit einer familienbezogenen Perspektive (Übersicht bei Götze 1993) für die Behandlung Suchtkranker erfolgversprechend sind, ist bisher nicht überprüft worden.

2.3 Familien mit einem Drogenabhängigen aus Sicht der systemisch- und strategisch- familientherapeutischen Schulen

Aus Systemtheorie und Kybernetik haben sich in den 70er und 80er Jahren drei familientherapeutische Richtungen entwickelt, die unter dem Begriff "Kommunikationstherapie" subsumiert werden. Es handelt sich dabei um die kurztherapeutischen-, strategischen- und systemischen Familientherapieschulen. Die *kurztherapeutischen* Schulen werden im folgenden vernachlässigt, weil sie im Suchtbereich eine sehr untergeordnete Rolle spielen. Sie zielen darauf ab, mit wenigen Interventionen Struktur und Entwicklungsbarrieren diskontinuierlich zu verändern. Ziel dieser Kurzzeittherapie ist es, in ungefähr 10 Sitzungen eine Lösung solcher Probleme herbeizuführen, die die Klienten definieren. Der Veränderungsprozeß geschieht vornehmlich im Intervall der einzelnen Therapiesitzungen. Sie liegen bis zu sechs Wochen auseinander. Als Vertreter dieser Schule gelten die Mitarbeiter des "Brief Family Therapy Center", Milwaukee (de Shazer 1985, 1988; de Shazer et al. 1986), des "Family Therapy Institute", Galveston (Goolishian 1985; Goolishian u. Anderson 1988) und des "MRI", Weakland (Watzlawick 1974).

Auch bei der *strategischen* Familientherapie, die grundlegend von Haley entwickelt wurde, stehen Probleme, die die Familienmitglieder benennen im Mittelpunkt. Therapeut und Klienten erarbeiten gemeinsam eine Therapiezieldefinition. Die Interventionen zielen vorrangig auf die symptomerhaltenden Interaktionsmuster und auf Organisationen in der Familie. Zu den wichtigsten Vertretern gehören Haley (1973, 1980), Madanes (1978, 1980, 1984) und Stanton. Stanton entwickelte einen eigenen Ansatz, welcher strategische und strukturelle Konzepte vereint. Er gilt als wichtigster Autor hinsichtlich der familientherapeutischen Behandlung Drogenabhängiger (Stanton 1981, Stanton und Todd 1982).

Die *systemischen* Familientherapeuten orientieren sich von allen familientherapeutischen Schulen am konsequentesten an Systemtheorie und Kybernetik. Ihre wissenschaftstheoretischen Grundlagen gehen zurück auf die Neurobiologen, Kommunikations- und Sozialwissenschaftler Maturana (1982), Maturana u. Varela (1987), von Bertalanffy (1975), von Foerster (1985), Luhmann (1984) und Piaget (1973). Eine spezielle Interviewtechnik, das "zirkuläre Fragen", und paradoxe

Interventionen bilden die Hauptpfeiler der therapeutischen Sitzung, in der sich der Therapeut in besonderer Weise um Neutralität und das Beibehalten einer Metaposition bemüht. Hauptvertreter dieser Gruppe sind Selvini-Palazzoli et al. (1975, 1980), Duss-von Werdt (1989), Guntern (1980), Ludewig (1983, 1992) und die Schweizerin Welter-Enderlin (1982). Sie hat am meisten zu den (bis heute spärlichen) Publikationen zur familientherapeutischen Suchtbehandlung im deutschsprachigen Raum beigetragen.

Süchtiges Verhalten betrachten Systemtherapeuten als Symptom. Es wird davon ausgegangen, daß Probleme entstehen, wenn Verhaltensweisen, die sich einmal als Lösung von Konflikten angeboten haben, immer und immer wieder angewandt werden. Selbst dann noch, wenn sie nicht mehr zum gewünschten Erfolg führen, sondern im Gegenteil, die Lösung selbst zum Problem wird. Sucht wird also als ein durch soziale Interaktion mit wichtigen Bezugspersonen erlerntes und aufrecht-erhaltenes Verhalten verstanden, das sich in den Beziehungen auswirkt und Bedeu-tung für die Regulierung des Beziehungsgleichgewichtes gewonnen hat (Erbach und Richelshagen 1989, Schmidt 1987).

Die strategischen Therapeuten unterstreichen, daß gerade die Art der Bemühungen, zu einer Lösung zu kommen, das Problem verstärkt. Sie beschäftigt nicht die Frage nach den Ursachen der Suchtmittelabhängigkeit, sondern mehr dessen Auswirkung auf relevante Beziehungen, besonders auf solche in der Gegenwart und Zukunft. Von Interesse ist, welche Bedeutung andere Familienmitglieder dem Suchtmittel-gebrauch des Indexpatienten beimessen. Nicht minder wichtig ist die beziehungs-gestaltende und -regulierende Funktion des Symptoms sowie die wechselseitige Aufrechterhaltung von Abhängigkeitsmustern (Schmidt 1988, Haley 1980, Stanton 1977).

Stanton et al. (1978, 1982) werten den Drogengebrauch als mißlungenen Versuch, bestehende Probleme in der Familie zu ändern. Sie fassen das Symptom als paradoxe Lösung unterschiedlicher Ablösungsprobleme auf:

Opiatkonsum erlaube nicht alleine eine Wiederholung infantiler, in der frühen Symbiose erfahrener Gefühle von Euphorie und Wärme - noch wichtiger sei, daß sich der Konsument im Rauscherleben von seiner Familie (bei realer Präsenz) distanzieren könne. Er könne gleichzeitig nahe und infantil wie auch distanziert und getrennt sein. Heroin verschaffe das Gefühl von neuer Kraft und Omnipotenz. Außerdem fördere das Suchtmittel Aggression und Behauptung gegen die Eltern. Gleichwohl nehme der Jugendliche eine verdeckte Botschaft an, die laute, inkom-petent und abhängig zu sein. Denn mit dem Zurückführen seiner Aggression auf die Drogen würden Ablösungstendenzen sogleich neutralisiert.

Als Mitglied der Drogensubkultur erlebe sich der abhängige Heranwachsende von seiner Familie abgegrenzt. Insofern sei er erwachsen und unabhängig. Seine Beschaffungspraktiken würden ihm Erfolg verschaffen. Paradoxerweise werde er aber um so abhängiger, desto erfolgreicher er Heroin beschaffe. Je erfolgreicher er sich in seiner Subkultur entwickle, desto stärker etabliere sich seine hilflose Posi-tion in der Familie. Außerdem ermögliche die Drogeneinnahme eine Kompromiß-bildung zwischen dem Bedürfnis nach (sexueller) Beziehungsaufnahme mit Gleichaltrigen und der impliziten Verpflichtung, dem gegengeschlechtlichen Elternteil eng verbunden zu sein. Mit der Droge könne der Jugendliche quasi-sexuelle Erfahrungen machen; insbesondere zu Beginn der Suchtentwicklung bereite das Suchtmittel sexuell-getönte Erlebnisse. Das Heroin müsse beschafft und bearbeitet werden, bereite Vorfreude, sei affektiv besetzt und werde letztlich injeziert. Außerdem mindere der Stoff sexuelle Lust und Potenz.

Ein Rückfall des Abhängigen (im Anschluß an einen Abstinenzversuch) ist aus dieser Perspektive funktional: Der Abhängigkeitskreislauf ist Teil eines familiären Musters, das in ein komplexes und rückbezüglich wirkendes System eingebettet ist. Das System trägt zur Aufrechterhaltung der Sucht und die Sucht zur familiären Stabilität bei. Wenn der Drogengebrauch, wie normalerweise üblich, in der Adoleszenz beginnt, dann kann dieses Verhalten in engem Bezug zu einer intensiven familienkollektiven Trennungsangst in Reaktion auf die Individuationsversuche des Jugendlichen stehen. An einem bestimmten Punkt ihrer Entwicklung kommt die Familie nicht mehr zurecht. Hier bietet sich aus Sicht der strukturellen Familientherapeuten die Droge auf verschiedenen Ebenen als Lösung des Dilemmas von Autonomie und Unabhängigkeit einerseits und Verbundenheit und Abhängigkeit andererseits an. Paradoxerweise verhelfe der Rauschmittelkonsum dem Konsumenten zur Erfüllung beider Bestrebungen: Er sei zur gleichen Zeit nahe und distanziert, drinnen und draußen, kompetent und inkompetent. Für den betroffenen Jugendlichen resultiere Pseudoindividuation.

Die Vertreter von systemischer- und strategischer Familientherapie haben sich am konsequentesten um die Umsetzung systemtheoretischer Episteme innerhalb der Suchtkrankenbehandlung bemüht. Außerdem sind sie, gemessen an der Vielzahl familientherapeutischer Schulen, die einzigen Vertreter, die sich mit der Übertragung systemischer Modelle auf therapeutische Institutionen beschäftigt haben; vgl. dazu Duss-von Werdt 1989, Efran et al. 1988, 1989, Erbach und Richelshagen 1989. Neben dem strukturellen Ansatz hat sich die strategische Familientherapie für die Behandlung Drogenabhängiger als relevante Behandlungsmethode erwiesen (Stanton 1979, Stanton et al. 1982).

2.4 Theorie der "Co-Abhängigkeit"

Der Begriff "Co-Abhängigkeit" stammt aus der amerikanischen Suchtkrankenhilfe. Sie wurde maßgeblich durch die Anschauungen und Arbeitsweisen der Selbsthilfegruppen, die "Anonymous" geprägt. In einer Veröffentlichung der "Alcoholics Anonymous" wurde erstmals 1939 auf Wirkungen hingewiesen, die der Alkoholismus auf andere Familienmitglieder hat. In einer Schriftenreihe der Al-Anon-Familiengruppen führte Kellermann 1968 aus, welche Parteien daran beteiligt sind, die Sucht zu unterstützen. Er erwähnte Familien, Freunde, Pfarrer, Ärzte und Anwälte. Seit Mitte der 70er Jahre ist in den USA die "co-dependence" oder "co-dependency" ein stehender Begriff. Er bezieht sich auf Personen, die mit einem Süchtigen in einer engen Beziehung stehen und deren Leben dadurch in besonderer Weise geprägt ist. Verhalten, das die Sucht der abhängigen Personen unterstützt, wird als co-abhängig bezeichnet. In einem weiter gefaßten Begriffsverständnis wird aber auch die Wirkung des Drogenabhängigen auf sein näheres soziales Umfeld in die Begriffsdefinition einbezogen. In diesem Fall ist Co-Abhängigkeit eine Familienkrankheit, in die alle Familienmitglieder involviert sind.

Anders als in Deutschland wird professionelle Suchtkrankenhilfe in den USA vorwiegend durch Betroffene geleistet, die zu einem früheren Zeitpunkt in den Gruppen der "Anonymous" Hilfe fanden. Deshalb ist auch die Arbeit der Professionellen stark von der Philosophie der "Alcoholics Anonymous" und deren 12-Schritte-Programm geprägt. Zu den bekanntesten Vertretern des Co-Abhängigkeitsphänomens gehören die Familientherapeutin Wegscheider (1981), der Psychiater Cermak (1986) und der Psychologe Subby (1987). Sie alle sind Gründungsmitglieder der "National Association for Children of Alcoholics" (NACoA). Ihr Werk hat in Deutschland Rennert (1989) bekannt gemacht.

Im folgenden werden die wichtigsten Thesen der zitierten Autoren zusammenfassend dargelegt. Wichtig ist in diesem Zusammenhang der Hinweis, daß sich die Publikationen dieser amerikanischen Suchttherapeuten nicht etwa auf empirische Belege beziehen, sondern Erfahrungswerte darstellen, die in der praktischen Arbeit mit Suchtkranken gewonnen wurden.

Wegscheider beschrieb 1981, daß es in Familien mit einem Drogenabhängigen in der Regel ein Mitglied gibt, das besonders unter dem Konsum leidet und mit Verhaltensweisen reagiert, die die weitere Abhängigkeitsentwicklung stabilisieren und möglicherweise sogar fördern. In der amerikanischen Literatur werden solche Personen "enabler" genannt, im deutschen Sprachgebrauch fehlt ein entsprechender Begriff. Hier werden sie als "Co-Abhängige" bezeichnet. Nach Wegscheider handelt es sich um Personen, die dem Abhängigen emotional am nächsten stehen - in einer Lebensgemeinschaft ist dies der Partner und in einer Familie ein Elternteil. Charakteristisch sei, daß sich die co-abhängige Person ihrer Rolle und der Qualität ihrer Handlungen nicht bewußt ist. Nach eigenem Ermessen handel sie aus Liebe und Verbundenheit heraus und beginne, anfangs kaum wahrnehmbar, die Sucht immer mehr zu unterstützen. Ein entscheidender Schritt in Richtung einer Übernahme der Rolle des Co-Abhängigen wird nach Wegscheider in dem Moment getätigt, wo erstmals die Verantwortlichkeit des Abhängigen übernommen und in den eigenen Verantwortungsbereich integriert wird. Zu einem späteren Zeitpunkt gehe es schließlich darum, den Abhängigen vor Konsequenzen seines Verhaltens zu schützen. Nicht selten würden außenstehende Professionelle dieses Stadium verkennen, weil der Eindruck entstehe, daß die co-abhängige Person alles mögliche versucht, um solche Probleme aus dem Weg zu räumen, die den weiteren Konsum unterhalten könnten. Keineswegs aber führe diese Haltung zur Abstinenz, denn Krisen, die den Abhängigen zu einer Verhaltensänderung bewegen könnten würden so vermieden. In dieser sich als Circulus vitiosus erweisenden Interaktion gerate die co-abhängige Person in ein Dilemma. Selbstwert beziehe sie in zunehmendem Maße über Erfolg und Nicht-Erfolg ihrer Bemühungen um eine vermeintliche Abstinenz. Mit fortschreitender Entwicklung werde im Extremfall Selbstwert nur noch aus dem Gefühl gewonnen, von dem Abhängigen gebraucht zu werden. Spätestens zu diesem Zeitpunkt der Entwicklung werde sämtliche Energie dafür gebraucht, die Familie und das Drogenproblem in Ordnung zu bringen. Tatsächlich aber sei gar nichts mehr in Ordnung, denn der Abhängige und die Droge würden das Verhalten aller Familienmitglieder beherrschen. Eltern würden die Drogen bezahlen, das Rauschgift auf dem Schwarzmarkt besorgen und dem Abhängigen Alibis verschaffen, um sie vor den Folgen ihrer Beschaffungskriminalität zu schützen.

Worin liegt der Gewinn der Co-Abhängigen, die unter stetig größer werdenden Belastungen leiden, die zusehends weniger Zeit für ihre persönlichen Bedürfnisse haben und letztlich bis zur Erschöpfung sämtliche Kraft dafür verwenden, die Abhängigkeit des drogenkonsumierenden Kindes zu beenden? Wegscheider weist daraufhin, daß in einigen Fällen bereits vor Beginn des Drogenkonsums das Kind einziger Lebensinhalt gewesen sei und auch weiterhin bleiben müsse. In anderen Fällen sei das Selbstwertgefühl der Eltern bedroht, sofern ihnen Versagungen in der Erziehung vorgeworfen werden. Auch die Angst, dem Kind nicht zu genügen, prädisponiere für eine Co-Abhängigkeitsrolle. Gefühle der Schuld und des Versagens, die mit dem Fortschreiten des fatalen Kreislaufs immer größer werden, würden die Abwehrmechanismen stärken und letztlich dazu führen, daß der Co-Abhängige das gleiche unternimmt wie der Suchtkranke - er spüre Gefühle nicht mehr und entferne sich zusehends von Realitätsbezügen. Für Wegscheider liegt die Begründung solcher Entwicklung nicht etwa in Persönlichkeitsmerkmalen. Ganz im Gegenteil besteht ihre wichtigste Botschaft darin, das Vorurteil hinsichtlich überprotektiver, selbstzerstörerischer oder sich selbst vernachlässigender Eltern - insbesondere Mütter - zu bereinigen. Wenn zu einem bestimmten Zeitpunkt der Suchtentwicklung verbitterte, anklagende, sarkastische, realitätsverleugnende Eltern in den Einrichtungen der Suchtkrankenhilfe um Rat suchen, dann seien diese beobachtbaren Persönlichkeitseigenschaften eben nicht mit der Primärpersönlichkeit in Verbindung zu bringen, sondern vielmehr als Symptom der Familienkrankheit Co-Abhängigkeit zu werten.[10]

Der Ansatz von Subby (1987) geht in eine ähnliche Richtung, allerdings gewichtet er Systemmerkmale und Bewältigungsstrategien stärker. Er definiert Co-Abhängigkeit als ein Bewältigungsmuster, das durch dysfunktionale Familienregeln geschaffen und aufrechterhalten wird. Konstruktive Veränderungen würden durch sie verhindert. Folgende Familienregeln seien charakteristisch: "Über Probleme wird nicht gesprochen"; "Gefühle werden nicht offen gezeigt"; "Auseinandersetzungen sollen grundsätzlich nicht über einen Dritten geschehen, über einen Botschafter, nie aber direkt"; "Egoismus ist verboten"; "Nichts in der Familie darf sich ändern"; "Über Sexualität wird nicht gesprochen"; "Es ist stets so zu handeln, daß die Familie darauf stolz sein kann".

In dieses Regelgerüst ist, so Subby, der Co-Abhängige "gefangen". Das eigene Selbst müsse verleugnet und unterdrückt werden. Wachstum, Veränderung und Entwicklung der eigenen Identität werde verhindert und beruhe auf der Annahme, daß Selbstwert alleine durch Erfüllung der Erwartungen anderer zu erlangen sei.

---

[10] 1985 erweiterte die Autorin ihre Definition. Sie stellte nun nicht mehr das Suchtmittel in das Zentrum der Co-Abhängigkeit, sondern die vorrangige Beschäftigung mit einem anderen Menschen oder Objekt und eine emotionalen Abhängigkeitsentwicklung, die letztlich alle anderen Beziehungen in der Familie beeinträchtigt.

Gefühle der Angst und Schuld, der Wut, Ohnmacht und Einsamkeit dürfen nach Subby nicht zum Ausdruck gebracht werden, sie seien "eingefroren" und lägen unter einer mühsam aufrechterhaltenden Fassade, die Glück und Erfolg signalisiert. Co-Abhängige täten immer so, als sei alles in Ordnung, tatsächlich breche alles auseinander[11].

Zuletzt sollen die Darstellungen von Cermak (1986) umrissen werden. Er postuliert eine coabhängige Persönlichkeitsstörung. Als erstes von insgesamt fünf Kriterien benennt Cermak die gestörte Selbstwertregulation. Das Selbstwerterleben des Co-Abhängigen sei unmittelbar abhängig von dem Verhalten anderer Personen. Bei der Partnerwahl stehe deshalb der Wunsch nach Aufwertung durch den Partner im Vordergrund. Nicht selten seien narzißtische Persönlichkeiten, und dieses sind bevorzugt Süchtige, die favorisierten Partner des Co-Abhängigen. Für das zweite Kriterium stehe die Eigenart, eigene Bedürfnisse denen anderer bis dahingehend nachzuordnen, sich mit den Wünschen und Bedürfnissen des Objektes zu identifizieren. Das dritte Kriterium fokussiert die Abgrenzungsproblematik der co-abhängigen Persönlichkeit. Nähe werde mit Verschmelzung gleichgesetzt und Selbstgrenzen seien diffus. Im Gegensatz zur Borderline-Persönlichkeit sei die Ich-Stärke des Co-Abhängigen aber derart stabil, daß Realitätsprüfung und Impulskontrolle nicht beeinträchtigt seien. Rapide Umschwünge der eigenen Befindlichkeit, wechselnd zwischen Insuffizienz- und Omnipotenzgefühlen, seien infolge der objektabhängigen Selbstwertregulation unmittelbar auf den Grad an interpersonaler Nähe und Distanz zurückzuführen. Das vierte Kriterium weist auf die verstrickten Beziehungen des Co-Abhängigen. Aus Gründen der labilen Selbsthomöostase müsse das Objekt kontrolliert werden. Charakteristisch sei ein symmetrisch eskalierendes Beziehungsmuster. Je mehr sich der Co-Abhängige in seinem Selbstwert geschwächt erlebe, beispielsweise durch die suchtbedingte Distanz des Partners, desto ausgeprägter seien die Kontrollbedürfnisse, welche das Suchtverhalten wiederum forcieren usf. Unter dem fünften Kriterium werden Bewältigungsmechanismen subsumiert. Nach Cermak sind coabhängige Persönlichkeiten realitätsverleugnend, depressiv, zwanghaft und ängstlich. Realitäten würden selektiv verweigert um Gefühle abzuwehren, die gefährlich und unangenehm sind. Wut, Angst, Traurigkeit und Einsamkeit würden allenfalls kontrolliert und zielgerichtet zugelassen. Deshalb komme dem zwanghaften Verhalten als primärer Abwehrmechanismus hohe Bedeutung zu. Diesem Zweck könnten Suchtmittel dienen. In diesem Sinne erkläre sich die phänomenologische Ähnlichkeit zwischen Abhängigem und Co-Abhängigem.

In dem psychodynamischen Modell Cermaks nimmt die abhängige Person eine spiegelbildliche Rolle zur Person des Co-Abhängigen ein und umgekehrt. Am ehesten entspricht die co-abhängige Persönlichkeit dem Komplement einer narziß-

---

[11] Ähnlich dem späten Werk von Wegscheider vermutet auch Subby, daß sich die typischen Regeln belasteter Familien nicht ausnahmslos auf Familien mit einem drogenabhängigen Kind beziehen. Er erweitert den Kreis auf Familien mit einem psychosomatisch erkrankten Mitglied und Familien, in denen eine Mißbrauchthematik vorliegt. Diese Systeme würde als übergreifende Gemeinsamkeit eine rigide-dogmatische Struktur vereinen. Inhaltlich werde vermittelt, daß es nur eine einzige Weltanschauung gebe, in der Ordnung, Reglementierung, Disziplin und die Gleichheit aller unverrückbare Prinzipien sind.

tischen Persönlichkeit. Während der Narzißt seine Selbstwertproblematik zu Lasten von Objektbeziehungen und in Form übersteigerter Selbstschätzung kompensiert, so liegt im innersten Kern der Co-Abhängigkeit die Selbstaufgabe. Beide benutzen das Objekt zu Abwehrzwecken.

2.5 Empirische Untersuchungen über den Zusammenhang zwischen Drogenkonsum im Jugend- und Jungerwachsenenalter und familiärer Dysfunktionalität

Die folgende Literaturübersicht belegt anschaulich, daß Forschungsdefizite im Bereich "Familie und Sucht" immens sind. Eine breit angelegte DIMDI-Recherche (Universität Hamburg) über den Zeitraum von 1965 bis 1992 zeigt, daß bis heute keine Untersuchung veröffentlicht wurde, die die Kriterien einer modernen Familiendiagnostik erfüllt (s. Abschn.4.1.). Fragestellungen und Methoden der vorliegenden Publikationen beziehen sich in der Regel auf Einzelpersonen und nur in Ausnahmefällen auf Familien. Wo ganze Familien untersucht wurden, sind standardisierte Verfahren nicht eingesetzt worden (Rosenberg 1971) oder die Methode erfaßte eng umschriebene, keinesfalls aber multikriteriale Messungen (Alexander und Dibb 1977, Madanes et al. 1980). Meistens wurde der "familiäre Hintergrund" mittels soziodemographischer Parameter beleuchtet. Auf diese Forschung soll zunächst anhand einiger Beispiele eingegangen werden. Es schließen Ergebnisdarstellungen aus Studien zum Erziehungsstil in Familien mit drogenkonsumierenden Nachkommen an. In einem weiteren Abschnitt werden tiefenpsychologisch orientierte Studien zitiert, die auf das Selbstkonzept der Drogenabhängigen in einem familienbezogenen Zusammenhang zielen. Der Literaturüberblick schließt mit der bis heute einzigen Untersuchung, die auf dem Hintergrund eines strukturell-familientheoretischen Epistems durchgeführt wurde.

Breit angelegte sozialwissenschaftliche Studien haben einen direkten Zusammenhang zwischen Drogenkonsum und Größe bzw. Unvollständigkeit der Herkunftsfamilie belegen können. Um so größer die Familie ist und um so früher ein Elternteil die Familie verläßt, desto niedriger liegen Ausbildungsgrade und Einstiegsalter in den legalen und illegalen Suchtmittelkonsum und desto häufiger findet eine Betreuung durch die Familienfürsorge statt. Diese Zusammenhänge wurden sowohl auf deutschsprachigem Gebiet als auch in amerikanischen Studien mehrfach belegt (Kandel und Andrews 1987, Kandel und Logan 1984, Kindermann et al. 1989, McCarthy und Anglin 1990, Projektgruppe TUdrop 1984).

Ein direkter Zusammenhang zwischen Opiatabhängigkeit und sozialer Schichtzugehörigkeit (gemessen an Berufen und Einkommensverhältnissen der Herkunftsfamilie) ist indes umstritten. Nur für ausgesprochen schwere Suchtmittelkonsumenten wurde ein eindeutiger Zusammenhang nachgewiesen (Bosch et al. 1979, Projektgruppe TUdrop 1984, Uchtenhagen und Zimmer-Höfler 1985).

Daß die Konsumgewohnheiten der Eltern in einem direkten Zusammenhang mit dem Suchtmittelkonsumkonsum der Folgegeneration stehen, ist mehrfach bestätigt worden. Dabei spielt der Einfluß der Mutter offenbar eine größere Rolle als jener des Vaters. Dort, wo Mütter rauchen, Alkohol trinken oder Weckamine einnehmen, findet man gehäuft schwere Suchtmittelkonsumenten in der nächsten Generation. Aber bereits bei den leichteren Formen des Suchtmittelkonsums ist der mütterliche Schmerz-, Schlaf- und Beruhigungsmittelgebrauch signifikant erhöht. Bei den Vätern ist der Alkoholkonsum von herausragender Bedeutung. Väter schwerer Suchtmittelkonsumenten trinken mehr Alkohol als der Durchschnitt (Hornung et al. 1983, Kandel et al. 1986, Sieber 1988, Zimmer-Höfler 1985).

Geringer ist demgegenüber die Übereinstimmung der Untersuchungsergebnisse zum *Erziehungsstil* in Familien mit drogenabhängigen Heranwachsenden. Größtenteils wurden alleine die Abhängigen um eine Einschätzung gebeten. Die Befunde sind widersprüchlich: Beispielsweise beschrieben Opiatabhängige im Rahmen einer australischen Studie (unabhängig von ihrem Geschlecht) die Eltern überwiegend kalt, indifferent und kontrollierend (Schweitzer und Lawton 1989)[12]. Bernadi et al. (1989) kamen unter Verwendung eines identischen Studiendesigns zu gegenteiligen Aussagen - sie fanden mehrheitlich überprotektive Erziehungsstile und zwar bei Müttern und Vätern gleichermaßen[13]. In einer anderen Untersuchung (Anasagasti

---

[12] Die Autoren legten in Queensland, Australien, 63 drogenabhängigen weiblichen und männlichen Jungerwachsenen (im Alter zwischen 17 und 34 Jahren) das "Parental Bonding Instrument" (PBI) vor. In der Kontrollgruppe (n = 50) befanden sich abstinente Gleichaltrige.

[13] Bernadi et al. (1989) befragten 70 heroinabhängige und 40 alkoholabhängige Patienten einer Fachklinik in Sydney mit dem "Parental Bonding Instrumente" (PBI) und verglichen die Ergebnisse mit einer Kontrollgruppe, die sich aus 127 abstinenten Gleichaltrigen zusammensetzte. Überprotektive Erziehungsstile wurden signifikant häufiger von den Probanden der Untersuchungsgruppe angegeben. Im Vergleich der Abhängigen untereinander fiel auf, daß sich der überprotektive Erziehungsstil in der Gruppe der Opiatabhängigen gleichwertig auf Väter und Mütter bezog. Demgegenüber überwog die Überprotektion in der Gruppe der Alkoholabhängigen auf Seiten der Mütter.

[14] Anhand eines semistrukturierten Interviews wurden in Spanien 30 erwachsene Heroinabhängige und 60 nicht-drogenkonsumierende Studenten zu ihrem Eindruck über die Erziehungspraktiken ihrer Eltern befragt.

[15] In dieser australischen Studie wurden 200 Abhängige im Jungerwachsenenalter mit 200 nicht-süchtigen Gleichaltrigen in soziobiographischen Merkmalen verglichen.

[16] Die Untersuchungen wurden am Department of Psychiatry in Neu Delhi, Indien, durchgeführt. 30 opiatabhängigen Adoleszenten und einer gleichgroßen Kontrollgruppe, die in Alter, Ausbildungsgrad und sozioökonomischen Status angeglichenen war, wurde ein Satzvervollständigungstest (nach Levin) vorgelegt. In eine weitere Untersuchung wurden die Eltern und Geschwister der insgesamt 35 männlichen suchtmittelabhängigen Jugendlichen (im Alter zwischen 12 und 20 Jahren) einbezogen. Sie alle nahmen an einem halbstrukturierten Interview teil.

und Denia 1988) gaben Heroinabhängige häufiger als Abstinente an, daß ihnen die wirkliche Nähe zu den Eltern immer gefehlt habe und daß Emotionen in der Familie nicht oder nur selten verbalisiert wurden. Aus Sicht der Probanden war die elterliche Bereitschaft, Verantwortung für die Kinder zu übernehmen, in der Gruppe der Abhängigen deutlich niedriger[14].

In den Ergebnissen weiterer Studien bildeten sich Unterschiede in den Beziehungen zu Müttern und Vätern ab. Etwa korrelierte in der Vergleichsuntersuchung von Egger et al. (1978) die Abhängigkeitsentwicklung am engsten mit einer unzufriedenstellenden Beziehung zum Vater - nicht aber zur Mutter[15]. Ähnliche Ergebnisse hatten die Untersuchungen von Jiloha und Mitarbeitern (Jiloha 1986, Jiloha et al. 1988). Opiatabhängige bewerteten ihre Väter bedeutend häufiger als Abstinente distanziert und passiv. Seltener hatten sie Vorbildfunktionen. Auffällig erschien den Untersuchern desweiteren, daß sich die süchtigen Adoleszenten ihren Vätern gegenüber feindseliger verhielten als Abstinente und häufiger neurotische und antisoziale Persönlichkeitseigenschaften aufwiesen als ihre Geschwister[16]. Schneider et al. (1977) konstruierten eigens ein Fragebogeninstrument zur "Vaterdistanz". Den mit Abstand höchsten Durchschnittsscore erreichte die Gruppe der Süchtigen[17]. Auf den distanzierten, für Identifikationszwecke nicht zur Verfügung stehenden Vater weisen darüber hinaus einige ältere Studien; vgl. dazu Chein et al. 1964, Crow 1976, Frazier 1962, Rosenberg 1969, Torda 1968.

Daß zu den Müttern engere Beziehungen bestehen, zumindest bei männlichen Drogenabhängigen, belegten Cervantes et al. (1988). 67% aller erwachsenen Abhängigen der Stichprobe lebten zum Untersuchungszeitpunkt mit einem Familienmitglied zusammen, davon 25% mit einem Elternteil. Dreiviertel der Abhängigen (75%) unterhielten nach eigenen Angaben eine enge Beziehung zur Mutter, unabhängig von der aktuellen Wohnsituation[18].

In einer breitangelegten schweizerischen Repräsentativerhebung (Hornung et al. 1983) stimmten die Angaben zur "Vaterdistanz" mit dem Ausmaß des Suchtmittel-

---

17   In dieser amerikanischen Studie zur "Vaterdistanz" wurden 28 Drogenabhängige, 25 ambulant-psychiatrische Patienten und 23 Probanden der Kontrollgruppe untersucht.

18   Untersucht wurden 98 Herionabhängige (im Alter zwischen 23 und 65 Jahren), die im Rahmen eines Methadon-Programms in San Franzisco, Californien, behandelt wurden hinsichtlich ihrer aktuellen Beziehung zur Herkunftsfamilie.

19   1500 15- bis 25jährige Jugendliche und junge Erwachsene wurden zu ihrem Suchtmittelgebrauch mittels Fragebogen untersucht. Konsumenten beschrieben ihre Väter häufiger als gleichgültig und ablehnend. Nur 35 Prozent der schweren Konsumenten schätzten ihre Väter "verständnisvoll" ein, gegenüber 46 Prozent der leichten Konsumenten, 49 Prozent der interessierten Nichtkonsumenten und 58

konsums direkt proportional überein[19]. Schilderungen über das mütterliche Erziehungsverhalten wichen bei schweren Konsumenten ab: Sie beschrieben ihre Mütter weniger verständnisvoll und kameradschaftlich als Abstinente, aber auch weniger streng. Demgegenüber wurden sie häufiger überbesorgt geschildert (im Gegensatz zu den Nichtkonsumenten mit hoher Drogendistanz, die ihre Mütter am wenigsten häufig überbesorgt einschätzten). Konsumenten werteten den Erziehungsstil ihrer Mütter inkonsequenter als Nichtkonsumenten. Persönliche Probleme besprachen sie mit ihnen seltener.

In eine ähnliche Richtung weisen die Ergebnisse einer Studie, die Rosenberg bereits 1971 publizierte. Sie suchte in Sydney die Elternhäuser von insgesamt 35 opiatabhängigen Heranwachsenden im Alter zwischen 13 und 21 Jahren auf und interviewte die Familien vor Ort. Die Untersuchung zielte auf auffälliges Verhalten in der Kindheit der Nachkommen und auf den Erziehungsstil. Standardisierte Verfahren wurden in dieser Untersuchung nicht verwendet. In der retrospektiven Schilderung der Eltern wichen süchtige Nachkommen in der Kindheit nur in einem Persönlichkeitsmerkmal von ihren drogenabstinenten Geschwistern ab: Sie waren schüchterner. In der Fremdeinschätzung waren Beziehungen zwischen Süchtigen und Vätern deutlich distanzierter als zwischen abstinenten Geschwistern und Vätern. In bezug auf die Opiatkonsumenten verhielten sich die Mütter überprotektiv. Desweiteren wurden auffällig häufig neurotische und depressive Symptome bei Müttern und Schwestern der Konsumenten beobachtet.

Überprotektive Erziehungsstile wurden bereits in einigen älteren Arbeiten beschrieben; vgl. dazu Attardo 1965, Wolk und Diskind 1961, Wellisch et al. 1970.

Ein interessanter Geschlechterunterschied wurde in der Studie von Graven und Schaef (1982) offengelegt. Sie interviewten 76 aktuelle Heroinkonsumenten (im Alter zwischen 19 und 28 Jahren), 44 gelegentliche und 36 ehemalige Konsumenten sowie 47 Abstinente zum Ausmaß ihres Drogenkonsums, zu Schulversagen und zur Familieninteraktion (die mittels der Variablen "emotionale Verbindung mit den Eltern", "gemeinsame Familienaktivitäten", "elterliche Unterstützung", "Kontrolle" und "Konfliktaustragung" operationalisiert wurde). Die größten Unterschiede bestanden zwischen Konsumenten und Nichtkonsumenten in bezug auf die Familieninteraktion: Männliche Konsumenten erhielten sowohl weniger mütterliche als auch weniger väterliche Unterstützung und Fürsorge als die Abstinenten, sie kamen häufiger aus zerrütteten Familien oder aus Familien mit einem hohen Konfliktpotential. Bei den weiblichen Konsumenten erwies sich die fehlende Auseinandersetzung und Unterstützung durch den Vater als wichtigster Einflußfaktor auf den Drogenkonsum. Erst in zweiter Linie war die Beziehungs-

---

Prozent der distanzierten Nichtkonsumenten. Die Untersuchung differenzierte zwischen schweren und leichten Konsumenten sowie Nichtkonsumenten mit großer bzw. geringer Drogendistanz. Nichtkonsumenten mit geringer Drogendistanz nehmen definitionsgemäß keine Drogen ein, signalisieren aber ein diesbezügliches Interesse und bewerten den Suchtmittelkonsum weniger negativ als Nichtkonsumenten mit großer Distanz.

qualität zur Mutter von Relevanz. In eine ähnliche Richtung weisen die Ergebnisse einer Untersuchung von Climent et al. (1990)[20].

Daß sich die Phase, in der Jugendliche in den Opiatkonsum einsteigen, bei Mädchen und Jungen in familienstruktureller Hinsicht unterscheidet, belegten Vukow und Eljdupovic (1991). Sie untersuchten in Yugoslawien die Familienstruktur von 41 weiblichen und männlichen Drogenabhängigen mit Hilfe eines Drei-Generationen-Genogramms. Aus der retrospektiven Schilderung der Probanden erstellten sie Genogramme für unterschiedliche Zeitpunkte der Drogenkarriere. Die Ergebnisse widersprechen der "broken-home" Hypothese, denn die überwiegende Mehrheit der Abhängigen stammte aus vollständigen Familien. Allerdings bestand ein bedeutsamer Zusammenhang zwischen pubertären Suchtmittelkonsumeinstieg und inkompletten Familienverhältnissen für einen Teil der weiblichen Konsumenten. Für einen Teil der männlichen Abhängigen erwies sich ein ähnlicher Zusammenhang, allerdings erst zu einem späteren Entwicklungszeitpunkt, nämlich in der Ablösungsphase. Die Geburtenfolge innerhalb der Geschwisterreihe wies zum Opiatkonsum keine Beziehung auf.

Den Grad an Autonomie, den Eltern im Ablösungsprozeß ihren Kindern zugestehen, untersuchten Rüdiger und Täschner (1974)[21]. Opiatkonsumenten nannten die folgenden Problembereiche signifikant häufiger als Probierer und diese wiederum häufiger als Nichtkonsumenten:

Ich wünschte, meine Eltern ließen mich häufiger meine eigenen Entscheidungen treffen.
Meine Eltern mischen sich zu oft in meine persönlichen Angelegenheiten ein.
Über persönliche Dinge kann ich mit meinen Eltern nicht sprechen.
Ich habe das Gefühl, zwischen mir und meinen Eltern ist eine Wand.
Ich wünschte, meine Eltern würden mich als Erwachsene behandeln.

Zwar wiesen die Drogenkonsumenten auf solche Konfliktthemen hin, die im Ablösungsprozeß üblicherweise auftreten, allerdings fanden sich Hinweise dahingehend, daß ihr Streben nach Unabhängigkeit und Entscheidungsfreiheit in besonderer Weise problembelastet ist. Die Autoren resümieren (a.a.O., 157):

---

[20] Sie befragten 62 Drogenabhängige und 94 abstinente Gleichaltrige zum Ausmaß elterlicher Konsumgewohnheiten, zur Intensität des kommunikativen und gefühlsmäßigen Austausches in der Familie, zum elterlichen Interesse an den Aktivitäten der Kinder und zur Risikofreudigkeit der Probanden. Anhand dieser Variablen gelang eine korrekte Gruppenzuordnung der Probanden in 74 Prozent der Fälle. Als Befragungsinstrument diente die "Drug Risk Scale" (DRS).

[21] Zu diesem Zweck bildeten sie drei Gruppen, die sich aus jeweils 30 Gymnasiasten und 30 Berufsschülern im Alter zwischen 14 und 18 Jahren zusammensetzten. Die Konsumentengruppe wurde aus Jugendlichen gebildet, die aufgrund illegalen Drogenkonsums in der Frankfurter Psychiatrischen Universitätsklinik behandelt wurden. In der Probierergruppe befanden sich Gleichaltrige, die Drogen nur gelegentlich, nicht aber gewohnheitsmäßig einnahmen. Nach dem Zufallsprinzip wurde außerdem eine Nichtkonsumentengruppe aus einer Schülerpopulation gebildet. Die Probanden bearbeiteten den "Problemfragebogen für Jugendliche" nach Süllwold und Berg.

Die Tatsache, daß alle Jugendlichen der untersuchten Gruppen in mehr oder weniger starkem Maße nach Selbstständigkeit streben und sich dem Erziehungseinfluß des Elternhauses entziehen wollen, ist kein Indiz für irgendeine Form der Fehlanpassung, sondern ein normales Entwicklungsphänomen der Reifezeit. Tritt aber die Flucht aus dem Elternhaus vor dem Hintergrund einer elementar gestörten Beziehung zu den Eltern auf, kann der Drogenkonsum zu einer echten Gefährdung werden, weil die bestehende Konfliktstruktur noch verstärkt wird und dazu führt, daß die Jugendlichen den Schwierigkeiten aus dem Weg gehen und in eine Scheinwelt flüchten, statt echte Lösungen zu suchen. Eine solche Gefährdungssituation wird besonders gravierend, wenn der Jugendliche aufgrund seiner psychischen Entwicklung neurotische Dispositionen zeigt.

Eine interessante Vergleichsuntersuchung zum *Selbstkonzept* drogenkonsumierender Jungerwachsener und zu ihrer Fremdwahrnehmung in der Herkunftsfamilie wurde von Alexander und Dibb (1977) veröffentlicht[22]. Die Autoren schließen aus den Ergebnissen, daß in Familien mit süchtigen Nachkommen ein offensichtlicher Konsens darin bestehe, daß die Drogenkonsumenten passiv und abhängig, warmherzig und freundlich sind. Die Abhängigen selbst hielten sich für übermäßig schüchtern und zurückhaltend, für wenig intelligent und kaum maskulin. Diese Selbstwahrnehmung sei eine wichtige Variable im Ablösungsprozeß. Opiatkonsumenten schätzten sich so schwach ein, als seien sie nicht

---

[22] Acht kanadischen Mittelschichtsfamilien mit drogenkonsumierenden Heranwachsenden und Familien einer gleichgroßen, paralellisierten Kontrollgruppe wurden jeweils 60 Karten vorgelegt, auf denen Adjektive und kurze deskriptive Phrasen abgedruckt waren. Mit diesen Karten mußten die Familienmitglieder das standardisierte Interview getrennt beantworten. Im Vergleich beider Gruppen ergab sich eine Reihe von Unterschieden:
(1.) Anders als in der Kontrollgruppe wich bei den Süchtigen Ideal- und Ist-Zustand ab, unabhängig davon, ob sich die Probanden selbst einschätzten oder von ihren Eltern eingeschätzt wurden. (2.) Hingegen waren Idealvorstellungen über die Nachkommen insgesamt sehr ähnlich. Eltern und Nachkommen bzw. süchtige- und Kontrollfamilien unterschieden sich nur unwesentlich. (3.) Unabhängig von der jeweils befragten Person, wurden die süchtigen Heranwachsenden den Eltern weniger ähnlich beschrieben als in der Kontrollgruppe. (4.) Das Selbstbild des Jungerwachsenen stimmte in der Gruppe der Süchtigen deutlich weniger mit der elterlichen Wahrnehmung überein als in der Kontrollgruppe. Die Lücke, die sich zwischen Ideal und aktueller Wahrnehmung der Nachkommen auftat, wurde mit Items begründet, die darauf deuten, daß die süchtigen Jugendlichen passiv und abhängig gesehen werden - sowohl in der Fremd- als auch in der Selbstwahrnehmung. Eltern und abhängige Patienten der Suchtgruppe gaben an, daß die Jugendlichen den Idealvorstellungen von Wärme und Freundlichkeit entsprechen. Gleichwohl gab es Hinweise darauf, daß die Eltern ihr Kind unehrlich und sozial inkompetent einschätzen. Dies im Gegensatz zur Selbstwahrnehmung der Nachkommen, die sich sozial kompetent und ehrlich sehen. (5.) Nachkommen beider Gruppen beschrieben ihre Eltern so, als kämen sie ihren Idealvorstellungen nahe. (6.) Die Selbstwahrnehmung der Mütter süchtiger Nachkommen wich im Unterschied zur Kontrollgruppe bedeutsam vom eigenen Ideal ab. Sie selber schätzten sich weniger liebenswürdig und passiver ein.

ausgerüstet, außerhalb der Familie existieren zu können. Hier kontrastiere die Bewertung der Eltern - in den erwähnten Bereichen entsprachen die Kinder ihren Idealvorstellungen. Dieser Bewertungsunterschied, aber auch die Selbstidealdiskrepanz der Süchtigen seien Indizien dahingehend, daß Eltern den opiatkonsumierenden Jugendlichen mit möglichst wenig Selbstwert und Selbstsicherheit ausgestattet wissen möchten.

Daß *Todesphantasien und Suizidalität* in Familien mit einem drogenabhängigen Kind über mehrere Generationen hinweg eine besondere Rolle spielen, belegten Coleman et al. (1986)[23]. Die Ergebnisse zeigen, daß vorzeitige Todesfälle in den Familien Drogenabhängiger signifikant häufiger auftreten als in den Vergleichsgruppen. Darüber hinaus waren Opiatkonsumenten häufiger suizidal. Die vorzeitige Beschäftigung mit dem eigenen Tod hatte bei den Abhängigen einen größeren Stellenwert als bei anderen. Heroinabhängige hatten sowohl in ihrer Kindheit als auch in ihrer Jugend mehr Trennungserlebnisse zu bewältigen. Sie neigten in ihrem späteren Leben dazu, sich wiederholt von ihren Familien abzulösen, zwischenzeitlich aber auch immer wieder in das Haus ihrer Eltern zurückzukehren. Daß diese Auffälligkeiten über Generationen weitergegeben wurden, belegten die Autoren mit der Untersuchung weniger Eltern. Auch sie hatten in Kindheit und Jugend Familienangehörige häufiger verloren als die Eltern der Vergleichsgruppen. Auffällig war desweiteren, daß in den betroffenen Familien über Tod und Sterben nicht gesprochen wurde. Außerdem wich das Wertesystem in den drei Untersuchungsgruppen voneinander ab. Während die Studenten in erster Linie gesellschaftskritische Orientierungen benannten, hatte für die Abhängigen größere Bedeutung, eine Familie zu gründen, in der es den eigenen Kindern eines Tages besser geht als ihnen selbst. Colemann et al. führen dazu aus (a.a.O., 21):

One might speculate that the latter is relatet to their own ties to family of origin. This characterizes their central, adolescent-like conflict. They are not yet ready to encompass society´s goals and values, as they are still locked into the incomplete task of growing up and leaving home. Thus, the addicts cling to the family even when hierarchically ordering their values and attitudes. To go beyond the family system to embrace the larger system is a step they are not ready to take.

Eine der wichtigsten empirischen Untersuchungen zur Herkunftsfamilie Drogenabhängiger wurde 1980 von Madanes et al. in den "Archives of General Psychiatry" veröffentlicht. Auf Ergebnisse dieser Studie beziehen sich noch heute einschlägige Publikationen. Außerdem bilden sie das wissenschaftliche Fundament für die strukturell-familientherapeutische Arbeit mit Drogenkonsumenten. Die Autoren hatten im Family Therapy Institute of Chevy Chace, MD, 18 Familien mit einem heroinsüchtigen Jugendlichen und 18 Familien der Kontrollgruppe den "*Family-*

---

[23] In der retrospektiven Untersuchung aus Philadelphia wurden drei Gruppen gebildet, bestehend aus heroinabhängigen Teilnehmern eines Methadonprogramms (n=40, Durchschnittsalter 28 Jahre), ambulanten Patienten eines Sozialpsychiatrischen Dienstes (n=40, Durchschnittsalter 29 Jahre) und aus College-Studenten (n=31). Alle Teilnehmer wurden (mittels standardisiertem Interview und Testbatterie) zum frühen Verlust Familienangehöriger, zur religiösen Einstellung sowie zu eigenen Lebensplänen und -Einstellungen befragt.

Hierarchy-Test " vorgelegt. Dieses Instrument bildet unterschiedliche hierarchische Ordnungen einer Familie auf einzelnen Karten ab. Jedes Familienmitglied mußte die eigene Sichtweise über seine Familie darstellen. Außerdem wurden die Familien gebeten, eine gemeinsame Einschätzung zu finden. Es sollte die Hypothese überprüft werden, daß Heroinsüchtige mit ihren Eltern in Umkehrung der hierarchischen Ordnung und in Intergenerationenbindungen verstrickt sind, was aus klinischer Sicht das Fortdauern des Suchtverhaltens unterhält. Als Kontrollgruppen dienten jeweils neun Familien mit schizophrenen bzw. klinisch unauffälligen Jugendlichen. Die Studie hatte folgende Ergebnisse: In der Experimentalgruppe wurden solche Darstellungen am häufigsten gewählt, in denen die Nachkommen mit den Eltern auf gleicher Ebene standen bzw. den Eltern übergeordnet waren. Nähe wurde in den meisten Fällen durch Intergenerationenbindungen dargestellt. Wenngleich die Beziehungen der (klinisch unauffälligen) Geschwister den Abhängigen sehr ähnlich waren, so unterschieden sie sich von den Indexpatienten insofern, als in den Selbstdarstellungen der Geschwister Generationenbrüche nicht abgebildet wurden. Der niedrigste Summenscore (Intergenerationenbindungen und Hierarchieumkehrungen) errechnete sich für Normalfamilien. In der Mitte lagen die Familien schizophrener Heranwachsender.

Im Überblick der empirischen Studien lassen sich zwei grundverschiedene Interaktionsmuster abstrahieren, die Stierlin (1980) mit den Begriffen "Bindungs-" und "Ausstoßungsmodus" bezeichnete. Möglicherweise sind die zum Teil widersprüchlichen Ergebnisse auf die jeweiligen Selektionseffekte in den Stichprobenzusammenstellungen zurückzuführen - ein Problem, welches im Drogenbereich von besonderer Bedeutung ist und auf das weiter unten ausführlicher eingegangen wird (s. Abschn. 5.3).

Die bisherigen Forschungsergebnisse deuten darauf, daß ein Teil der Drogenabhängigen zum Untersuchungszeitpunkt, aber auch in früheren Lebensabschnitten, von den Eltern regressiv verwöhnt und infantilisiert wird. Auf Seiten der Heranwachsenden korrespondiert der Eindruck, nicht verstanden und für unfähig und unselbstständig gehalten zu werden.

Demgegenüber ist das "vernachlässigende" Interaktionsmuster, welches für eine andere Gruppe unter den Heroinabhängigen zutrifft, durch fehlende Zuwendung auf der Verhaltens-, aber auch auf der verbalen und emotionalen Ebene gekennzeichnet. In diesem Fall erlebt sich der (spätere) Konsument in seiner Herkunftsfamilie unerwünscht und ist relativ früh auf sich alleine gestellt. Jugendliche und Jungerwachsene aus diesen Familien sind hochgradig verunsichert, weil Bestrafung und Nichtbeachtung in unvorhersehbarer Weise einander abwechseln. Psychische Reaktionen auf diese Interaktionsform sind Fluchttendenzen, Resignation und Abstinenz auf Seiten der Eltern.

Es gibt außerdem Hinweise dahingehend, daß diese hier verallgemeinernd dargestellten Modi auch parallel auftreten können, etwa der eine bei der Mutter und der andere beim Vater oder beide bei einer Person in wechselnder Abfolge.

3 Zielsetzungen und Fragestellungen der Untersuchung

3.1 Untersuchungsziele

Im Mittelpunkt dieser Studie steht die Untersuchung der Herkunftsfamilie opiatabhängiger Jugendlicher und Jungerwachsener. Schwerpunktmäßig sollen mit der Studie Forderungen erfüllt werden, die sich aus den vorangehend dargelegten Defiziten der Forschung ergeben. Dies sind in erster Linie Mängel hinsichtlich diagnostischer Aspekte des Drogenmißbrauchs in einem familienbezogenen Kontext.

Die Untersuchung soll anhand einer breiten Kriteriumsmessung erfolgen, die sich am Standard der "Deutschen Gesellschaft für Suchtforschung und Suchttherapie" orientiert, darüber jedoch weit hinausgeht. Neben individuellen, sozialen und medizinischen Kriterien, die sich auf den einzelnen Konsumenten beziehen, sollen auch die Befindlichkeiten, Beschwerden und Störungen aller anderen Familienmitglieder erfaßt werden. Außerdem sollen Kriterien erhoben und genutzt werden, die sich auf interaktionelle und gesamtsystemische Zusammenhänge beziehen.

In die Studie gehen also Daten ein, die mit Hilfe spezifischer, familiendiagnostischer Methoden gewonnen werden (Selbstbeobachtungs- und klinische Beurteilungsverfahren, die auf dyadischer und systemischer Ebene operieren), aber auch solche, die anhand einer individuumsbezogenen Diagnostik (Selbstbeobachtungs- und klinische Beurteilungsverfahren auf personaler Ebene) gesammelt werden. Hierin sollen Anforderungen an eine moderne Familiendiagnostik erfüllt werden.

Die Ergebnisse sollen mit einer Kontrollgruppe verglichen werden, die sich aus Familien mit gleichaltrigen Jugendlichen und Jungerwachsenen zusammensetzt. Sie sollen weder an einer Suchtmittelabhängigkeit noch an einer anderen psychiatrischen Erkrankung leiden.

Die Studie soll eine vergleichende Querschnittanalyse in bezug auf Persönlichkeitsmerkmale, Befindlichkeiten, soziographische Parameter und familienstrukturelle Aspekte ermöglichen und untersuchen, inwieweit die beiden Gruppen voneinander abgrenzbar sind.

Der bisherige Forschungsstand gibt Anhaltspunkte dahingehend, daß die Art der Familienbeziehungen Einfluß auf die stoffgebundene Suchtentwicklung und auf die Aufrechterhaltung süchtigen Verhaltens im Jugend- und Jungerwachsenenalter nimmt. Doch konnte dieser Aspekt bisher nur unzureichend wissenschaftlich belegt werden. Zielsetzung der Untersuchung ist es, mittels geeigneter Methoden den Zusammenhang von Interaktion und Drogenkonsum aufzuzeigen.

In Tabelle 1 sind die wichtigsten Merkmalsbereiche bzw. Klientenmerkmale und die verwendeten Erhebungsinstrumente zusammengestellt: Von besonderem Interesse sind die Familieninteraktion und die soziale Situation. Desweiteren werden Persönlichkeitsmerkmale, Suchtmittelgebrauch, psychiatrische Syndrome und körperliche Beeinträchtigungen aller einzelnen Probanden erfaßt.

3.2 Fragestellungen und Hypothesen

Im folgenden werden Fragestellungen für Schwerpunkte der Untersuchung genannt. Hypothesen sind an dieser Stelle soweit formuliert, wie es dem bisherigen Wissens- und Erfahrungsstand entspricht.

1. Wie ausgeprägt sind die Drogenkonsummuster, Befindlichkeitsstörungen, Verhaltensauffälligkeiten und psychopathologischen Symptome betreuter opiatabhängiger Jugendlicher/ Jungerwachsener, wie ausgeprägt sind körperliche Beschwerden und Befunde?
2. Wie gestaltet sich die soziale Situation betreuter Opiatabhängiger in bezug auf Wohnsituation, Schul- und Berufsausbildung, Partnerschaft, Sexualität und Freundeskreis und wie zufrieden sind die Patienten in diesen Bereichen?
3. Wie ausgeprägt sind die Drogenkonsummuster, Befindlichkeitsstörungen, Verhaltensauffälligkeiten und psychopathologischen Symptome der Mütter, Väter und Geschwister betreuter Opiatabhängiger und wie ausgeprägt sind ihre körperlichen Beschwerden?
4. In welchen personalen Merkmalen unterscheiden sich betreute Opiatkonsumenten von Jugendlichen/Jungerwachsenen in klinisch unauffälligen Familien?
5. In welchen personalen Merkmalen unterscheiden sich betreute Opiatkonsumenten von ihren Müttern, Vätern und Geschwistern?
6. In welchen personalen Merkmalen unterscheiden sich die Familienmitglieder der betreuten Drogenkonsumenten im Vergleich zu den Mitgliedern klinisch unauffälliger Familien?

7. Wie verteilen sich die Stärken und Schwächen in den Herkunftsfamilien betreuter Opiatabhängiger auf dyadischer und gesamtsystemischer Ebene hinsichtlich der Dimensionen Aufgabenbewältigung, Rollenverhalten, Kommunikation, Emotionalität, affektive Beziehungsaufnahme, Kontrolle und Werte/Normen?

Tabelle 1. Ausgewählte Merkmalsbereiche der Untersuchung und verwendete Erhebungsinstrumente (zu den einzelnen Methoden vgl. Abschn. 4.2.4)

Merkmals-bereiche	*Klientenmerkmale*	Datenquellen		
		Eigen-urteil	*Fremd-urteil*	*Frage-bogen*
Persönlichkeits-struktur und Biographie	Aggressivität Emotionale Labilität Depressivität Erregbarkeit etc.		PSKB	FPI
	Selbstverständnis Ich-Erleben Soziale Lebensbewältigung Kontaktaufnahme etc.		PSKB	
	Sozialbeziehungen Problemlagen Schul- und Ausbildungsver-läufe Vorbehandlungen etc.	Interview	GAS	Soz.FB
Familieninter-aktion	Aufgabenbewältigung Rollenverhalten Kommunikation Emotionalität Affektive Beziehungsauf-nahme Kontrolle Werte und Normen	Interview	(FAM-RS)	FAM
	Kind als Partner bzw. bevorzugtes Sorgeobjekt		PSKB	
Soziale Situation	Wohnsituation Schule/Ausbildung/Beruf, Beziehungen in Freundes- und Bekanntenkreis Freizeitgestaltung Sexualität und Partnerschaft	Interview	PSKB	Soz.FB
Suchtmittel-Mißbrauch-verhalten	Substanzen Häufigkeit Menge Intervalle Konsummuster Suchtentwicklungen Legalität Vorbehandlungen	Interview	Symp-tom-R	Sucht-FB
Psychiatrische Syndrome	Verhaltensstörungen Affektive Störungen Denkstörungen Angststörungen Hirnorganische Beein-trächtigungen	Interview	PSKB	
Körperliche Beeinträchti-gungen		Anamnese	(Internisti-scher und neurologi-scher Befund; Labordaten u. Konsile)	Anam-nese FB

Zeichen: FAM = Familieneinschätzungsbogen; FAM-RS = Ratingskala zum Familieneinschätzungsbogen; FPI = Freiburger Persönlichkeitsinventar; GAS = Global Assessment Scale; PICS = Patterns of Individual Change Scales; PSKB = Psychischer und Sozial-Kommunikativer Befund; Soz.-FB = Sozialfragebogen; Sucht-FB = Suchtfragebogen; Symptom-R = Ratingskala zum Suchtmittel-mißbrauch

8. Wie werten die einzelnen Familienmitglieder ihren eigenen Beitrag für die Familie im Hinblick auf die genannten Dimensionen?

9. Wie unterscheiden sich die Sichtweisen über einzelne intrafamiliäre Beziehungen unter den Familienmitgliedern? In welchen Bereichen stimmen Fremd- und Selbstbeschreibungen innerhalb der Familien überein und in welchen Bereichen weichen sie voneinander ab?

10. Wie verteilen sich die Stärken und Schwächen in klinisch unauffälligen Familien auf dyadischer und gesamtsystemischer Ebene im Hinblick auf diese Dimensionen?

11. Welche Unterschiede ergeben sich aus dem Vergleich von Herkunftsfamilien betreuter Opiatabhängiger und klinisch unauffälligen Familien?

12. Gemessen an dem Gesamt der Mütter betreuter Opiatabhängiger - wie groß ist der Anteil jener Mütter, die die Kriterien für "co-abhängiges" Verhalten erfüllen?

13. Inwieweit unterscheiden sich die intrafamiliären Beziehungen "co-abhängiger" Mütter betreuter Opiatabhängiger von den Müttern betreuter Opiatabhängiger, die nicht "co-abhängig" sind?

Die Hypothesen sind *ad 1.*, daß sich betreute Drogenmißbraucher in mehreren personalen Merkmalsbereichen bedeutsam von abstinenten Gleichaltrigen unterscheiden: Primärpersönlich sind sie emotinal labiler, depressiver und gehemmter. Ihr Selbstwert ist stärker gemindert, die Impulskontrolle ist in höherem Ausmaß beeinträchtigt. Vorherrschende Gefühle zu Menschen sind in erster Linie Fremdheit, Mißtrauen, Ängstlichkeit und Schuld. Infolge der Drogenanamnese wird internistischerseits vermutet, daß die Durchseuchung mittels parenteral übertragbarer Infektionen (HIV, HAV, HBV, HCV) gegenüber der Normalbevölkerung deutlich erhöht ist (vgl. Hobi 1982, Schwegler und May 1988, Sieber 1988 bzw. Abschn. 6.2.2.1);

ad 2., daß die soziale Situation der betreuten Drogenkonsumenten in allen Bereichen schlechter als die Situation der abstinenten Gleichaltrigen ist. Schul- und Berufsausbildungen befinden sich auf niedrigerem Niveau, Partnerschaften sind von kürzerer Dauer, Freundeskreise sind kleiner. Demgegenüber besteht mehr Kontakt zu anderen Konsumenten illegaler Drogen. Die Zufriedenheit mit der beruflichen Situation, aber auch mit Freundeskreis, Freizeitgestaltung, Partnerschaft und Sexualität ist unter betreuten Opiatkonsumenten vergleichsweise gering (vgl. Kindermann et al. 1989, Projektgruppe TUdrop 1984, Uchtenhagen und Zimmer-Höfler 1985);

ad 3., daß die Mütter betreuter Opiatkonsumenten häufiger einen Medikamentenabusus betreiben als die Mütter klinisch unauffälliger Familien. Sie sind vergleichsweise depressiver, gehemmter und im Kontakt zurückgezogener. Mit ihrem Gesundheitszustand sind sie unzufriedener als die Mütter klinisch unauffälliger Familien, desgleichen in bezug auf die Zufriedenheit in Partnerschaft, Freundeskreis und Freizeitgestaltung. Der Anteil geschiedener Mütter betreuter Opiatabhängiger ist größer als der Anteil geschiedener Mütter klinisch unauffälliger Familien. Die Väter Opiatabhängiger betreiben häufiger einen Alkoholabusus als die Väter abstinenter Gleichaltriger. Suchtmittelprobleme sind auch bei den Geschwistern betreuter Opiatabhängiger häufiger vorzufinden als unter den Geschwistern klinisch unauffälliger Familien (vgl. zum Suchtmittelkonsum und zur Soziodemographie der Eltern: Hornung et al. 1983, Kandel et al. 1986, Sieber 1988, Zimmer-Höfler 1985; vgl. zur Befindlichkeit der Mütter: Rosenberg 1971; zur Persönlichkeitsstruktur der Väter und Geschwister und zu ihrer psychosozialen Beeinträchtigung bzw. Zufriedenheit in verschiedenen Lebensbereichen erlaubt der Wissensstand keine Hypothesenformulierung);

ad 4., daß sich die betreuten Drogenkonsumenten insbesondere im Selbstwerterleben von den abstinenten Gleichaltrigen unterscheiden. Hinsichtlich der Neurosenstruktur werden Hinweise auf eine depressive bzw. narzißtische Persönlichkeitsstörung erwartet - dies im Unterschied zu abstinenten Gleichaltrigen. Desweiteren wird erwartet, daß Beeinträchtigungen in der beruflichen Ausbildungssituation, in Freundeskreis, Partnerschaft und Sexualität betreuter Opiatabhängiger größer sind. Die persönliche Zufriedenheit ist in diesen Bereichen geringer (vgl. Khantzian 1977, Kohut 1976, Krystal und Raskin 1983 bzw. Abschn. 2.1);

ad 5., daß die betreuten Opiatkonsumenten mehr Befindlichkeitsstörungen, Verhaltensauffälligkeiten und psychopathologische Symptome aufweisen als die übrigen Familienmitglieder. Ihre Zufriedenheit ist in unterschiedlichen Lebensbereichen vergleichsweise stärker beeinträchtigt (vgl. Alexander und Dibb 1977, Coleman 1986 bzw. Abschn. 2.5);

ad 6., daß die Mütter klinisch unauffälliger Familien seltener unter neurotischen Verhaltensauffälligkeiten (depressive - und Angstsymptome, Suizidversuche, Medikamentenabusus) und psychosomatischen Allgemeinstörungen leiden. In verschiedenen Lebensbereichen (Partnerschaft, Freundeskreis, Freizeit) sind sie zufriedener als die Mütter betreuter Opiatkonsumenten. (vgl. Cermak 1986, Subby 1987, Wegscheider 1981 bzw. Abschn. 2.4; hinsichtlich der Väter und Geschwister ist aufgrund des mangelnden Forschungs- und Kenntnisstandes keine Hypothesenformulierung möglich);

ad 7. bis ad 11., daß die Herkunftsfamilien betreuter Opiatabhängiger unfähiger sind, auf Veränderungen im familiären Lebenszyklus angemessen zu reagieren als klinisch unauffällige Familien. Ihre Mitglieder können sich neuen Rollen, die im Verlauf der Familienentwicklung gefordert sind weniger gut anpassen. In bezug auf die Rollenbestimmung herrscht mangelnde Übereinstimmung. Die einzelnen Rollen sind ungenügend in den Familienverband eingefügt. Im Vergleich mit klinisch unauffälligen Familien ist die Kommunikation in höherem Maße ungenügend, verschoben oder verdeckt. Größere Schwächen werden auch im Hinblick auf das gegenseitige Verstehen unter den Familienmitgliedern vermutet und desgleichen im Hinblick auf ihre Fähigkeit, bei Verwirrung eine Klärung anzustreben. Gefühle werden im höheren Maße unterdrückt oder übertrieben. Intrafamiliäre Beziehungen sind narzißtisch oder symbiotisch. Als Gemeinsamkeit der klinischen Familien wird die Zurückgezogenheit der Väter erwartet. Die Dyaden zwischen Opiatabhängigen und ihren Müttern sind in besonderer Weise belastet. Die geäußerten Gefühle sind in den klinischen Familien zwischen Müttern und drogenabhängigen Jugendlichen/ Jungerwachsenen intensiver und von größerer Ausdrucksbreite als zwischen Müttern und Vätern bzw. zwischen Müttern und Geschwistern der Opiatkonsumenten. Demgegenüber ist zu erwarten, daß in den "Normalfamilien" weder in emotionalen noch in aufgabenorientierten Bereichen besondere Schwächen bestehen. Es wird erwartet, daß sich die Ablösung des abstinenten Jungerwachsenen in der Qualität intrafamiliärer Beziehungen und im Divergieren von Wertvorstellungen am ehesten abbildet. Unterschiede zwischen klinisch unauffälligen Familien und den Familien Opiatabhängiger werden desweiteren hinsichtlich des Kontrollstils vermutet, der in den Familien betreuter Opiatabhängiger in höherem Maße beschämend, starr und hemmend erlebt wird als in "Normalfamilien". Bestandteile des familiären Wertesystems stimmen in klinischen Familien weniger überein als in "Normalfamilien". (vgl. Kaufman und Kaufmann 1983, Madanes et al. 1981, Stanton und Todd 1983 bzw. Abschn. 2.2; eine explizite Hypothesenformulierung hinsichtlich der einzelnen intrafamiliären Dyaden und hinsichtlich gesamtfamiliärer Merkmale ist nicht möglich, da weder richtungsweisende Voruntersuchungen existieren noch diesbezügliche Erfahrungen mit der hier gewählten Methode für eine entsprechende Population gewonnen wurde; vgl. zum empirischen Forschungsstand Abschn. 2.5 und zur Methodik Abschn. 4.);

ad 12., daß der Anteil "co-abhängiger" Mütter von betreuten Opiatkonsumenten hoch ist (gemäß unserer klinischen Erfahrung ist er größer als 30 Prozent - gemessen an der Gesamtheit der Mütter jener Opiatabhängiger, die in klinische Behandlung kommen). Demgegenüber wird angenommen, daß "co-abhängiges" Verhalten in klinisch unauffälligen Familien signifikant seltener zu beobachten ist (zur Begriffsdefinition vgl. Abschn. 2.4, zur Operationalisierung der "Co-Abhängigkeit" vgl. Abschn. 6.2.2);

ad 13., daß in den Schilderungen "co-abhängiger" Mütter über intrafamiliäre Beziehungen zum Ausdruck gebracht wird, daß die Beziehungen mit dem süchtigen Jugendlichen/Jungerwachsenen (gemessen an den unterschiedlichen Beziehungen in der Familie) am meisten zur Befriedigung bewußter und unbewußter emotionaler Bedürfnisse beitragen. Demgegenüber bringen Mütter betreuter Opiatabhängiger, die die Kriterien für co-abhängiges Verhalten nicht erfüllen, zum Ausdruck, daß die Beziehungen mit dem Süchtigen in emotionaler Hinsicht belastet sind (vgl. Anmerkungen unter ad 12.).

4 Methodik und Untersuchungsdurchführung

4.1 Familienforschung

Familiendiagnostik soll aufklären, inwiefern ein zum Ausdruck gebrachtes problematisches Verhalten mit der familiären Interaktion zusammenhängt (Mattejat u. Remschmidt 1985). Sie soll Interaktionen und ihre Veränderungen zwischen den einzelnen Familienmitgliedern und den Subsystemen untersuchen und beschreiben und die Dynamik des Gesamtsystems analysieren (Cierpka 1988).

Vor allem in der klinischen Arbeit entsteht ein bis heute ungelöstes Problem: Die Diagnostik ist abhängig von dem "diagnostischen System", dem der Diagnostiker angehört. Mit der Betrachtung von Familien und ihren interpersonalen Beziehungen, auf die die diagnostischen Verfahren zielen, nimmt der Beobachter zwangsläufig Einfluß auf den Untersuchungsgegenstand. Hinzu kommt unter Zugrundelegung einer bio-kybernetischen Sichtweise, wie sie sich für Systeme anbietet, daß kein Teil eines Systems von einem anderen unabhängig ist und daß das System an sich mehr ist als die Summe seiner Teile, die der Beobachter zu diagnostizieren vorgibt.

Mit Gurman (1983) stimmt der Verfasser aber darin überein, daß die Feststellung, daß es keine holistische Forschung gibt, nicht zur Folge haben sollte, keine Forschung zu betreiben. Es wird also vorausgesetzt, im Rahmen dieser Untersuchung Prozesse auf bestimmte Weise zu interpunktieren und deshalb lediglich einen Teil des Ganzen zu erfassen.

Der Stand heutiger Familienforschung (Cierpka 1988; Reiter et al. 1988) läßt sich vereinfachend in zwei Hauptrichtungen differenzieren. Einerseits werden intrafamiliäre Beziehungen als (zum Beispiel dyadische) Konstellationen beschrieben, andererseits versucht der Systemtheoretiker gesamtsystemische Funktionen zu erörtern. Sowohl für den Interaktionsforscher wie auch für den Systemiker entsteht ein Dilemma, wenn es darum geht, die unterschiedlichen Abstraktionsebenen zu vereinen. Zwar laufen Interaktionsprozesse und gesamtsystemische Regelmechanismen - wenn man so will - gleichzeitig ab, sie lassen sich aber nicht miteinander und gleichermaßen integrieren.

Eine Möglichkeit mit dieser Schwierigkeit umzugehen ist eine Brücke zu schlagen, indem Untersuchungsinstrumente multimethodal eingesetzt und verschiedene Methoden nebeneinander gestellt werden. Idealiter wird hierin der Ganzheit eines Systems und den spezifischen Eigenschaften seiner Subsysteme gleichermaßen Rechnung getragen. Dies bedeutet für die Forschung, dem Untersuchungsgegenstand auf verschiedenen Betrachtungsebenen zu begegnen und mit spezifischen Instrumenten zu erfassen. Schretter et al. (1986) charakterisieren dieses Verfahren mit einer Metapher: Ein Gegenstand werde aus verschiedenen Perspektiven und mit verschiedenen Linsen abfotografiert um seiner Komplexität gerecht zu werden. Der Preis ist allerdings hoch, denn solche Verfahrensweise ist zeit- und arbeitsintensiv.

Mattejat (1986) vertritt die Auffassung, daß keine Perspektive a priori einer anderen vorrangig sei, und daß auch kein Komplexitätsniveau als optimal bezeichnet werden könne. Wichtig sei vielmehr, daß die Wahl der Perspektive und des Komplexitätsniveaus mit dem Untersuchungszweck (und mit ökonomischen Aspekten) in einen sinnvollen Zusammenhang gebracht werde. In bezug auf eine moderne Familiendiagnostik kommt er zu folgendem Schluß:

Unerläßlich sei es, die individuellen Symptome aller Familienmitglieder zu erfassen. Darüber hinaus müßten dyadische Beziehungs- und komplexere Familienmerkmale erhoben werden. Intrafamiliäre Prozesse und Veränderungen seien einzig durch die Verwendung mehrerer Untersuchungsdimensionen angemessen zu erfassen. Konkret bedeute dies, mehrere Untersuchungskriterien aus verschiedenen Perspektiven zu beleuchten und auf unterschiedlichen Komplexitätsebenen zu erheben. Zu ähnlichen Schlußfolgerungen gelangen u.a. Cromwell et al. (1984), Gurman et al. (1986) und Wolf (1986).

Für die Evaluation von Familientherapien stellt Mattejat (1986, 68) ein Stufenschema vor, das diese Forderungen erfüllt. Im einzelnen seien folgende Variablenkomplexe unerläßlich:

1. individuelle Charakteristika der Familienmitglieder
   (psychologische Untersuchung im Persönlichkeitsbereich),
2. dyadische Merkmale
   (Erziehungsstilfragebögen, Fragebögen zur Erfassung der elterlichen Beziehung),
3. Systemmerkmale der Familie
   (Fragebögen, standardisierte Familienuntersuchungen),
   (wobei für 1.-3. zumindest eine Vor- und Nachuntersuchung durchgeführt werden sollte)
4. fortlaufende Selbstbeobachtung durch die Familie
   (Selbstbeobachtungsfragebögen),
5. kontinuierliche Einschätzung der Familiengespräche
   (Einschätzungsskalen),
6. kontinuierliche Therapiezielbestimmung
   (Goal Attainment Scaling).

Das Studiendesign dieser Untersuchung trägt den unter 1. bis 5. genannten Kriterien insoweit Rechnung, wie sie im Rahmen einer Querschnittstudie zu erfüllen sind. Veränderung der Familieninteraktion in der Zeitachse bleiben unberücksichtigt. Deshalb beschränkt sich die Selbstbeobachtung der Familien (4.) und die Fremdeinschätzung der Familiengespräche (5.) auf die einmalige Erhebung zum Untersuchungszeitpunkt. Eine Therapiezielbestimmung ist nicht vorgesehen. In Anbetracht der Untersuchungsgruppe wurde der Katalog um suchtmittelrelevante und medizinische Variablenkomplexe erweitert. Im einzelnen werden die Instrumente in Abschn. 4.2.4 vorgestellt.

Organisationsmodelle, die sowohl für klinische als auch für nichtklinische Familien Gültigkeit beanspruchen, sind erst in den letzten Jahren von verschiedenen Familientheoretikern entwickelt worden (Übersicht bei Cierpka 1987). In dieser Untersuchung ist das sog. "Familienmodell" von besonderer Bedeutung, weil es dem familiendiagnostischen Inventar, dem "Familieneinschätzungsbogen" (FAM) zugrunde liegt. Es geht auf das "Family Categories Schema" zurück, das 1962 von Epstein et al. veröffentlicht wurde und heute die theoretische Basis einer Vielzahl von Organisationsmodellen der Familie bildet, die sich allenfalls in einzelnen Dimensionen und Operationalisierungen unterscheiden. Das "Familienmodell" des "Familieneinschätzungsbogens" ist eine Weiterentwicklung des "Family Categories Schema" und eine überarbeitete Version des "Process Model of Family Functioning" von Steinhauer und Mitarbeitern (1984). Diese Modelle versuchen, basale Funktionen von Familien zu beschreiben. Ein besonderes Merkmal des "Family Categories Schema" und deren Weiterentwicklung, des "Familienmodells", ist die Problemlösung als Leitkategorie. In erster Linie beschreiben diese Modelle Dimensionen familiärer Organisation, die für die psychische Gesundheit einer Familie, also für ihre "Funktionalität" relevant sind. Dabei wird der Versuch unternommen, die intrapsychische Ebene mit interpersonalen Dimensionen des Familiensystems zu integrieren. Derart schlägt das "Familienmodell" eine Brücke zwischen Theorien, die auf intrapsychischer Ebene operieren, wie z.B. die Psychoanalytische Theorie, und den systemischen Ausrichtungen. Außerdem werden Ansätze der Lerntheorie, der Krisentheorie und der Rollentheorie in das Modell einbezogen. Das "Process-Model" ist am Problemlöseverhalten orientiert. Es legt zugrunde, daß das gemeinsame Ziel einer Familie darin besteht, Entwicklung, Sicherheit und Autonomie einzelnen Mitgliedern zu gewährleisten und gleichzeitig den familialen Zusammenhalt aufrechtzuerhalten.

In Anlehnung an das "Process Model of Family Functioning" beschreibt das "Familienmodell" das Interagieren von acht relevanten Variablen, mit denen sich Organisation und Funktionalität einer Familie erklären lassen. Demgegenüber macht das Modell über die Einbindung der Familie in ihre Umgebung keine Aussage. Es setzt den Schwerpunkt auf innerfamiliäre Parameter. Im folgenden werden die Dimensionen, die in Abbildung 1 in einer Übersicht dargestellt sind, im einzelnen erläutert (entnommen aus dem Anleitungsheft zum "Familien-Einschätzungsbogen", Cierpka 1990a).

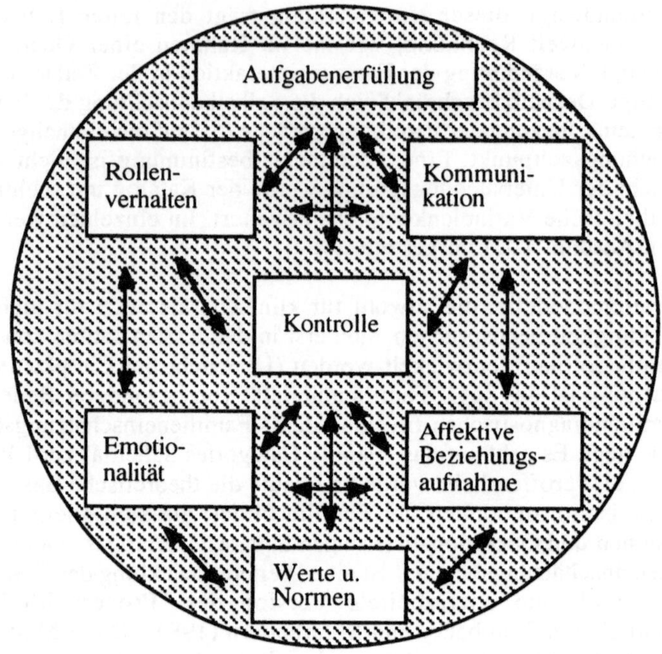

Abb.1. Das "Familienmodell" nach Steinhauer et al. 1984 und Cierpka 1990, S. 73

Aufgabenerfüllung: Damit eine Familie ihre biologischen, psychologischen und sozialen Ziele realisieren kann, muß sie einerseits für die Entwicklung ihrer einzelnen Mitglieder Garant bieten. Sie muß Sicherheit und Autonomie bereithalten, Anforderungen zur Veränderung bewältigen und darf andererseits und gleichzeitig die Kohäsion der Familie nicht gefährden. Dies ist Entwicklungsaufgabe jeder Familie in ihren lebenszyklischen Phasen. Mit Krisenaufgaben wird die Familie zusätzlich konfrontiert, wenn ihre Bewältigungsstrategien erschöpft sind und Möglichkeiten der Problemlösung und Spannungsreduktion nicht mehr ausreichen. Hier zeigt sich die Fähigkeit einer Familie, flexibel auf veränderte Umstände zu reagieren und bisherige Krisenbewältigungsmuster zu überprüfen und gegebenenfalls zu ändern. Es ist das Ausmaß an Flexibilität in Krisensituationen, das, wie kein anderes Merkmal, die Gesundheit einer Familie kennzeichnet. Abzugrenzen von solchen Bewältigungsaufgaben sind eher basale Aufgabenstellungen, die die materielle Versorgung, die Geborgenheit und Gesundheit garantieren.

Rollenverhalten: Die Rollentheorie versteht unter einer Rolle sich wiederholende Verhaltensmuster, die (bezogen auf eine Familie) reziprok auf andere Familienmitglieder wirkt. Wenn einzelne Familienmitglieder die ihnen zugeschriebenen Rollen übernehmen, dann ist ein effektives "Rollenverhalten" gewährleistet. Daß das "Rollenverhalten" mit einer erfolgreichen Aufgabenbewältigung in einer Familie zusammenhängt, wird deutlich, sobald man den Handlungsprozeß zwischen Rollenzuweisung und Rollenübernahme betrachtet. Werden die Rollen angemessen zugewiesen und von dem Adressaten übernommen, und ergänzen sich die Familiemitglieder über dies in ihrem "Rollenverhalten", dann ist eine erfolgreiche Aufgabenbewältigung hochwahrscheinlich. In diesem günstigen Fall weiß jeder, was von ihm erwartet wird und was er andererseits von anderen erwarten darf. Wo Rollenkonflikte gering sind, ist anzunehmen, daß die Zufriedenheit in einer Familie wächst. Kompliziert wird der Zuweisungs- und Übernahmeprozeß durch die Rollenvielfalt, mit der jedes einzelne Familienmitglied aber auch die gesamte Familie konfrontiert ist. Weiterhin wichtig ist die Fähigkeit einzelner Familienmitglieder, sich an neue Rollen anzupassen, die im Verlauf der Familienentwicklung gefordert werden. Sobald sich auch nur eine Rolle ändert, bleibt dies nicht ohne Auswirkung auf die Rollen anderer.

Kommunikation: Ziel jeder "Kommunikation" ist die gegenseitige Verständigung. Kommunikationsvorgänge zwischen einem Sender und einem Empfänger sind jenachdem funktional oder gestört. Verbale und non-verbale Kanäle können zur Interpretation von Botschaften genutzt werden. Derart werden auch unbewußte Inhalte, Gestik, Mimik und Körpersprache vermittelt. Um ein gegenseitiges Verständnis zu erreichen, müssen Botschaften direkt und klar und in ihrem Inhalt ausreichend formuliert sein. Der Empfänger muß für die Mitteilungen empfänglich und erreichbar sein. Er muß die Botschaften so wahrnehmen können, daß sie möglichst wenig von ihm verzerrt werden. Die komplexen Kommunikationsprozesse sind auf beiden Seiten äußerst störanfällig. Individuelle Faktoren können dazu beitragen, daß Mitteilungen nicht klar genug formuliert oder auf der anderen Seite verzerrt wahrgenommen werden. Außerdem stören Inkongruenzen zwischen verbalen und non-verbalen Kanälen die "Kommunikation" empfindlich, wie wir aus der "double bind" Theorie wissen. In diesem Fall ist der Empfänger gefordert, die widersprüchlichen Informationen zu dekodieren. Der Zusammenhang von "Rollenverhalten" und "Aufgabenerfüllung" mit der "Kommunikation" wird deutlich, wenn man die Relevanz der "Kommunikation" im Hinblick auf die Rollenzuweisung und Aufgabenanweisung überprüft.

Emotionalität: Mit dieser Dimension wird das Ausmaß der Gefühle, die gezeigt und zugelassen werden beschrieben. Idealtypisch zeichnet sich die "gefühlsbezogene Kommunikation" durch eine große Bandbreite des Gefühlsausdrucks aus. Die Intensität des Gefühlsausdrucks kann schwach oder stark sein; idealtypisch ist sie angemessen. Das trifft zu, insofern sich die einzelnen Familienmitglieder in das Leben anderer einfühlen und dieses respektieren können. Im ungünstigen Fall ist die "gefühlsbezogene Kommunikation" unzulänglich oder unangemessen. Bei übermäßig rigiden Grenzen überwiegt geringes Interesse an dem anderen bzw. Distanz zum anderen, im Fall diffuser Grenzen sind Gefühle intrusiv oder überengagiert.

Affektive Beziehungsaufnahme: In Abgrenzung zur "Emotionalität", die auf das Ausmaß der Gefühle zielt, wird mit der Dimension "Affektive Beziehungsaufnahme" die Qualität des Affektes in Beziehungen operationalisiert. Unter Zugrundelegung einer dialektischen Beziehung zwischen der Sicherheit der Gesamtfamilie einerseits und der Autonomie eines jeden Mitglieds andererseits, unterscheidet das "Familienmodell" zwischen verschiedenen Familientypen in bezug auf die Qualität von Affekten in den Beziehungen. Idealtypischerweise sind die einzelnen Familienmitglieder empathisch und erfüllen durch gegenseitige Fürsorge die emotionalen Bedürfnisse anderer. Hierin fördern sie eine autonome Lebensgestaltung und wirken in der Beziehung wachstumsfördernd und unterstützend. Im ungünstigen Fall fehlt Empathie unter den Familienmitgliedern, oder das Interesse aneinander ist ohne jegliches Gefühl. Während ein überfürsorgliches Mitglied in die Gefühlsbelange anderer verstrickt ist, läßt sich ein narzißtisches Mitglied in die Beziehung mit einem anderen weniger ein. An dieser Stelle berührt das "Familienmodell" psychoanalytische Konzepte. Denn mit der Unterscheidung von Ausmaß und Inhalt von Beziehungen (in den beschriebenen Dimensionen "Emotionalität" und "Affekte Beziehungsaufnahme") läßt sich nicht nur eine hoch affektive Verstrickung (versus ein unangemessener Rückzug), sondern zugleich die Abwehrfunk-

38

tion solcher Affekte beschreiben. Ängste, die bei einzelnen Familienmitgliedern
infolge Unsicherheit und Mangel an Autonomie entstehen (und in der Dimension
"Affektive Beziehungsaufnahme" erfaßt werden), können z.B. durch unangemessene
gefühlsbezogene "Kommunikation" abgewehrt werden (und in der Dimension "Emotionalität" beschrieben werden).

Kontrolle: Wie jedes andere System, ist die Familie in ständiger Veränderung begriffen.
Jene beharrende Gegenkraft, die der Veränderungstendenz entgegenwirkt und hierin die
Regularität der Beziehungen und Normen sichert, wird als Kontrolle verstanden. Sie
dient der Aufrechterhaltung der Funktionalität einer Familie insofern, als sie zur
Aufgabenerfüllung aller Familienmitglieder beiträgt und dafür sorgt, daß Rollenan-
forderungen zuverlässig und regelhaft bewältigt werden. Eine besondere Bedeutung muß
der Anpassungsfunktion im Kontrollprozeß zugeschrieben werden, da sich im Verlauf
der lebenszyklischen Phasen Anforderungen an die einzelnen Familienmitglieder
ständig ändern. Dieser Anpassungsprozeß ist abhängig von der gegenseitigen Einfluß-
nahme der einzelnen Familienmitglieder aufeinander. Wenn ihr Verhalten vorhersagbar,
konstruktiv und verantwortungsvoll ist, so hat dies förderliche Auswirkungen sowohl
auf die Aufrechterhaltungs- als auch auf die Anpassungsfunktionen. In einem mittleren
Bereich ist der Kontrollstil sicherheitsfördernd. Sobald die Vorhersagbarkeit zu groß
wird, bleibt kein Raum für Spontaneität, wenn sie zu niedrig ist, wird unklar, was
passiert. Idealerweise lassen es die Formen der Beeinflussung zu, daß das Familienleben
in einer Art und Weise abläuft, die den Vorstellungen aller Familienmitglieder gerecht
wird. Des weiteren verfügt die Familie in diesem Fall über die Fähigkeit, Gewohnheitsmuster zu wechseln, um sich veränderten Anforderungen anzupassen. Idealiter sind
Kontrollversuche konstruktiv und wachstumsfördernd. Sie können das Selbstwertgefühl
des anderen unterstützen. Mit den Variablen "Konstruktivität" und "Vorhersagbarkeit"
lassen sich auch jene vier Familientypen unterscheiden, die in der Literatur immer wieder
zitiert werden, nämlich die rigiden, die flexiblen, die laissez-faire und die chaotischen
Familien.

Werte und Normen: Sämtliche Dimensionen werden von Wertvorstellungen und Normen
beeinflußt. Das "Familienmodell" berücksichtigt Einflüsse aus der Kernfamilie, den
Herkunftsfamilien beider Eltern und aus der soziokulturellen Umgebung der Familie.
Wertbegriffe sind familiär und gesellschaftlich determiniert. Das gilt insbesondere für
moralische und religiöse Maßstäbe, aus denen Zielvorstellungen und Standards der
Familie hervorgehen. Für die "Kommunikation", aber auch für das "Rollenverhalten"
und die erfolgreiche "Aufgabenbewältigung" ist von entscheidender Bedeutung, ob diese
Regeln explizit formuliert oder aber implizit vorausgesetzt werden. Nicht minder
wichtig ist die Konsistenz von expliziten und impliziten Regeln. Im Idealfall können
sich die Familienmitglieder in einem vorhandenen Spielraum gut ausleben, stimmen
zwischen verschiedenartigen Bestandteilen des familiären Wertesystems überein und
sind konsent mit dem Kulturkreis, dem die Familie angehört. Weil die "Werte und
Normen" alle anderen Dimensionen des Familienmodells beeinflussen, ist es für die
Interpretation der Familiendynamik und -organisation unerläßlich, den kulturellen und
gesellschaftlichen Hintergrund einzubeziehen. Das gilt natürlich in besonderer Weise
für die Beurteilung der Funktionalität.

4.2 Untersuchungsplan

Zielsetzungen und Realisierung. Ursprünglich war geplant, insgesamt 60 klinische Familien (Untersuchungsgruppe) und 30 Normalfamilien (Kontrollgruppe) zu untersuchen. Diese Fallzahlen erschienen im Hinblick auf die Komplexität des Untersuchungsgegenstands realistisch und andererseits hinreichend geeignet, um aussagefähige Ergebnisse zu erwarten. Außerdem lag die geplante Untersuchungs- und Kontrollgruppengröße weit über dem vergleichbaren Durchschnitt früherer Familienstudien mit ähnlichem Untersuchungsaufwand in anderen psychiatrischen Teilgebieten (vgl. dazu Abschn. 7.).

Die Untersuchungsgruppe sollte sich aus zwei Teilstichproben zusammensetzen: Es sollten 30 Familien mit volljährigen Opiatabhängigen und 30 Familien mit minderjährigen Opiatabhängigen erfaßt werden mit dem Ziel, die gesamte Altersspanne (15. bis 25. Lebensjahr) zu erreichen, die für den Ablösungsprozeß von der Herkunftsfamilie relevant ist.

Die Überlegung, zwei Teilstichproben auf der Basis von Zufallsstichproben zu bilden, orientierte sich an den wissenschaftlichen Untersuchungszielen und Fragestellungen, aber auch an den Untersuchungsvoraussetzungen. In der Psychiatrischen und Nervenklinik der Universität Hamburg, die sich als Studienort anbot, werden ausnahmslos erwachsene opiatabhängige Patienten behandelt. Eine Beschränkung auf diese Patientenpopulation erschien aus zwei Gründen nicht sinnvoll. Erstens wäre eine wichtige Zielgruppe, die minderjährigen Opiatkonsumenten, nicht erreicht worden. Zweitens ist davon auszugehen, daß die drogenkonsumierende Patientengruppe einer Universitätsklinik - bezogen auf das Gesamtkollektiv Opiatabhängiger - einem Selektionseffekt unterliegt, denn es handelt sich um eine entgiftungsmotivierte Klientel, die die Schwelle einer Psychiatrischen Klinik überschreitet. Um Selektionseffekte möglichst niedrig zu halten, änderten wir zu Untersuchungszwecken die Aufnahmevoraussetzungen für diese Patientengruppe: Die zunächst üblichen Aufnahmekriterien "Therapiemotivation" und "Wohngebiet" (Einzugsbereich) wurden aufgegeben. In der Laufzeit des Forschungsprojektes wurde jeder entgiftungswillige Opiatabhängige aus dem gesamten Hamburger Einzugsbereich in der Psychiatrischen und Nervenklinik behandelt und - sofern er die Einschlußkriterien für die Aufnahme in die Untersuchungsgruppe erfüllte (s. Abschn. 4.2.1) - zur Teilnahme gebeten (Teilstichprobe I).

Die Teilstichprobe II sollte sich aus minderjährigen Opiatkonsumenten zusammensetzen, die erstmalig die Hamburger Drogenberatungsstelle des Amtes für Jugend (Behörde für Jugend und Berufsbildung) im Erhebungszeitraum aufsuchten. Hier waren Selektionseffekte von vornherein geringer einzuschätzen, weil in dieser Einrichtung einziges Aufnahmekriterium die Altersgrenze zur Volljährigkeit ist.

Obwohl für alle Instrumente, die in der Untersuchung verwendet werden Normwerte vorliegen, die aus der Datenbasis nichtklinischer "Normalpopulationen" stammen, wurde dennoch eine Kontrollgruppe zu Untersuchungszwecken gebildet. Diese Absicherung war insofern sinnvoll, als Vorerfahrungen und Ergebnisse mit der Kombination einzelner Untersuchungsmethoden nicht existierten.

Die Familien der Kontrollgruppe sollten sich in soziodemographischer Hinsicht nicht von den Familien der Untersuchungsgruppe unterscheiden (gemessen an den

Variablen: Alter der Indexpatienten/Indexjugendlichen bzw. Jungerwachsenen; Alter
der Eltern; Schul- und Berufsausbildung der Eltern; Einkommensverhältnisse der
Eltern).

Da die bisherige Forschung keinen engen Zusammenhang zwischen
Opiatabhängigkeit und sozialer Schichtzugehörigkeit nachweisen konnte, wurde
eine Verteilung erwartet, die der Normalbevölkerung etwa entspricht. In diesem Zusammenhang schien es aus wissenschaftlichen und praktikablen Gründen angemessen, die Kontrollgruppe aus einer Allgemeinarztpraxis im Hamburger Stadtteil
Eimsbüttel zu rekrutieren, deren Patientengut sich annäherungsweise mit dem
(soziodemographischen) Durchschnitt der Normalbevölkerung deckt.

Mit Ausnahme einer etwas geringeren Fallzahl (anstelle der geplanten 90 wurden
insgesamt 87 Familien untersucht, vgl. Abschn. 5.) konnten alle Durchführungs-
ziele realisiert werden.

Vorarbeiten und Erhebungszeitraum. Die Vorarbeiten dieser Untersuchung
begannen 1988 und basieren u.a. auf weiter zurückliegenden Erfahrungen, die der
Verfasser im Rahmen der von ihm eingerichteten "Sprechstunde für lösungs-
mittelmißbrauchende Heranwachsende im UKE" (vgl. Deutsches Ärzteblatt (85)
1988, Deutscher Forschungsdienst (35) 1988) und im Rahmen seiner ärztlichen und
wissenschaftlichen Tätigkeit u.a. in der Poliklinik der Psychiatrischen und
Nervenklinik sammelte. Außerdem hatte die Mitarbeit und Mitgliedschaft in
verschiedenen Dachverbänden der Suchthilfeeinrichtungen und Suchtforschung
Einfluß auf die wissenschaftliche Tätigkeit des Verfassers (Hamburgische Landesstelle gegen die Suchtgefahren, Deutsche Hauptstelle gegen die Suchtgefahren,
Deutsche Gesellschaft für Suchtforschung und Suchttherapie).

Der Untersuchungszeitraum dieser Studie erstreckte sich über ein Jahr (1. Juni
1991 bis 31. Mai 1992). Sämtliche in diesem Zeitraum neuaufgenommenen
Patienten der Psychiatrischen und Nervenklinik des UKE, die die Einschlußkriterien
(s. Abschn. 4.2.1) erfüllten, erklärten sich mit der Untersuchung einverstanden und
wurden in die Stichprobe I aufgenommen. Analog wurde in der Beratungsstelle des
Amtes für Jugend verfahren. Auch hier erklärten sich alle Erstkontakt-Klienten mit
einer Untersuchung einverstanden (Teilstichprobe II).

Im Rahmen des Forschungsprojektes wurden zwei Doktoranden mit der Unter-
suchungsdurchführung in Teilbereichen beauftragt: Die Ärztin Frau Antje Müller
untersuchte die Patienten und Familien der Drogenberatungsstelle des Amtes für
Jugend. Frau cand. med. Andrea Richter untersuchte die Familien der Kontrollgruppe. Die Untersucher wurden gründlich in die Befragungen eingewiesen. Insbesondere wurde die notwendige Neutralität bei der Interviewdurchführung betont und
auf einen ähnlichen Fragestil geachtet. Die Einweisung in die Ratingverfahren
erfolgte in insgesamt 40 gemeinsamen Sitzungen. Zu Schulungszwecken wurde
zunächst Videomaterial verwendet. In einem weiteren Schritt beobachteten die Doktoranden familientherapeutische Sitzungen hinter der Einwegscheibe um anschließend die Familien mit den hier benutzten Verfahren einzuschätzen.

Die Untersuchung der Patientengruppe aus dem UKE führte der Verfasser durch.
Desweiteren war er zuständig für die gesamte Projektplanung und Gestaltung, die
Durchführungsleitung, Raterschulung und Auswertung sämtlicher Daten.

4.2.1 Selektionskriterien

In die Teilstichproben wurden jugendliche/jungerwachsene Opiatabhängige, die nicht älter als 25 Jahre waren, und ihre Familien aufgenommen (Untersuchungsgruppe und Kontrollgruppe), sofern
- der Indexpatient/Indexjugendliche bzw. Jungerwachsene einwilligte und
- eine schriftliche Einverständniserklärung der Erziehungsberechtigten vorlag, sofern der Indexpatient/ Indexjugendliche minderjährig war.

Einschlußkriterium für die Aufnahme in die Untersuchungsgruppe war
- der gewohnheitsmäßige Gebrauch eines Opiats durch ein Familienmitglied der Kindergeneration, das nicht älter als 25 Jahre war (unter "gewohnheitsmäßigem Gebrauch" definierten wir - in Anlehnung an die DSM III Kriterien - den täglichen Gebrauch dieser Droge über mindestens sechs Monate hinweg und/oder mehr als sechs Intoxikationsperioden im zurückliegenden halben Jahr und/oder negative Auswirkungen in mindestens zwei der folgenden fünf Lebensbereiche: Elternhaus, Schule, Freundeskreis, Gesetz, Intoxikation am Steuer).

Einschlußkriterium für die Aufnahme in die Kontrollgruppe war
- der Ausschluß psychiatrischer Erkrankungen bei allen Familienmitgliedern mit mindestens einem Jugendlichen, der nicht älter als 25 Jahre war.

Ausschlußkriterien waren
- die Nichterfüllung der oben angegebenen Einschlußkriterien, insbesondere der experimentelle Gebrauch einer oder mehrerer Drogen (für die Untersuchungsgruppe)
  (darunter definierten wir einen Konsumenten, der durch Gleichaltrige oder andere Einflüsse in seinem sozialen Umfeld ermutigt/angeregt wird, die Wirkung einer Droge kennenzulernen, sie aber nicht öfter als sechsmalig nutzt und auch keine anderen Kriterien eines gewohnheitsmäßigen Gebrauchs aufweist),
- andere psychiatrische Erkrankungen, insbesondere eine sog. exogene oder endogene oder organisch bedingte oder reaktive Psychose (für Untersuchungs- und Kontrollgruppe)
- nicht deutschsprechende Familien
  (das Forschungsvorhaben setzte die Beherrschung der deutschen Sprache voraus, andererseits sollten kulturelle Einflüsse so gering wie möglich gehalten werden).

4.2.2 Medizinische Diagnostik

Die Patienten der Untersuchungsgruppe I (UKE) wurden gründlich medizinisch untersucht. Die Untersuchung umfaßte
- die Erhebung der üblichen medizinischen Anamnese;
- eine internistische und neurologische körperliche Untersuchung;
- die Bestimmung folgender hämatologischer Parameter:
  Leuko, Ery, Hb, Hkt, MCV, RDW, MCH, MCHC und Leukozytendifferenzierung;
- die Bestimmung folgender Serumparameter:

Na, K, Ca, Fe, Cl, P, Glucose, Harnstoff-N, Kreatinin, Harnsäure, Bilirubin, Eiweiß, Albumin, AP, Triglyceride, Cholesterin, GOT, GPT, GGT, LDH, CK,
Amylase und Lipase;
- die Untersuchung des Urins auf:
Glucose, Eiweiß, Ery, Leuko, Epithelien, Zylinder;
- die Untersuchung des Urins (Drogen-Screening) auf Met-/Amphetamin, Barbi-
turate, Benzodiazepine, Brom-Harnstoff, Cannabinoide, Kokainmetabolite und
Opiate
- die Ableitung der Hirnstromkurve (EEG)
- und die Ausfertigung eines Elektrokardiogramms (EKG).

Im Bedarfsfall bestand darüber hinaus im UKE die Möglichkeit zu einer weiter
abklärenden Diagnostik. Insbesondere hatten die Laborabteilung (Prof. Dr. Rolf
Seifert) und die Hirnphysiologische Abteilung der Psychiatrischen und Nervenklinik (Dr. Wolfgang Spehr), die Neurologische Klinik (ehem. Prof. Dr. Lutz
Lachenmeyer), die Medizinische Klinik (ehem. Prof. Dr. Heinz Frahm), die Der-
matologische Klinik (ehem. Prof. Dr. Hartwig Mensing), die Röntgendiagnosti-
sche Abteilung der Neurologischen Klinik (Prof. Dr. Hermann Zeumer), die
sämtlich dem Universitätskrankenhaus Eppendorf angehören, bereits bei der
Studienplanung ihre Kooperation versichert. Institutionelle Förderung bestand
außerdem durch den Direktor der Kernklinik der Psychiatrischen und Nervenklinik
(ehem. Prof. Dr. Jan Gross).
   Auf die detaillierte Ergebnisdarstellung der somatischen Befunde wird in dieser
Arbeit verzichtet, weil eine sorgfältige Ergebnisdarstellung den inhaltlichen
Rahmen weit überschreiten würde. Hier sei nur angemerkt, daß die Befunde mit
anderen Untersuchungen vergleichbarer Populationen übereinstimmen (Joller-
Jemelka et al. 1985, Schwegler und May 1988).

4.2.3 Untersuchungsablauf

Praktische Durchführung der Datenerhebung. Grundsätzlich wurde
folgender Untersuchungsablauf eingehalten: Zunächst wurden anhand eines circa
90minütigen, halbstrukturierten Interviews die Indexpatienten (bzw. die abstinenten
Jugendlichen/Jungerwachsenen der Kontrollgruppe) in einem Einzelgespräch zu
ihrer Entwicklung in Kindheit und Jugend befragt. Themenschwerpunkte waren die
Beziehungen in der Herkunftsfamilie, Sozialbeziehungen außerhalb der Familie,
differenzierte Problemlagen, Schul- und Ausbildungsverlauf, Suchtentwicklung,
psychische und somatische Vorerkrankungen, Vorbehandlungen sowie Legalität.
Im Anschluß an dieses Gespräch bearbeiteten die Probanden den Sozial- und Suchtfragebogen. Die Untersucher schätzten die Probanden mit dem PICS ein (zu den
einzelnen Instrumenten vgl. Abschn. 4.2.4).

Zum familiendiagnostischen halbstrukturierten Interview wurden alle erreichbaren
Familienmitglieder in die Institutionen eingeladen. Die Familien der Unter-
suchungsgruppe I (UKE) und die Familien der Kontrollgruppe wurden in der
Psychiatrischen und Nervenklinik gesehen, die Familien der Untersuchungsgruppe
II in der Beratungsstelle des Amtes für Jugend. Vorrangiges Anliegen dieses

Gespräches war, die Suchtproblematik im Rahmen der Familieninteraktion zu erfragen. Im übrigen orientierten sich die Interviewer inhaltlich an den Dimensionen des "Familienmodells" (s. Abschn. 4.1). Vorrangige Beachtung fand deshalb die intrafamiliäre Kommunikation, der Austausch von Gefühlen, die Einfügung von Rollen in den Familienverband, die Aufgabenerfüllung und die Formen gegenseitiger Beeinflussung sowie die Übereinstimmung des familiären Wertesystems. Das in der Regel 90- bis 120-minütige Gespräch schloß mit einer standardisierten Familienaufgabe.

Neben dem Informationsgewinn sollte dieses Gespräch gewährleisten, die Interaktion und die einzelnen Familienmitglieder hinreichend kennenzulernen und anschließend die klinischen Einschätzungen vornehmen zu können (PSKB und GAS). Die Familienmitglieder wurden gebeten, die Fragebogeninventare zu bearbeiten (FAM, FPI und Sucht-FB; zu den einzelnen Instrumenten vgl. Abschn. 4.2.4).

Die medizinische Diagnostik wurde von Ärzten der Psychiatrischen Universitätsklinik vorgenommen. Sofern die Routinediagnostik pathologische Parameter aufwies, leiteten sie eine weitere Abklärung in Spezialabteilungen des Universitätskrankenhauses Eppendorf ein.

Vollständigkeit der erhobenen Daten. Einen Überblick über die Vollständigkeit der Daten gibt Tabelle 2 am Beispiel der wichtigsten Erhebungsinstrumente.

Die Gründe für das Fehlen von 17 "Familieneinschätzungsbögen" in der Untersuchungsgruppe sind auf unvollständige Beantwortungen des FAM zurückzuführen, dem sicherlich umfangreichsten Inventar der Untersuchung. Wir beobachteten, daß manche Familienmitglieder mehr als 120 Minuten benötigten, um den Fragebogen komplett zu beantworten. Der FAM ist in drei Ebenen gegliedert, insgesamt beinhaltet er 134 Items (Familienbogen: 50 Items, Zweierbeziehungsbogen: 42 Items, Selbstbeurteilungsbogen: 42 Items). Jene 17 Fragebögen, die mehr als 10 nicht beantwortete Items aufwiesen, wurden aus dem Datensatz entfernt. Die Problematik ist den Konstrukteuren der deutschsprachigen Version durchaus bekannt; in der Zwischenzeit wurde an der Psychotherapeutischen Abteilung der Universität Ulm eine Kurzfassung des FAM erarbeitet.

Die Unvollständigkeit der Daten in der Untersuchungsgruppe aus dem Psychischen- und Sozial-Kommunikativen Befund hat andere Gründe. Zwar wurden mit diesem Verfahren sämtliche Indexpatienten (Untersuchungsgruppe I und II) beurteilt, nicht aber die Familienangehörigen der Untersuchungsgruppe II (Beratungsstelle Amt für Jugend). Insofern beziehen sich die Ergebnisse aus dem PSKB im Hinblick auf Familienangehörige ausschließlich auf die Untersuchungsgruppe I (UKE), was die Validität der Ergebnisse in diesem Bereich der Studie einschränkt und bei der Bewertung zu berücksichtigen ist. Auf diesen Aspekt wird detaillierter in der Ergebnisdarstellung aus dem PSKB eingegangen (s. Abschn. 6.2.2). Die Anteile an "missing data" aus den anderen Verfahren sind - gerade auch im Vergleich mit vorausgegangenen Untersuchungen im Suchtbereich - sehr gering (und auf die Beschränkung der Untersucheranzahl auf drei Personen und deren hohe Motivation zurückzuführen).

Tabelle 2. Vollständigkeit der Daten (Anteil der Probanden in %, bei denen für das jeweilige Instrument Daten vorliegen; N bezieht sich auf Untersuchungs- und Kontrollgruppe der jeweiligen Stichproben)

Erhebungs-instrument	Probandenanteil, für den Daten vorliegen aus der Gruppe Gesamtfamilien: Mitglieder (N=135 für UG bzw. N=72 für KG)		Probandenanteil, für den Daten vorliegen aus der Gruppe Index-Pat./Jungerwachsene (N=57 für UG bzw. N=23 für KG	
	UG	*KG*	*UG*	*KG*
Freiburger Persönlichkeitsinventar (FPI)	94	100		
Familieneinschätzungsbogen (FAM) hier: Familienbogen	87	100		
Sozialfragebogen			97	96
Suchtfragebogen	94	100		
Patterns of Individual Change Scales (PICS)			95	100
Psychischer und Sozial-Kommunikativer Befund (PSKB)	74	97		
Global Assessment Scale (GAS)	99	100		
Symptom-Rating			98	100

Zeichen: UG = Untersuchungsgruppe; KG = Kontrollgruppe

4.2.4 Instrumente

Im folgenden werden die verwendeten Instrumente skizzenartig beschrieben. Weil in dieser Studie eine multikriteriale Messung eingesetzt wurde, die auf unterschiedlichen Ebenen operiert (personal, interpersonal und gesamtsystemisch), kamen sehr unterschiedliche Inventare zur Anwendung. Der Übersicht halber sind sie hier nach Art der Datenquellen gegliedert, also hinsichtlich Selbst- und Fremdeinschätzung, nicht aber nach methodischer Qualität und Aussagedimensionen.

Die Tabelle 3 gibt in einer Übersicht Auskunft über die verwendeten Instrumente und die Datenquellen.

Tabelle 3. Verwendete Instrumente/Diagnostik und Probanden

Instrument	Verfahren	Datenquelle	Pro-banden
Freiburger Persönlichkeits-inventar (FPI)	Klinischer Persönlichkeits-Struktur-Test	Selbst-bericht	F
Family Assessment Measure (FAM III)	Familiendiagnostisches Selbstberichtsverfahren	"	F
Sozialfragebogen	Diagnostischer Anamnese-fragebogen	"	IP/IJ
Suchtfragebogen	Anamnesefragebogen zum Suchtmittelgebrauch und -Mißbrauch	"	F
Patterns of Individual Change Scales (PICS)	Ratingskala: Psychosoziale Integration u. Identität	klinische Beurteilung	IP/IJ
Psychischer u. Sozial-Kom-munikativer Befund (PSKB)	Ratingskala: Neurosendiag-nostik	"	F
Family Assessment Measure Rating Scale (FAM-RS)	Ratingskala: Familien-funktionalität	"	F
Symptom-Rating	Ratingskala: Suchtmittelge-brauch u. -Mißbrauch	"	IP/IJ
Global Assessment Scale (GAS)	Ratingskala: Globales Funktionsniveau	"	F
Interview	Anamnese	halbstrukt. Interview	F
Standarduntersuchung	körperl. Untersuchung, Labor, EEG, CCT	medizinische Diagnostik	IP
Zusatzuntersuchung	z.B. Konsile	"	IP
Drogenscreening	vgl. 4.2.2	"	IP

Zeichen: F = Gesamtfamilie, IP = Indexpatient, IJ = Indexjungerwachsener

4.2.4.1 Selbsteinschätzungsverfahren

1. Das **Freiburger Persönlichkeitsinventar** (FPI), Version FPI-A, (Fahrenberg et al. 1973) ist ein klinischer Persönlichkeits-Struktur-Test, der ab dem 15. Lebensjahr einsetzbar ist. Er besteht aus 212 Items, die zu neun Testskalen verrechnet werden, nämlich Nervosität, spontane Aggressivität, De-

pressivität, Erregbarkeit, Geselligkeit, Gelassenheit, reaktive Aggressivität/ Dominanzstreben, Gehemmtheit und Offenheit.

Der FPI ist der im klinischen Bereich wohl am häufigsten eingesetzte Test. Er gilt als ausgesprochen objektiv, zuverlässig (r tt= .60 bis r tt= .85) und valide. Normen für die einzelnen Skalen liegen differenziert nach Altersgruppen vor.

Mit diesem Test wurden alle Familienmitglieder der Stichprobe und der Kontrollgruppe untersucht.

2. Der **Sozial-Fragebogen** nach Eckert (1987) ist ein Fragebogeninventar zur standardisierten Erhebung der Sozialanamnese. Er wurde in verschiedenen Pychotherapieprojekten der Psychiatrischen und Nervenklinik der Universität Hamburg eingesetzt, überprüft und weiterentwickelt. In seiner jetzigen Version enthält er 71 Items aus den Bereichen Wohnsituation, Ausbildungs- und Berufssituation, interpersonale Beziehungen zu den wichtigsten Menschen in Familie, Freundes- und Bekanntenkreis sowie Freizeitsituation und -Gestaltung, Sexualität und vorausgegangene therapeutische und medizinische Behandlungsaufnahmen.

Diesen Fragebogen bearbeiteten die Indexpatienten/Indexjugendlichen bzw. Jungerwachsenen.

3. Die **Standards für die Durchführung von Katamnesen bei Abhängigen** wurden von der Deutschen Gesellschaft für Suchtforschung und Suchttherapie (1985) herausgegeben mit dem Ziel, wissenschaftliche Forschung durch die Vereinheitlichung grundlegener Anforderungen an Katamnesen zu erleichtern. Die Standards sind für ambulante wie (teil)-stationäre Einrichtungen gleichermaßen geeignet. Bei der Konzeption wurden in- und ausländische Katamneseuntersuchungen der letzten Jahre berücksichtigt.

Neben einem Fragebogeninventar, das hier interessiert, geben die Standards Empfehlungen zur Planung und Organisation von Katamnesen sowie zur Auswertung und Publikation der Ergebnisse. Thematisch stehen im Fragebogen Klientencharakteristika, Problemlagen, Mißbrauchverhalten und die berufliche, soziale und rechtliche Situation im Vordergrund. Untergliedert ist das Inventar in einen Einrichtungs-, Aufnahme-, Entlassungs- und Katamnesebogen sowie ein Interviewprotokoll (Bühringer 1987).

Für diese Untersuchung wurde der Aufnahmebogen verwendet (hier bezeichnet mit Sucht- FB). Dieses Inventar wurde nur vom Indexpatienten/Indexjugendlichen bzw. Jungerwachsenen ausgefüllt.

4. Der **Family Assessment Measure, dt: Familieneinschätzungs-Bogen** (FAM Version III) wurde 1983 von Skinner, Steinhauer und Santa-Barbara veröffentlicht. Dieses familiendiagnostische Fragebogeninstrument integriert die in Kapitel 4.2.2 dargestellten Dimensionen des "Process Modell of Family Funktioning". Das Instrument erlaubt Aussagen über Familienstärken und -schwächen in diesen Bereichen. Es gehört zu den Selbstberichtsverfahren. Insofern liefern die erhobenen Daten quantifizierbare Aussagen über Einstellungen und das Verhalten einzelner Familienmitglieder und der Gesamtfamilie. Sie beschreiben die wahrgenommene Interaktion einzelner Mitglieder in ihrer Familie.

Die theoretische Basis dieses Instrumentes ist das "Family Categories Schema" von Epstein und Mitarbeitern (1962). Eine Weiterentwicklung dieses Modells, das "Process Model of Family Functioning" (Steinhauer et al. 1984) wurde

von Cierpka und Mitarbeitern aus dem Kanadischen übersetzt und überarbeitet: das "Familienmodell" (a.a.O., 1987). Dieses Modell versucht, die intrapsychische Ebene mit interpersonalen Dimensionen des Familiensystems zu integrieren. Explizit werden verschiedene theoretische Ansätze, wie die Psychoanalytische und die Lern-, Krisen-, Entwicklungs- und Rollentheorie miteinander verbunden. Im Zentrum des "Process Model" steht die Beschreibung von Problembewältigungen in einer Familie.
Die einzelnen Dimensionen des Instrumentes sind in Abschn. 4.1 beschrieben worden. Die Operationalisierung der FAM-Skalen findet sich als Auflistung (Tabelle 53) im Anhang.

Die Testkonstruktion erfolgte durch Spezifizierung und Operationalisierung der sieben Dimensionen. Für jede Skala wurden zunächst 30 Items konstruiert (FAM I), eine Weiterentwicklung der Erstversion stellt das auf 115 Items reduzierte FAM II dar. In der jetzt vorliegenden Fassung, FAM III, wurde das Instrument für die Verwendbarkeit auf drei Ebenen erweitert. Mit dieser Version kann die Familiendynamik aus verschiedenen Perspektiven beleuchtet werden:
(a) Der Familienbogen (50 Items in 9 Skalen) erfaßt die Familie als System, (b) der Zweierbeziehungsbogen (42 Items in 7 Skalen) untersucht auf dyadischer Ebene, (c) der Selbstbeurteilungsbogen (42 Items in 7 Skalen) erfragt die wahrgenommene Funktion des Einzelnen in seiner Familie.
Der Familienbogen verfügt über zwei zusätzliche Skalen - "Soziale Erwünschtheit" und "Abwehr". Über die erwähnten sieben Skalen lassen sich graphisch Profile erstellen (getrennt für die Familie als Ganzes, die verschiedenen Zweierbeziehungen und die einzelnen Familienmitglieder). Derart bilden sich die jeweiligen Stärken und Schwächen in den einzelnen Skalen ab.
Der FAM III diskriminiert gut zwischen klinischen und nichtklinischen Populationen. Er ist geeignet zur Verlaufsbeobachtung und Prozeßbeschreibung. Das Instrument ist in der kanadischen Originalversion in verschiedenen klinischen Populationen erprobt worden. Im Anschluß an die Übersetzung und Anpassung an den deutschsprachigen kulturellen Hintergrund durch Cierpka und Mitarbeiter (Abteilung für Psychotherapie der Universität Ulm) erfolgte die Untersuchung von 67 klinisch unauffälligen Familien. In einem weiteren Schritt wurden klinische Familien der Psychotherapeutischen Ambulanz untersucht. Zur Zeit gibt es im Bundesgebiet ca. 20 Forschergruppen, die unterschiedliche klinische Populationen mit dem "Familieneinschätzungs-Bogen" untersuchen. Der Verfasser wurde mit der Untersuchung von Familien mit heroinabhängigen Nachkommen beauftragt.
Die innere Konsistenz des FAM III kann als gut bezeichnet werden (Allgem.FBB: r=.93, Zweier BB: r=.95, Selbstbeobachtungsbogen: r=.89). Die Korrelation zwischen den Familienmitgliedern wird für klinische Paare mit r=.51 angegeben; die Korrelation zwischen den Skalen ist r=.25-.82. Der FAM III gilt als sehr valide. Zusammenfassend ist festzustellen, daß der "Family Assessment Measure" im Vergleich mit anderen amerikanischen Familieninventaren sehr vielversprechend ist. Er gehört zu den bestüberprüften und aussagekräftigsten Instrumenten im Bereich der Familienforschung. Anderen Methoden ist er vor allem durch die Erfassung verschiedener Perspektiven der

Familiendynamik überlegen. Die Bearbeitung aller drei Fragebögen ist mit 30 bis 60 Minuten allerdings lang (Cierpka 1987a, 1987b, Cierpka et al. 1987, 1990).
Sämtliche Familien haben das Inventar bearbeitet.

4.2.4.2 Fremdeinschätzungsverfahren

1. Die "Skala zur Einschätzung der psychosozialen Beeinträchtigung" (PSB), eine deutschsprachige Version der **"Global Assessment Scale"** (GAS) (Endicott et al. 1976) dient der Fremdbeurteilung psychischer, sozialer und beruflicher Leistungsfähigkeit. Auf einer eindimensionalen, hierarchisch geordneten Skala wird die niedrigste Bewertungsstufe der Leistungsfähigkeit aus einem hypothetischen Kontinuum ausgewählt. In die Bewertung gehen vorrangig Symptomausprägung, Leistungs- und soziale Anpassungsfähigkeit ein. Der Beurteilungszeitraum bezieht sich auf die Untersuchungswoche. Die Rangskala umfaßt einen Bereich zwischen 0 und 100, wobei die höchste Bewertungsstufe mit hervorragender Leistungsfähigkeit, keinerlei Lebensproblemen und Symptomfreiheit gleichgesetzt ist. Der gegenüberliegende Pol ist operationalisiert als ständiges Erfordernis von Überwachung und Unfähigkeit des Probanden, eine minimale persönliche Hygiene aufrechtzuerhalten. Das Gesamt aller Interraterreliabilitätskorffizienten lag in mehreren Untersuchungen zwischen .69 und .91. Eine Reihe von Studien bestätigte die kriterienbezogene Validität.
   Mit dieser Skala wurden alle Familienmitglieder eingeschätzt.
2. Der **Patterns of Individual Change Scales** (PICS) (Horowitz et al. 1981, 1985) wurde in der deutschsprachigen Version (Eckert, Biermann-Ratjen, Götze 1988) verwendet. Dieses Fremdbeobachtungsverfahren wurde mit dem Ziel entwickelt, die Veränderung des Funktionsniveaus von Patienten im psychotherapeutischen Prozeß zu erfassen und zu beschreiben. Der PICS orientiert sich an Modellen und Erfordernissen der tiefenpsychologischen Neurosenbehandlung. Auf 13 verschiedenen Skalen, die die Symptomausprägung, die soziale Integration und das Selbstkonzept fokussieren, wird das jeweilige Funktionsniveau eingeschätzt. Die 7-stufigen Skalen sind hierarchisch geordnet, wobei der höchste Rang dem bestmöglichen Funktionsniveau entspricht. In verschiedenen klinischen Prüfungen konnte das Instument gut zwischen klinisch auffälligen und nicht auffälligen Gruppen unterscheiden. Das Gesamt aller Interraterreliabilitätsuntersuchungen liegt für die einzelnen Skalen zwischen .77 und .95. Mehrere Untersuchungen bestätigen die konstrukt- und kriterienbezogene Validität. In der deutschsprachigen Version ist das Verfahren um 5 Skalen reduziert und liegt deshalb in einer gekürzter Fassung vor. Bewertet werden können nunmehr die Beziehungen zu sozialen Unterstützungssystemen, das Selbstwertgefühl, die Beziehung zu(m) Kind(ern), die Selbstsicherheit, Freundschaften mit Personen des eigenen Geschlechts, Freundschaften mit Personen des anderen Geschlechts, Intimität und berufliche Identität.
   Mit diesem Ratingverfahren wurden alle Indexpatienten/Indexjugendlichen bzw. Jungerwachsenen eingeschätzt.

3. **Der Psychische und Sozial-Kommunikative Befund** (PSKB)
(Rudolf 1981) ist ein standardisiertes Ratingverfahren zur Erfassung neurotischer Befunde. In dieser Untersuchung wurde die zweite, veränderte Auflage
des PSKB (Rudolf 1985) verwendet. Das Instrument wurde an der Abteilung
für Psychotherapie und Psychosomatische Medizin der FU Berlin entwickelt
und dient der Erweiterung des psychiatrischen Untersuchungsansatzes vor
allem um eine neurosenpsychologische Anamnese und Dokumentation. 82
vorgebene Merkmale werden 11 klinischen Kategorien zugeordnet, an denen
sich die Auswertung orientiert (Psychopathologische Symptome, Ich-Erleben,
Selbstverständnis, Soziale Lebensbewältigung, Kommunikationsstil, Vorherrschende Gefühle zu Menschen, Kontaktaufnahme, Partnerbindung, Familien-
bindung, Reaktion auf Scheitern von Partnerbeziehungen, Sexualität). Der
Untersucher beurteilt im Anschluß an das diagnostische Gespräch, das nicht
alleine die aktuelle Befindlichkeit und Symptomatik im psychosozialen
Kontext erfassen soll, sondern darüber hinaus auch biographisch orientiert ist,
das Vorhandensein und den Schweregrad von Beschwerden, Befindlichkeiten
und Verhaltensweisen, über die der Patient selber berichtet. Außerdem werden
die beobachtbaren und vom Untersucher erlebten Auffälligkeiten dokumentiert.
Das Instrument zielt auf eine möglichst umgangssprachliche Beschreibung des
Befundes und vermeidet die Verwendung wissenschaftlicher Hypothesen und
Begriffe weitestgehend. Ein Schwerpunkt wird auf das Ausmaß neurotischer
Auffälligkeiten gesetzt. Es werden nur solche Merkmale registriert, die real
vorhanden sind und nicht etwa solche, die potentiell denkbar wären. Die
Ergebnisse mehrerer Untersuchungen zur konstrukt- und kriterienbezogenen
Validität des Instrumentes sind befriedigend. Interraterreliabilitätsuntersuchun-
gen schwankten je nach Bereich zwischen .47 und .88.
Mit dem PSKB wurden im Anschluß an das Familieninterview alle beteiligten
Personen beurteilt.

4. Aus dem umfangreichen Fragebogen der "Deutschen Gesellschaft für Suchtforschung und Suchttherapie" wurde das "Interviewerprotokoll" (hier:
Symptom-Rating) übernommen, das die Einschätzung der Verlässlichkeit
von Angaben zum Suchtmittelkonsum vorsieht. Außerdem wird die Drogenfreiheit und die Bereitschaft zur Urinkontrolle bewertet.
Dieses Verfahren wurde ebenfalls routinemäßig eingesetzt. Beurteilt wurde der
Indexpatient/Indexjugendliche bzw. Jungerwachsene.

5. Die Ergebnisse aus der "Family Assessment Measure-Rating Scale" werden in
dieser Arbeit nicht vorgestellt, weil das von uns entwickelte Verfahren, mit
dem sämtliche Familien der Stichprobe eingeschätzt wurden, bisher in keiner
anderen Population erprobt worden ist und über Validität und Reliabilität zur
Zeit keine Angaben gemacht werden können.

4.3 Auswertung und statistische Verfahren

Datenverarbeitung. Die Nominaldaten und die Angaben zu den skalierten Items konnten direkt aus den Erhebungsbögen in einen Personal-Computer eingegeben werden. Bei Fragen mit offenen Antwortmöglichkeiten wurden zunächst inhalts-analytische Auswertungen vorgenommen und sekundär Kategorien gebildet und codiert. Die Strukturierung und Speicherung des umfangreichen Datensatzes wurde gemeinsam mit Herrn Dipl.-Psych. M. Wuchner und Frau J. Blecken durch-geführt.

Eingesetzte statistische Verfahren. Die mittels verschiedener Meßver-fahren erhobenen Daten sind zum größten Teil quantitativer Art und auf Nominal-, Ordinal- oder Intervallskalen abzubilden. Hinsichtlich der weiteren Auswertung wurde eine ausführliche deskriptive Statistik vorgenommen. Es wurden zunächst qualitative Einzelfallstudien mit dem Ziel durchführt, gruppenspezifische Gemein-samkeiten herauszustellen und Unterschiede im Vergleich der Teilstichproben unter-einander und im Vergleich mit der Kontrollgruppe aufzuzeigen. In einem weiteren Schritt wurden die quantitativ erfaßten Merkmale durch entsprechende Methoden ausgewertet.

Je nach Datenniveau und Fragestellung kamen bei der Datenanalyse die folgenden Verfahren zur Anwendung:
- non-parametrische Verfahren,
- Verfahren zur Überprüfung von Mittelwertsunterschieden (varianzanalytische Verfahren, t-Test für unabhängige Stichproben)
- korrelationsstatische Verfahren.

Auf die Anwendung clusteranalytischer Verfahren wurde bewußt verzichtet. Zwar wäre die Clusterbildung zur Überprüfung jener Hypothesen wünschenswert ge-wesen, welche eine Klasseneinteilung definieren. Außerdem hätte eine unbekannte Struktur, die in der Stichprobe vermutet wird, sichtbar gemacht werden können. Die relativ kleinen Stichproben hätten aber allenfalls sehr vorläufige Ergebnisse hervorbringen können. Weil die Variablen Alter, Geschlecht und Kinderzahl ganz wesentlich zur Charakterisierung der Cluster beitragen (vgl. Cierpka 1990, S. 140), sind Aussagen über mögliche Unterschiede (beispielsweise in den verschiedenen Skalen des FAM) erst dann möglich, wenn für diese Variablen getrennte Gruppen gebildet werden können.

Die statistischen Analysen wurden auf einem Personal-Computer von Herrn Dipl.-Psych. M. Wuchner realisiert. Außerdem wurden PC-Rechner der Psychiatrischen und Nervenklinik (Macintosh, Apple) verwendet. Die statistischen Prozeduren wurden mit den Statistikprogrammen SPSS-PC, SPSS-Macintosh (für beide Version 4.0) und Statview gerechnet. Auswahl, Berechnungswege, Formeln und Darstellung der Verfahren folgen den Ausführungen von Bortz (1989) und Sachs (1992). Die Ergebnisbewertungen wurden überwiegend i.S. explorativer Daten-analysen durchgeführt. Signifikanzangaben ohne zusätzlichen Hinweis beruhen auf zweiseitiger Fragestellung mit $p \leq 0.05$ und $p \leq 0.01$.

4.4 Überlegungen zur Reliabilität und Validität der Untersuchung

In den bisherigen Ausführungen wurden teilweise bereits Untersuchungsbedingungen beschrieben, die die Reliabilität und/oder die Validität der erhobenen Daten begrenzen:
- die unterschiedliche Bereitschaft der einzelnen Familienmitglieder, sich an der Untersuchung zu beteiligen und die besonders hohe Verweigerungsquote unter den Geschwistern und Vätern der Drogenkonsumenten (s. Abschn. 5.),
- geistige Beeinträchtigungen rauschmittelabhängiger Patienten,
- zum Teil geringe Motivation der Probanden beim Ausfüllen der recht umfangreichen Fragebogeninventare (insbesondere beim "Familieneinschätzungsbogen"; s. Abschn. 6.1.2),
- der aus der erforderlichen Begrenzung des Befragungsumfangs notwendige Verzicht, einige komplexe Sachverhalte mittels differenzierterer Operationalisierungen und zahlreicheren Einzelitems schätzen zu lassen,
- Verzerrungen durch Unterbenennungen, die mit der intrapsychischen Abwehr, aber auch mit den Erhebungsinstrumenten, dem Untersuchungsumstand und dem Untersucher selbst in Verbindung stehen (und denen speziell im Suchtbereich hohe Relevanz beizumessen ist[24]),
- die Tatsache, daß die beruflichen Erfahrungen der Untersucher und deren Kenntnisse über die zu beurteilenden Probanden abweichen (s. Abschn. 4.2.3),
- die mit der Interviewtechnik in Zusammenhang stehende Möglichkeit solche Effekte zu setzen, die Antworttendenzen in Richtung der Untersuchererwartung und der sozialen Erwünschtheit fördern (s. Abschn. 4.2.3),
- der Umstand, daß eine statistische Überprüfung der Interrater-Reliabilität anhand einer Teststichprobe aus Zeitgründen nicht realisierbar war,
- der Umstand , daß die Bildung von Matched Pairs nicht praktikabel war, weil die Stichprobe derart dezimiert worden wäre, daß der Gewinn aus der Methode in keinem Verhältnis zu dem Verlust durch eine kleine Stichprobe gestanden hätte (s. Abschn. 5.1).

Mit Hilfe des "Symptom-Ratings" (s. Abschn. 4.2.4) wurden bei 56 Patienten der Untersuchungsgruppe und bei den 23 abstinenten Gleichaltrigen der Kontrollgruppe die Drogenfreiheit, die Bereitschaft zur Urinkontrolle, die Verläßlichkeit der Angaben zum Suchtmittelkonsum und die Verläßlichkeit der sonstigen Angaben eingeschätzt. Im einzelnen sind die Ergebnisse aus dem "Symptom-Rating" in einer Aufstellung enthalten, deren Abdruck den Rahmen dieses Buches sprengen würde. Die Einzelergebnisse können Interessierte beim Autor anfordern.

---

[24] Voruntersuchungen haben bestätigt, daß die Tendenz zur Unterbenennung in einer suchtmittelabhängigen Population besonders groß ist. Dabei ist zu berücksichtigen, daß die Untersuchung des Rauschmittelkonsums immer mit dem Eingeständnis strafbarer Handlungen verbunden ist. Verschiedene Untersuchungen belegten, daß der Wahrheitsgehalt in den Angaben Drogenabhängiger um so größer ist, desto jünger die Probanden und desto jünger die Untersucher sind. Außerdem ergaben anonyme Befragungen höhere Nennwerte als unchiffrierte Untersuchungen (Johnston et al. 1978, Reuband 1986, Welz 1987).

Der Anteil Opiatabhängiger (12.5%, N=7), der während der Befragung unter Drogen- und/oder Medikamenteneinfluß stand, ist im Vergleich mit anderen Untersuchungen relativ gering (und auf die Stichprobenauswahl zurückzuführen; s. Abschn. 4.2). Die Bereitschaft zur Urinkontrolle war hoch - 83.9 Prozent (N=47) waren sofort zu dieser Maßnahme bereit. Wenngleich sich die Verlässlichkeit der Angaben zum Suchtmittelkonsum in der Untersuchungs- und Kontrollgruppe signifikant unterscheidet, so weist der errechnete Mittelwert (x=1.8, s=.68) für die Gruppe der Opiatkonsumenten doch darauf hin, daß die Verläßlichkeit dieser Angaben "hoch" ist. Etwas schlechter wurde die Verläßlichkeit der sonstigen Angaben insgesamt (x=2.4, s=1.05) bewertet. Gemäß der Beurteilungskriterien, die die "Deutsche Gesellschaft für Suchtforschung und Suchttherapie" (1985) für die Interpretation solcher Messungen empfiehlt, sind die Voraussetzungen insgesamt als gut zu bewerten. Bei der Ergebnisdiskussion werden diese und die oben genannten Probleme weitergehend berücksichtigt.

4.5 Ethische und rechtliche Fragen

Grundsätzlich wurden alle Probanden umfassend über Sinn und Zweck des Forschungsvorhabens informiert, um auf dieser Grundlage frei entscheiden zu können, ob sie einer Teilnahme zustimmen oder nicht.

Allen Probanden wurde der streng vertrauliche Umgang mit sämtlichen Daten und die strikte Einhaltung des Datenschutzes versichert. Sie wurden darauf hingewiesen, daß außer den beteiligten Wissenschaftlern und Therapeuten keine Person und keine Institution Einsicht in die Daten erhält und daß auf die Einhaltung der Bestimmungen des Bundesdatenschutzgesetzes geachtet wird. Desweiteren wurde versichert, daß sämtliche Daten durch Codierung anonymisiert und verschlossen verwahrt werden.

Die Stichprobenfamilien mußten ihr Einverständnis im Beisein einer dritten Person erklären. Minderjährige Personen durften erst dann in das Forschungsprojekt aufgenommen werden, wenn eine Einverständniserklärung der Erziehungsberechtigten vorlag.

5 Stichprobenbeschreibung

5.1 Zusammensetzung der Stichprobe

Tabelle 4 gibt eine Übersicht von der Zusammensetzung der ursprünglichen Stichprobe.

Insgesamt wurden 87 Familien bzw. 232 Personen untersucht. Untersuchungsgruppe I setzt sich aus 33 Familien mit einem opiatabhängigen Heranwachsenden zusammen, die in der Psychiatrischen und Nervenklinik des Universitätskrankenhaus Eppendorf untersucht wurden. Die 24 Familien der Untersuchungsgruppe II wurden in der Beratungsstelle der Behörde für Jugend, Gesundheit und Soziales untersucht. Ursprünglich wurden zudem 30 klinisch unauffällige Familien untersucht. Sie sollten in die Kontrollgruppe aufgenommen werden.

Die insgesamt 57 Familien der beiden Untersuchungsgruppen setzten sich zum Untersuchungszeitpunkt aus 186 Familienmitgliedern zusammen. Die 30 klinisch unauffälligen Kontrollgruppenfamilien hatten insgesamt 122 Mitglieder[25].

Ähnlich hoch sind die Gesamtrekrutierungsquoten der Familienangehörigen in Untersuchungs- und Kontrollgruppe: 73 Prozent (N=135) aller Familienmitglieder der Untersuchungsgruppe wurden zu Untersuchungszwecken erreicht, in der Kontrollgruppe waren dies 80 Prozent (N=97). Allerdings entzogen sich die Mütter und Väter bzw. ihre Ersatzpersonen in der Untersuchungsgruppe stärker als die Eltern der Kontrollgruppe. Die Rekrutierung der Geschwister unterscheidet sich im Gruppenvergleich nicht.

---

[25] In diese Berechnung sind alle theoretisch erreichbaren, lebenden Familienmitglieder der Herkunftsfamilie einbezogen worden, also Patienten, Eltern, Elternersatzpersonen und Geschwister der Patienten. Ausgenommen sind geschiedene und langjährig getrennte (Ehe-)Partner, die keinen Einfluß auf das Familienleben haben.

Tabelle 4. Zusammensetzung der Stichproben

	Unt. Grp.1					*Unt. Grp.2*					*KG*				
	IP	*M*	*V*	*G1*	*G2*	*IP*	*M*	*V*	*G1*	*G2*	*IJ*	*M*	*V*	*G1*	*G2*
1	•	•				•	•		•		•	•	•	•	
2	•	o	o	•		•	•	•			•	•	•		
3	•	•		•		•	o				•	•	•	o	o
4	•	•	•	o	o	•	•	•			•	•	•	o	o
5	•	•				•	•	•			•	•	•	o	
6	•	•	o	o		•	•	•			•	•	•	•	
7	•	•	•	o		•	•	o			•	•	•	o	o
8	•	•	o			•	•	•			•	•	o		
9	•	•		•	•	•	•	•			•	•	•	o	
10	•	•	•			•	•	•			•	•	•	•	
11	•	o	o	o	o	•	•				•	•	•	o	
12	•	•	•	•		•	•	•	•		•	•	•	•	
13	•	o	o	o		•	•	•			•	•	•	•	
14	•	•	•	•	•	•	o	o	o		•	•	•		
15	•	•	o	o	o	•	•	•			•	•	•		
16	•	•				•	•	o	o		•	•	•	o	
17	•	•		•		•	•	•			•	•	•		
18	•	•				•	o				•	•	o	o	•
19	•	•	•	o		•	•	•	•		•	•	•	•	•
20	•	o	o	o		•	o				•	•	•		
21	•					•	o	o	o		•	•	•		
22	•					•	o				•	•	•	o	o
23	•	•				•	o	o			•	•	•	•	o
24	•	o	o	o		•	o				•	•	•		
25	•	•		•							•	•	•	o	o
26	•	•	•								•	•	o	o	
27	•	•	•								•	•	o	•	o
28	•	•	o	•							•	•	o	•	
29	•	•	•	o							•	•	o	o	
30	•	•		o							•	•	•		
31	•	•		•	o										
32	•	•	•	o											
33	•	•	o	o	o										

Zeichen: Unt.Grp. 1 = Untersuchungsgruppe I, Unt.Grp. 2 = Untersuchungsgruppe II, KG = Kontollgruppe; IP = Indexpatient, IJ = Indexjugendlicher bzw. -jungerwachsener, M = Mutter, V = Vater, G = Geschwister, • = untersuchte Familienmitglieder, o = nicht erreichte Familienmitglieder; die Nummern der eleminierten Familien in der Kontrollgruppe (KG) sind **fett** gedruckt

Tabelle 5. Rekrutierungsquote: Familienmitglieder der beiden Untersuchungsgruppen

		IP	M	V	G1	G2	Summe
UG 1	No	33	31	21	22	9	
	N•	33	26	10	9	2	
UG 2	No	24	22	18	6	0	
	N•	24	15	12	4	0	
UG insges.	No	57	53	39	28	9	186
	N•	57	41	22	13	2	135
	N• rel.	1.0	.77	.56	.46	.22	.73

Zeichen: UG 1 = Untersuchungsgruppe I, UG 2 = Untersuchungsgruppe II, IP = Indexpatient, M = Mutter, V = Vater, G = Geschwister, N• = Anzahl der untersuchten Familienmitglieder, No = Anzahl vorhandener Familienmitglieder

Tabelle 6. Rekrutierungsquote: Familienmitglieder der Kontrollgruppe

		IJ	M	V	G1	G2	Summe
	No	30	30	29	24	9	122
KG	N•	30	30	23	12	2	97
	N• rel.	1.0	1.0	.79	.50	.22	.80

Zeichen: IJ = Indexjugendlicher bzw. -jungerwachsener, M = Mutter, V = Vater, G = Geschwister, N• = Anzahl der untersuchten Familienmitglieder, No = Anzahl vorhandener Familienmitglieder

Die erste Datenauswertung zeigte, daß jene soziodemographischen Parameter, die sich auf die soziale Schichtzugehörigkeit beziehen, im Gruppenvergleich abwichen. In der Kontrollgruppe waren Ausbildungs- und Einkommensverhältnisse höher. Um soziale Einflüsse auf die Untersuchungsergebnisse so gering wie möglich zu halten, wurden deshalb aus der Kontrollgruppe sieben Familien elemeniert. Eine in methodischer Hinsicht elegantere Lösung, die Paarbildung, konnte nicht realisiert werden, weil in diesem Fall Untersuchungs- und Kontrollgruppe derart dezimiert worden wären, daß der Gewinn aus der Methode in keinem rechten Verhältnis zu Untersuchungsaufwand und Ergebnissen gestanden hätte.

Die Parallelisierung erfolgte anhand der Kriterien Schulbildung, Berufsausbildung und Monatseinkommen der Väter. Durch diesen Schritt wurde erreicht, daß Kriteriumsunterschiede im Gruppenvergleich nun ohne statistische Relevanz sind. Im einzelnen wird weiter unten auf die Ausprägung der Kriteriumsvariablen eingegangen.

Die Ergebnisse dieser Untersuchung beziehen sich nunmehr auf 80 Familien (UG: N=57; KG: N=23) bzw. 207 Einzelpersonen (UG: N=135; KG: N= 72).

In Tabelle 7 sind Mittelwerte und Ergebnisse aus den Berechnungen der Mittelwertsunterschiede der wichtigsten Kriteriumsvariablen getrennt für Indexpatienten/Indexjungerwachsene, Väter und Mütter aufgelistet.

5.2 Beschreibung der Stichprobe

Im folgenden wird die Stichprobe getrennt für Patienten/Jungerwachsene, Mütter und Väter beschrieben. Die Angaben zu "Alter, Geschlecht, Familienstand" und zu "Schulbildung, berufliche Qualifikation und Erwerbstätigkeit" beziehen sich auf sämtliche Familienmitglieder, also auch auf jene, die sich der Untersuchung entzogen haben. Die Angaben wurden dem "Sozialfragebogen zum FAM III" entnommen, den ein Familienmitglied der Elterngeneration stellvertretend für die Gesamtfamilie beantwortete.

Tabelle 7. Stichprobenbeschreibung: Soziodemographische Daten

	Patienten/ Jungerwachsene			Väter			Mütter		
	UG	KG	*t-Test* p	UG	KG	*t-Test* p	UG	KG	*t-Test* p
Alter									
x	20.1	19.0	2.0	48.7	48.3	.13	48.8	45.5	1.66
s	3.8	2.9	.07	9.8	5.5	.89	10.1	4.8	.10
Geschlecht									
weiblich	20	12	1.83						
männlich	36	11	.18						
			Chi-Qua. p			Chi-Qua. p			Chi-Qua. p
Schulbildung									
ohne Abschluß	20	-		4	-		6	-	
Hauptschule	16	3	20.33	27	9	4.61	26	11	6.87
Realschule	15	17	.01	15	8	.20	20	7	.08
Abitur	5	2		6	6		3	5	
Familienstand									
ledig	53	23		-	-		-	-	
verheiratet	1	-	1.28	29	22	16.11	32	22	13.12
getrennt lebend	-	-	.53	-	1	.001	-	1	.001
geschieden	2	-		25	-		23	-	
verwitwet	-	-		-	-		-	-	
Berufliche Ausbildung									
in Berufsausbildg.	1	18		-	-		-	-	
ohne Lehrabschluß	51	1		12	1		27	5	
mit Lehrabschluß	4	4	40.54	25	13	4.76	19	12	8.44
Meister/Fach-Sch.	-	-	.001	10	4	.31	7	2	.08
Fachhochschule	-	-		3	2		1	2	
Hochschulabschl.	-	-		3	3		1	2	
Gegenwärtige Erwerbssituation									
erwerbstätig	17	4		32	20		32	13	
nicht erwerbstätig	-	-	20.93	9	2	4.29	21	10	.96
arbeitslos	31	3	.01	5	-	.12	2	0	.62
in Ausbildung	7	16		-	-		-	-	
Monatliches Einkommen									
kein Einkommen				-	-		10	8	
bis 1000 DM				1	-		6	1	
1000-1500 DM				5	1	7.59	7	2	4.86
1500-2500 DM				6	1	.18	21	7	.56
2500-3500 DM				17	5		7	3	
3500-5000 DM				11	8		2	2	
über 5000 DM				5	7		2	-	

Die weiteren Stichprobenbeschreibungen zu "Familie, Partnerschaft und Freundeskreis", "Gesundheitserleben", "Suchtmittelkonsum" und "Behandlungen und Unterbringung" beziehen sich auf Angaben der (untersuchten) Probanden im "Sozial-" und im "Suchtfragebogen". Die *Ergebnisse sind auszugsweise im Anhang dieser Arbeit* aufgeführt (s. Abb. 31 bis 33 und Tabellen 43 bis 45); eine komplette Auflistung aller Einzelergebnisse kann beim Autor angefordert werden.

Wenngleich mit diesem Vorgehen abweichende Stichprobengrößen in Kauf genommen werden, so ist das Verfahren doch zweckmäßig, um soziodemographische Merkmalsausprägungen aller Eltern zu berücksichtigen.

5.2.1 Patienten und Jungerwachsene

Alter, Geschlecht, Familienstand. Das Durchschnittsalter der 57 Patienten ist 20.1 Jahre (s=3.8). Die 23 Probanden der Kontrollgruppe sind im Mittel 19.0 Jahre alt (s=2.9)(im t-Test ist t=2.0 und p=.07). Es wurden 20 weibliche und 36 männliche Opiatabhängige untersucht. Demgegenüber ist die Geschlechterverteilung in der Kontrollgruppe (w=12, m=11) etwas gleichmäßiger (t=1.83, p=.18). Sämtliche Probanden der Kontrollgruppe sind ledig, in der Untersuchungsgruppe ist ein Patient verheiratet, zwei sind geschieden und 53 Patienten sind ledig.

Das Durchschnittsalter der Patienten in der Untersuchungsgruppe ist gemessen an Voruntersuchungen, die aus dem deutschen Sprachraum vorliegen sehr niedrig. In der Regel variiert das Durchschnittsalter der bisher untersuchten Kollektive Opiatabhängiger je nach Untersuchung zwischen 24 und 26 Jahren (Behrendt et al. 1993, Hanel und Herbst 1988, Kindermann et al. 1989, Projektgruppe TUdrop 1984, Uchtenhagen und Zimmer-Höfler 1985).

Uns ist aus dem deutschen Sprachraum keine Untersuchung Heroinabhängiger bekannt, die eine annähernd gleichgroße und verhältnismäßig junge Stichprobe aufweist.

Schulbildung, berufliche Qualifikation und Erwerbstätigkeit. Schulbildung, berufliche Qualifikation und Erwerbssituation unterscheiden sich erwartungsgemäß in den beiden Gruppen signifikant. Ein Drittel der Opiatabhängigen (N=20) hat keinen Schulabschluß erreicht, ein weiteres Drittel besitzt den Hauptschulabschluß (N=16) und 36 Prozent (N=20) haben eine weiterführende Schule besucht. In der Kontrollgruppe sind dies immerhin 86 Prozent (N=19) (t=20.33, p≤.01).

Hochsignifikant unterscheidet sich im Gruppenvergleich außerdem die Ausbildungssituation. Die überwiegende Mehrheit der Opiatabhängigen ist ohne Lehrabschluß (91%, N=51), demgegenüber befinden sich 78 Prozent der Kontrollgruppenprobanden (N=18) in Berufsausbildung. Weitere vier Jungerwachsene haben bereits ihre Lehre abgeschlossen (t=40.54, p≤.001).

Dieser Unterschied bildet sich in der gegenwärtigen Erwerbssituation noch einmal ab. Mehr als die Hälfte der Opiatabhängigen ist arbeitslos (N=31), der Anteil der Erwerbstätigen und der sich in Ausbildung Befindenden beträgt nur 43 Prozent gegenüber 87 Prozent in der Kontrollgruppe.

In der Selbsteinschätzung der schulischen und beruflichen Situation äußern sich die Opiatabhängigen signifikant unzufriedener als die abstinenten Gleichaltrigen.

Die Ergebnisse zur Schul- und Berufsausbildung und zur Erwerbssituation stimmen mit anderen Untersuchungen an Opiatabhängigen im deutschsprachigen Raum sehr gut überein: In der Frankfurter Amsel-Studie (Kindermann et al. 1989)[26] erreichten 80 Prozent der Interviewpartner einen regulären Schulabschluß, in 47 Prozent war dies ein Hauptschulabschluß. Uchtenhagen und Zimmer-Höfler (1985)[27] fanden unter den opiatabhängigen Probanden 44 Prozent, die eine weiterführende Schule besuchten oder besucht hatten (gegenüber 61 Prozent in der Kontrollgruppe).

In der Amsel-Studie betrug der Anteil an Heroinkonsumenten, die eine Berufsausbildung abgeschlossen hatten 29 Prozent, jeweils 30 Prozent hatten die Berufsausbildung abgebrochen bzw. waren ohne Ausbildung. Ganz ähnliche Ergebnisse hatte die Vergleichs-Untersuchung von Uchtenhagen und Zimmer-Höfler (1985). 67 Prozent der Konsumenten hatten die Ausbildung abgebrochen (in der Kontrollgruppe hatten hingegen 85 Prozent eine Ausbildung abgeschlossen).

In der DOSY-Statistik[28] des Jahres 1990 (Simon und Schulze 1991) beträgt der Anteil Erwerbsloser 38.6 Prozent, in der EBIS-Statistik[29] 21.8 Prozent (Simon 1992). Je nach Kohorte waren in der Schweizer Studie zwischen 30 und 75 Prozent ohne Erwerbstätigkeit (Uchtenhagen und Zimmer-Höfler 1985). In der Frankfurter Amsel-Studie (Kindermann et al. 1989) betrug der Anteil Erwerbsloser unter den Opiatkonsumenten 63 Prozent.

Familie, Partnerschaft und Freundeskreis. Für mehr als die Hälfte der Süchtigen (56%, N=34) ist ein Mitglied der Herkunftsfamilie die wichtigste Bezugsperson, überwiegend die Mutter (39%, N=21). Wo ein Drittel der Abhängigen den Partner als wichtigsten Menschen benennt, ist dies unter den abstinenten

---

[26] Die Frankfurter "Amsel-Studie" ist die einzige in Deutschland durchgeführte prospektive Längsschnittuntersuchung zum Verlauf der Opiatabhängigkeit. Die Stichprobe, 324 Drogenabhängige (w:m=85:239) im Alter zwischen 17 und 43 Jahren, setzt sich aus Gefängnisinsassen, Patienten in Therapie- und Nachsorgeeinrichtungen und Abhängigen zusammen, die außerhalb von Institutionen aufgesucht wurden. Die Studie knüpft inhaltlich und methodisch an die Arbeit der Berliner Projektgruppe TUdrop an.

[27] Es handelt sich um die einzige Untersuchung im deutschsprachigem Gebiet, in der die Geschichte und Weiterentwicklung Heroinabhängiger mit einer repräsentativen Kontrollgruppe aus der altersgleichen Bevölkerung verglichen wurde. 248 Heroinabhängige aus der deutschen Schweiz wurden in ausgewählten Therapieinstitutionen und Gefängnissen kontaktiert und während zwei Jahren weiteruntersucht (wie die ebenfalls prospektiv untersuchte Kontrollgruppe).

[28] An der DOSY-Statistik des Jahres 1990 beteiligten sich 56 stationäre Entwöhnungstherapieeinrichtungen der alten Bundesländer mit insgesamt 3109 Betten. In diese Aufstellung gingen Daten von 7956 Patienten (w:m=18:82) anläßlich des Beginns einer stationären Entwöhnungsbehandlung ein. Der Anteil drogenabhängiger Frauen betrug 8.9%, der Anteil drogenabhängiger Männer 5.1%.

[29] An der EBIS-Statistik des Jahres 1991 beteiligten sich ambulante 334 Drogenberatungsstellen für Suchtkranke. Gemessen an der Gesamtzahl vergleichbarer Einrichtungen haben sich mehr als 40% der DBS beteiligt. Somit liefern die Erhebungsdaten ein weitgehend repräsentatives Bild der ambulanten Suchtkrankenhilfe in den Ländern der alten Bundesrepublik.

Gleichaltrigen mehr als die Hälfte (56%, N=13). Sie fühlen sich in der Beziehung zu ihrer wichstigsten Kontaktperson besser verstanden und mehr akzeptiert als der Durchschnitt der Abhängigen (der Unterschied ist statistisch signifikant).

Der Anteil der noch bei den Eltern lebenden Probanden ist in der Kontrollgruppe deutlich höher als in der Untersuchungsgruppe (83% vs. 38%). 13 von 56 Opiatabhängigen leben alleine und weitere 17 mit Freunden zusammen. Mit ihrer Wohnsituation sind die Abstinenten im Mittel deutlich zufriedener.

Sehr unterschiedlich ist die Bewertung des Abhängigkeitsgrades in bezug auf die Eltern bzw. einen Elternteil. 20 Probanden der Kontrollgruppe, also 87 Prozent, meinen, daß sie in manchen Bereichen unabhängig seien, in anderen Teilbereichen aber sehr wohl noch auf die Eltern angewiesen. Extreme Einschätzungen im Sinne ausgeprägter Abhängigkeit bzw. völliger Unabhängigkeit geben nur sehr wenige an (9%, N=2). Dieser Anteil macht demgegenüber bei den Abhängigen 65 Prozent aus. 15 Personen (27%) fühlen sich stark abhängig und 21 Personen erleben sich ganz unabhängig von den Eltern (38%).

Unsere Ergebnisse stimmen mit Voruntersuchungen recht gut überein, allerdings ist der Anteil an Opiatkonsumenten, die noch bei den Eltern leben, in der vorliegenden Studie vergleichsweise etwas größer. Dies ist wahrscheinlich ein Effekt des Lebensalters, das in den verschiedenen Arbeiten anderer Autoren deutlich höher liegt. Opiatkonsumenten der Züricher Studie lebten noch in 28 Prozent der Fälle bei den Eltern (gegenüber 43 Prozent der gleichaltrigen Abstinenten). Im Durchschnitt hatten die Opiatkonsumenten das Elternhaus 4.5 Jahre früher verlassen als die Probanden der Kontrollgruppe. Hinsichtlich finanzieller Unterstützung und emotionalem Rückhalt fühlten sich die Opiatkonsumenten signifikant häufiger von den Eltern abhängig als die Abstinenten, während sich für Wohnen und Mahlzeiten die Probanden der Kontrollgruppe häufiger angewiesen fühlten (Uchtenhagen und Zimmer-Höfler 1985). 28 Prozent der Opiatkonsumenten im niedrigschwelligen Drogenentzug[30] lebten noch bei ihren Eltern. Ein weiteres Viertel lebte alleine und 21 Prozent wohnten mit dem Partner zusammen (Behrendt et al. 1993).

Erfahrungen mit längerdauernden Partnerschaften (mit und ohne Zusammenleben) sind in der Gruppe der Süchtigen dieser Studie ungleich größer als in der Kontrollgruppe (59% vs. 39%, t=13.57, p≤.05). Explizit auf die Zufriedenheit in der Partnerschaft angesprochen, ist das Urteil der drogenabstinenten Jungerwachsenen aber im Mittel wesentlich positiver als das Urteil der Abhängigen.

Signifikant unterscheiden sich auch die Suchtprobleme des Partners. Mehr als ein Drittel (34%, N=19) der Abhängigen befindet sich in einer Beziehung mit einem ebenfalls abhängigen oder zumindest suchtgefährdeten Partner gegenüber nur einer Person aus der Kontrollgruppe, die den Partner abhängigkeitsgefährdet erlebt (t=18.66, p≤.01).

Obwohl Probanden der Untersuchungs- und Kontrollgruppe ihre sexuellen Beziehungen gleichermaßen zufriedenstellend reflektieren, bewerten die Opiatabhän-

---

[30] Die Angaben beziehen sich auf eine Zufallsstichprobe von 457 Personen aus allen Patienten des niedrigschwelligen Drogenentzugs im Hamburger Allgemeinen Krankenhaus Ochsenzoll in der Zeit von August 1989 bis Dezember 1992.

gigen ihre eigene Einstellung zur Sexualität doch deutlich problematischer als ihre abstinenten Altersgenossen.

Während die Opiatkonsumenten die Größe ihres Freundeskreises eher klein einschätzen, kommt das Mittel der Abstinenten zu einer gegenläufigen Bewertung. Im Jahr vor der Befragung hatten 54 von insgesamt 56 Opiatkonsumenten überwiegend Kontakt zu anderen Drogenkonsumenten. In der Gruppe der Abstinenten setzte sich der Freundeskreis fast ausnahmslos aus Nichtkonsumenten zusammen. Die Abstinenten fühlten sich in ihren Freundeskreis im Durchschnitt deutlich besser integriert. In den Beziehungen zu ihren Freunden erlebten sie sich autonomer als die Gesamtheit der Opiatkonsumenten. Auch ihre Zufriedenheit mit Freundeskreis und Freizeit ist ungleich höher.

Unsere Ergebnisse zu Partnerschaften und Freundeskreis Opiatabhängiger stimmen mit Voruntersuchungen überein: Suchtmittelabhängige Klienten, die Beratungsstellen aufsuchten, sind laut EBIS-Statistik zu 34 Prozent alleinstehend, in 12 Prozent der Fälle in zeitweiligen Beziehungen und zu 49 Prozent in festen Partnerschaften (Simon 1992). Die Frankfurter Opiatkonsumenten der Amsel-Studie (Kindermann et al. 1989) waren zu 44 Prozent ohne Partner, weitere 28 Prozent befanden sich in einer festen Beziehung mit einem drogenabstinenten Partner. Mit einem anderen Drogenkonsumenten waren 25 Prozent leiert. Uchtenhagen und Zimmer-Höfler (1985) stellten fest, daß der Partner für Drogenabhängige eine andere Bedeutung hat als für Abstinente. Außer in emotionaler Hinsicht fühlten sich die Abstinenten vor allem in lebenspraktischen Bereichen von dem Partner abhängiger als die Konsumenten.

Daß fast alle Opiatabhängigen Freunde und Bekannte haben, die Drogen nehmen, ist im deutsprachigem Raum hinlänglich bekannt und belegt (Berger et al. 1980, Kreuzer et al. 1981, Projektgruppe TUdrop 1984, Kindermann et al. 1989). Interessant ist, daß in der Schweizer Vergleichs-Untersuchung immerhin fast 17 Prozent der Abstinenten in ihrem Freundeskreis Drogenkonsumenten hatten.

Gesundheitserleben. Mit ihrem Gesundheitszustand sind Nichtkonsumenten wesentlich zufriedener als Opiatkonsumenten. Der Einschätzungsunterschied ist zwischen beiden Gruppen hochsignifikant. 39 Prozent der Abhängigen (N=22) haben einen oder mehrere Suizidversuche unternommen - gegenüber einer Person in der Kontrollgruppe.

In der Züricher Untersuchung hatten sogar 51 Prozent der Opiatabhängigen mindestens einen Suizidversuch angegeben (Uchtenhagen und Zimmer-Höfler 1985). Chambers und Ball (1970) fanden bei Opiatabhängigen eine Suizidrate, die dreimal so hoch war wie bei der allgemeinen Bevölkerung. Zu ähnlichen Ergebnissen kamen außerdem Täschner (1974) sowie Kuda und Kuda-Ebert (1982).

Mit den körperlichen Folgen der Heroinabhängigkeit haben sich Schwegler und May (1988) auseinandergesetzt. Sie wiesen bei 60 Prozent der insgesamt 125 Entgiftungspatienten ein akutes Leberleiden nach, in 20 Prozent der Fälle wurde eine chronische Lebererkrankung diagnostiziert. Weitere 18 Prozent litten unter Thrombosen und drei Prozent unter Herzklappenfehlern. Mehrfachinfektionen (HAV, HBV, CMV, EBV) waren bei einem Drittel der Patienten feststellbar. Auf die besondere Problematik der HIV-Infektionen bei Heroinabhängigen soll in diesem Rahmen nicht näher eingegangen werden (vgl. dazu Kleiber 1990, Püschel et al. 1991, Rasokat 1988, Stark et al. 1990).

Suchtmittelkonsum. Sämtliche Probanden der Untersuchungsgruppe begannen ihre Suchtmittelkarriere mit dem Tabakrauchen. Im Mittel waren sie waren sie beim ersten regelmäßigen Tabakkonsum 12.5 Jahre (s=2.3) alt und damit deutlich jünger als die insgesamt sieben Raucher (30%) der Kontrollgruppe, die erst im Alter von 14.7 Jahren (s=1.6) Einstieg in das Tabakrauchen fanden. Als zweites Suchtmittel gebrauchten, im Durchschnitt 13.1jährig, immerhin 35 Patienten (63%) Alkohol, gefolgt von Schnüffelstoffen (in 30%, N=17) bzw. etwas später (13.8 Jahre) von Cannabinoiden (N=53, 95%). 61 Prozent (N=34) nahmen Halluzinogene ein (16.1jährig) bevor das Gesamt der Untersuchungsgruppe im Alter von durchschnittlich 16.3 Jahren (s= 2.8) mit dem Opiatkonsum begann. In der weiteren Abfolge nahmen 86 Prozent (N=48) Kokain und wenig später Beruhigungsmittel regelmäßig ein, in der Regel Benzodiazepine (54%, N=30, 16.8jährig, s=3.0).

In Abbildung 32 bzw. Tabelle 44 (im Anhang) sind die Mittelwerte der Angaben über die Häufigkeit der Einnahme von Suchtmitteln in den zurückliegenden drei Monaten aufgelistet. Hierin ist ersichtlich, daß die überwiegende Mehrheit der Patienten neben Opiaten und Tabakwaren gelegentlich bis häufig Schlafmittel (89%, N=50), Cannabinoide (96%, N=54), Kokain (96%, N=54) und andere Opiate (82%, N=46) konsumiert. In diesem Sinne sind die Probanden der Untersuchungsgruppe überwiegend polytoxikoman. Interessant ist, daß opiatabstinente Gleichaltrige im Durchschnitt häufiger Alkohol trinken als Opiatkonsumenten (x=1.91 vs. x= 1.76). Im Durchschnitt nehmen die Opiatkonsumenten der Untersuchungsgruppe seit 3.78 Jahren (s=2.83) Opiate regelmäßig zu sich.

Die Zeit der letzten Einnahme von Aufputschmitteln, Schnüffelstoffen und Halluzinogenen liegt für die meisten Opiatkonsumenten vergleichsweise am längsten zurück (s. Abbildung 33 bzw. Tabelle 45 im Anhang). Zuletzt haben sie Tabak, Heroin, Schlafmittel und Kokain eingenommen.

43 Konsumenten (78%) geben an, Drogen oder Medikamente täglich oder fast täglich einzunehmen, um ihre seelische Befindlichkeit zu verändern oder um Belastungssituationen besser bewältigen zu können. Ein weiteres, aber vergleichsweise weniger häufig genanntes Motiv für die tägliche Einnahme ist die Verhinderung von Entzugserscheinungen (56%, N=39).

Die dominierende Abfolge in der Einnahme von Suchtmitteln, wie sie von den Konsumenten dieser Untersuchung benannt wurde (Nikotin - Alkohol - Cannabis - andere Drogen - Opiate), hat sich von den frühen Studien Kreuzers (1975) über die Arbeit der Projektgruppe TUdrop (1984)[31] und der Amsel-Studie (Kindermann et al.

---

[31] Die Fragestellungen der TUdrop-Studie (1984) zielten auf epidemiologische Gesichtspunkte. Es sollte Umfang und Art der Gesamtheit Heroinanhängiger in Berlin ermittelt werden. Desweiteren wurde die Herkunft der jüngeren und bislang unerfaßten Abhängigen mit dem Ziel beforscht, das Wissen um die Entstehung der Heroinabhängigkeit zu erweitern. Außerdem sollten Vorschläge für eine Suchtbekämpfungsstrategie entwickelt werden. In der Basiserhebung wurden 574 Heroinabhängige anhand eines Leitfadens, der 233 Variablen einschloß interviewt. Das Durchschnittsalter der Gesamtstichprobe lag bei 23 Jahren, wobei die 19- bis 26jährigen zwei Drittel der Stichprobe ausmachten. Die Probanden wurden im

1989) bis heute im wesentlichen als konstant erwiesen. Das trifft auch für den außereuropäischen Raum zu (Kandel 1975, Kandel et al. 1978, Bailey 1989). Allerdings gibt es Anzeichen dahingehend, daß das Einstiegsalter in den legalen und illegalen Drogenkonsum zusehends absinkt. Die Probanden der TUdrop-Studie (Basiserhebung, N=574) rauchten erstmals im Alter von 14.0 Jahren (Median), in der Amsel-Studie (N=324) mit 11.6 Jahren und in dieser Untersuchung mit 12.5 Jahren. In der Reihenfolge der Nennungen wurde als Durchschnittsalter für den Alkoholkonsum in den zitierten Studien berechnet: 14.0-12.1-13.1 Jahre; für Cannabis 15.1-14.6-13.8; für Halluzinogene: 15.6-16.4-16.1 Jahre und für Opiate 17.9-18.4-16.3 Jahre. Möglicherweise ist das niedrige Einstiegsalter in den Opiatkonsum bei den Probanden dieser Studie auf eine regionale Besonderheit zurückzuführen (Bürgerschaft der Freien und Hansestadt Hamburg 1988a, 1988b, 1989). Leider fehlt für eine bundesweite Beurteilung der Situation aktuelles und repräsentatives Datenmaterial.

Behandlungen und Unterbringungen. 34 von 56 Opiatabhängigen haben mindestens eine stationäre Entgiftungsbehandlung durchgeführt, in 17 Fällen (30%) wurden drei oder mehr Entgiftungen angegeben. In stationäre Entwöhnungsbehandlung hatten sich vor dem Untersuchungszeitpunkt 15 Abhängige (27%) begeben. Sieben Personen (13%) hatten sogar drei oder mehr Entwöhnungstherapien begonnen. Kontakt zu einer Drogenberatungsstelle bestand im Jahr vor der Untersuchung in 32 Fällen (57%).

Nur 16 Opiatabhängige (29%) gaben an, bisher noch nie mit dem Gesetz in Berührung gekommen zu sein. Bei den anderen, die die überwiegende Mehrheit ausmachen, wurden Strafverfolgungen zumeist eingestellt oder es erfolgte ein Freispruch (36%, N=20). Fast ein Viertel der Abhängigen (23%, N=13) war nach eigenen Angaben gem. §35 Betäubungsmittelgesetz bestraft worden. In Straf- oder Untersuchungshaft befand sich annähernd ein Drittel der Probanden der Untersuchungsgruppe (N=17).

Daß sich in Deutschland der zeitliche Abstand zwischen dem ersten Cannabis- und Heroingebrauch und dem ersten Kontakt zu einer Jugend- und Drogenberatungsstelle (JDB) von den frühen 70er Jahren bis heute kontinuierlich reduziert hat, belegen anschaulich die Berliner und Frankfurter Kohortenstudien: Betrug diese Zeitspanne für die Kohorte I (Beginn des Heroinkonsums vor 1975) durchschnittlich noch etwas mehr als 5 Jahre, so hatten die Drogenabhängigen, die 1980 und später mit dem Abusus begannen (Kohorte III) bereits nach etwas mehr als nur einem Jahr Kontakt zu einer solchen Einrichtung. Nie hatten indes lediglich sieben Prozent zu einer JDB Kontakt, was auf den Effekt der Stichprobenzusammen-

---

Justizvollzug, in Kliniken und anderen Drogenhilfeeinrichtungen, in Begegnungsstätten der Jugendkultur und in der öffentlichen Drogenszene aufgesucht. In einem zweiten Schritt wurden narrative Interviews mit 66 Abhängigen geführt. Dieser Untersuchung liegen entwicklungs- und sozialisationstheoretische Interpretationsansätze zugrunde, die den Entwicklungsaufgaben, kritischen Lebensereignissen und Bewältigungsstrategien eine besondere Bedeutung zukommen lassen.

setzung zurückzuführen ist. Zum Untersuchungszeitpunkt hatten sich desweiteren nur 14 Prozent der Kohorte III noch nie in eine stationäre Entwöhnungsbehandlung begeben. Die überwiegende Mehrheit hatte bereits einen oder mehrere stationäre Entwöhnungstherapieversuche unternommen (Sickinger 1989). Daß die Probanden dieser Untersuchung weniger Beratungs- und Therapieerfahrung aufweisen, ist hochwahrscheinlich auf das abweichende Durchschnittsalter der Probanden zurückzuführen. Die Abhängigen der Amsel-Studie sind im Durchschnitt sechs Jahre älter (x=26.2 Jahre, s=4.8 vs. x=20.1, s=3.8).

Darüber hinaus ist bestens belegt, daß das Ausmaß der Kriminalitätsbelastung mit zunehmender Konsumdauer ansteigt (Kreuzer 1975, Kreuzer et al. 1990, Strunk 1980). In der Zufallsstichprobe aus dem Hamburger niedrigschwelligen Drogenentzug waren 44 Prozent aller Patienten vorbestraft. Für mehr als die Hälfte dieser Stichprobe lag der erste Kontakt mit illegalen Suchtmitteln bereits vier Jahre oder länger zurück (Behrendt et al. 1993). In der Züricher Untersuchung waren bis zum Untersuchungszeitpunkt sogar 75 Prozent verurteilt worden (gegenüber sechs Prozent in der Kontrollgruppe) (Uchtenhagen und Zimmer-Höfler 1985). Die vergleichsweise niedrige Verurteilungsquote unserer Opiatkonsumenten ist wiederum mit hoher Wahrscheinlichkeit ein Effekt des abweichenden Lebensalters.

5.2.2 Mütter

Alter und Familienstand. Die 53 Mütter der Untersuchungsgruppe sind im Durchschnitt drei Jahre älter (x=48.8, s=10.1) als die 23 Mütter der Kontrollgruppe (x=45.5, s=4.8). Der Anteil geschiedener Frauen ist in der Untersuchungsgruppe mit 42 Prozent (N=23) sehr groß und unterscheidet sich signifikant von der Kontrollgruppe (t=13.12, p≤.001), in der 22 von 23 Müttern verheiratet sind.

Die Ergebnisse zur familiären oder Ersatzfamilien-Sozialisation älterer Untersuchungen sind widersprüchlich. In der Fankfurter "Amsel"-Studie war der Anteil Heroinabhängiger, die in unvollständigen Familien aufwuchsen, im Vergleich zur Normalbevölkerung erhöht[32]. Uchtenhagen und Zimmer-Höfler fanden sogar einen Anteil von 29 Prozent unter den Opiatabhängigen, bei denen zum Untersuchungszeitpunkt nur noch ein Elternteil vorhanden war und weitere 26 Prozent, bei denen beide Eltern fehlten (gegenüber jeweils drei Prozent in der Kontrollgruppe). Berger (1976), Kreuzer et al. (1981), Sieber (1988) und Mitarbeiter der TUdrop-Studie (1984) fanden hingegen keine Bestätigung für die ansonsten häufig vertretene "broken-home"-These, nach der die strukturelle Störung der Familie eine zentrale Ursache für die spätere Suchtmittelabhängigkeit ist.

Schulbildung, berufliche Qualifikation und Erwerbstätigkeit. Schulbildung, berufliche Ausbildung und gegenwärtige Erwerbssituation unterscheiden sich bei den Müttern der Untersuchungs- und Kontrollgruppe nicht bedeutsam. Die meisten haben einen Haupt- oder Realschulabschluß erzielt und mehr als die Hälfte hat einen Lehrberuf durchlaufen. Der Anteil an Müttern, die keine Berufsausbildung

---

[32] In einer unvollständigen Herkunftsfamilie wuchsen in ihrer frühen Kindheit 26 Prozent, im Alter zwischen 6 und 10 Jahren 35 Prozent, zwischen 11 und 15 Jahren 46 Prozent und im mittleren Jugendalter 66 Prozent der Abhängigen auf.

abgeschlossen haben, ist in der Untersuchungsgruppe allerdings größer. Die Erwerbssituation ist ähnlich, in beiden Gruppen sind mehr als die Hälfte der Mütter berufstätig (UG: 58%, N=32; KG: 56%, N=13). Die Einkommensverhältnisse unterscheiden sich nicht auffällig.

Untersucht man eine annähernd unselektierte Stichprobe Heroinabhängiger retrospektiv, dann ergeben soziodemographische Variablen (berufliche Position und Monatseinkommen der Eltern) keine Anhaltspunkte dafür, daß sich die Heroinabhängigen in ihrer sozialen Herkunft von vergleichbaren Altersgenossen in der Normalbevölkerung unterscheiden. Es sei denn, der Opiatkonsument ist in besonderer Weise belastet, wie im Falle einer vergleichsweise hohen kriminellen Potenz oder einer schweren Drogenkonsumkarriere (Projektgruppe TUdrop 1984, Kindermann et al. 1989).[33] In der Schweizer Vergleichs-Untersuchung kamen die Opiatkonsumenten etwas häufiger aus der unteren Mittelschicht als die Probanden der Kontrollgruppe. Differenzierte Analysen im außereuropäischen Raum ergaben, daß die Herkunftsschicht nicht von der Normalbevölkerung abweicht, die Abhängigen selbst jedoch eine soziale Abwärtsmobilität im Suchtverlauf aufweisen (Chambers und Ball 1970, Newcomb und Bentler 1989).

In unserer Untersuchung ist eine ähnliche Tendenz zu erkennen wie in der Züricher Vergleichsstudie. Allerdings sind Gruppenunterschiede, wie schon diskutiert, ohne statische Relevanz.

Familie, Partnerschaft und Freundeskreis. Von den 53 Müttern der Untersuchungsgruppe wurden 41 erreicht und untersucht. Die folgenden Angaben beziehen sich auf dieser Gruppe. In der Kontrollgruppe wurden sämtliche 23 Mütter untersucht.

Zum Untersuchungszeitpunkt befanden sich 73 Prozent (N=27) der Mütter der Untersuchungsgruppe in einer Partnerschaft. Mit ihrer Partnersituation war das Gesamt der Mütter der Untersuchungsgruppe nicht bedeutsam unzufriedener als die Mütter der Kontrollgruppe. Im Gruppenvergleich sind die Unterschiede über angegebene Suchtprobleme des Partners ohne statistische Relevanz.

Sehr unterschiedlich sind demgegenüber die Einschätzungen hinsichtlich Freundeskreis (t=3.25, p≤.01) und Freizeit (t=4.78, p≤.001). In diesen Bereichen äußern sich die Mütter der Untersuchungsgruppe deutlich unzufriedener als die Mütter der Kontrollgruppe.

Zu diesen Ergebnissen gibt es in Voruntersuchungen keine Befunde.

Gesundheitserleben. Auch was den Gesundheitszustand der zurückliegenden sechs Monate betrifft, äußern sich die Mütter der Untersuchungsgruppe unzufriedener (t=3.65, p≤ .001). Ärzte, Beratungsstellen und Selbsthilfegruppen suchten sie häufiger auf. Sechs von 37 Müttern (16%) der Untersuchungsgruppe geben mindestens einen Suizidversuch an, hingegen keine Mutter der Kontrollgruppe.

---

[33] Unter den 574 Probanden der TUdrop-Studie entdeckte man 74 Konsumenten, die zu Beginn ihrer Drogenkarriere lösungsmittelhaltige Produkte zum Zwecke der Rauscherzeugung inhaliert hatten. Sie durchliefen eine vergleichsweise schwere Suchtmittelkarriere und wiesen eine vergleichsweise ungünstige familiäre Herkunft auf; sie hatten schlechtere Sozialisationsbedingungen und früheren Kontakt zu Drogenkonsumenten, der Anteil an Heimaufenthalten war höher etc.

In der Züricher Untersuchung wurde dieser Anteil mit 17.6 Prozent angegeben. Interessant ist, daß 34 Prozent der Schweizer Opiatabhängigen mindestens einen Suizid nahestehender Personen benannten (diese Frage stellten wir im Rahmen der vorliegenden Studie nicht) (Uchtenhagen und Zimmer-Höfler 1985). Auf die Suizidalität in der Herkunftsfamilie Opiatabhängiger wurde in der Literaturübersicht bereits näher eingegangen (s. Abschn. 2.).

Suchtmittelkonsum. Mütter der Untersuchungsgruppe haben mehr Erfahrung mit dem regelmäßigen Gebrauch von Suchtmitteln. Wenngleich der Anteil Tabak- und Alkoholkonsumierender Frauen beider Gruppen ähnlich ist, so ist doch die Erfahrung mit Schmerz, Schlaf- und Beruhigungsmitteln für Mütter der Untersuchungsgruppe größer.

Bezogen auf die Einnahmehäufigkeit unterscheidet sich nur eine Variable in statistisch bedeutsamer Weise (auf dem 5%-Niveau): Mütter der Untersuchungsgruppe nehmen aktuell mehr Schmerzmittel ein als Mütter der Kontrollgrupe. Der regelmäßige Gebrauch anderer psychotrop wirksamer Medikamente liegt bereits längere Zeit zurück.

Auf die Ergebnisse anderer sozialwissenschaftlicher Studien zum Suchtmittelgebrauch der Eltern wurde in der Literaturübersicht zum Thema "Familie und Sucht" eingegangen (s. Abschn. 2.).

5.2.3 Väter

Alter und Familienstand. Das Durchschnittsalter der 54 Väter der Untersuchungsgruppe (x=48.7, s=9.8) weicht vom Durchschnittsalter der 23 Kontrollgruppenväter (x=48.3, s=5.5) nicht ab. Der Anteil geschiedener Väter ist in der Untersuchungsgruppe aber deutlich größer - 46 Prozent (N=25) sind geschieden, in der Kontrollgruppe sind demgegenüber alle Väter verheiratet (t=16.11, p≤ .001).

Schulbildung, berufliche Qualifikation und Erwerbstätigkeit. Unterschiede in dem Gesamt beider Gruppen hinsichtlich Schulbildung, Berufsausbildung und gegenwärtiger Erwerbssituation sind ohne statistische Relevanz. Die überwiegende Mehrzahl der Väter hat einen Haupt- oder Realschulabschluß erzielen können und anschließend einen Lehrberuf durchlaufen und abgeschlossen. Die gegenwärtige Erwerbssituation unterscheidet sich in den Gruppen insofern, als der Anteil nicht erwerbstätiger Väter in der Untersuchungsgruppe geringfügig höher ist. Die meisten Väter beider Gruppen haben ein monatliches Einkommen zwischen DM 2500 und DM 5000.

Familie, Partnerschaft und Freundeskreis. 22 von insgesamt 39 (Stief-) Vätern der Untersuchungsgruppe und sämtliche 23 Väter der Kontrollgruppe wurden untersucht. Auf sie beziehen sich die folgenden Angaben.

Das Gesamt der Väter beider Gruppen äußert sich hinsichtlich Ehe und Partnerschaft, aber auch hinsichtlich Freundeskreis und Freizeit zufrieden. Gruppenunterschiede sind ohne statistische Relevanz.

Gesundheitserleben. Väter beider Gruppen äußern sich über ihren aktuellen Gesundheitszustand relativ zufrieden. Suizidversuchraten und Inanspruchnahmen ärztlicher und psychotherapeutischer Hilfe sind in beiden Gruppen ähnlich niedrig.

Suchtmittelkonsum. Die Erfahrungen der Väter mit Suchtmitteln sind in beiden Gruppen ähnlich. Im Gruppenvergleich unterscheidet sich lediglich (statistisch bedeutsam auf dem 5%-Niveau) die Häufigkeit des Tabakkonsums: Väter der Untersuchungsgruppe rauchen stärker (zu den einzelnen Ergebnissen vgl. Abschn. 4.4).

5.2.4 Geschwister

Die Geschwister entzogen sich im Vergleich zu den anderen Familienmitgliedern am häufigsten dieser Untersuchung. Von jenen Geschwistern, die theoretisch an der Untersuchung hätten teilnehmen können (Mindestalter 14 Jahre und Wohnort in Norddeutschland), erreichten wir in der Untersuchungsgruppe nur 40.5 Prozent (N=15) und in der Kontrollgruppe nur 42.4 Prozent (N=14). Diese Einschränkungen sind bei der Interpretation der Ergebnisse zu berücksichtigen.

Tabelle 8. Stellung der Patienten/Jungerwachsenen in der Geschwisterreihung

	Unt.-Gruppe			K-Gruppe		
	weibl.	*männl.*	*Ges.*	*weibl.*	*männl.*	*Ges.*
Jüngstes Kind	9	8	17	4	4	8
Zweitjüngstes Kind	3	2	5	-	-	-
Mittleres Kind (bei 3 bzw. 5 Kindern)	1	5	6	1	-	1
Zweitältestes Kind (bei 5 Kindern)	0	1	1	-	-	-
Ältestes Kind	5	7	12	4	4	8
Einzelkind	6	7	13	3	4	7
	24	30	54	12	12	24

In den hier beschriebenen Merkmalen unterschieden sich die erreichten Geschwister nicht statistisch bedeutsam. Deshalb wird an dieser Stelle auf eine ausführliche Beschreibung der ohnehin reduzierten Teilstichprobe verzichtet und -wo angebracht- in der folgenden Ergebnisdarstellung berücksichtigt. In Tabelle 8 ist aufgelistet, welchen Rang die Index-Patienten bzw. Index-Jungerwachsenen innerhalb der Geschwisterfolge einnehmen. Die Verteilung der Merkmale jüngstes, ältestes und Einzelkind ist innerhalb der Gruppen aber auch im Gruppenvergleich gleichmäßig, allerdings überwiegt in der Untersuchungsgruppe der Anteil der zweitjüngsten und mittleren Kinder. Unsere Ergebnisse entsprechen den Befunden von Vukow und Eljdupovic (1991), die keinen Zusammenhang zwischen Drogenkonsum und Stellung in der Geschwisterreihe fanden.

5.3 Zusammenfassung und Beurteilung der Repräsentativität

Das Mittel der Opiatkonsumenten dieser Untersuchung ist im Vergleich zu den abstinenten Altersgenossen der Kontrollgruppe in vielen Merkmalsbereichen signifikant stärker beeinträchtigt. Insbesondere weichen die Umstände hinsichtlich Schul- und Berufsausbildung, Erwerbstätigkeit, Kriminalitätsbelastung, Vollständigkeit der Herkunftsfamilie und Freundeskreis erheblich ab. Dies entspricht den Erwartungen über eine Population betreuter Opiatabhängiger. Zu diskutieren ist, ob unsere Stichprobe repräsentativ für diese Grundgesamtheit ist.

Bisherige Repräsentativbefragungen zum Suchtmittelgebrauch junger Menschen gaben allenfalls über den Probierkonsum und über leichtere Formen des andauernden Drogengebrauchs zuverlässige Aussagen. Opiatkonsumenten wurden in diesen Befragungen in der Regel nicht erfaßt (Seifert-Schröder 1987, Welz 1987). Bis heute ist es nicht gelungen, eine repräsentative Stichprobe Opiatabhängiger für Untersuchungszwecke zu gewinnen. Das Fehlen eines festen Wohnsitzes, illegale Beschaffungspraktiken, soziale Ausgrenzungsprozesse, hohe Kriminalitätsraten und die zunehmende individuelle und soziale Verelendung der Opiatabhängigen im Verlauf der Abhängigkeitsentwicklung erschweren die Forschungssituation im Drogenbereich erheblich. Gerade die in Heimen und Notunterkünften lebende Bevölkerung oder die in Strafanstalten, Pensionen und in der privaten Szene Verweilenden sind aber von besonderem Interesse. Erhebungen in Behandlungseinrichtungen führen zwangsläufig zu einer Unterrepräsentierung der Gruppen schwerer und sehr schwerer Konsumenten. Kumulative Fallregister, wie sie in Großbritannien, den USA oder in Norwegen betrieben werden, einrichtungsbezogene Informationssysteme (für Deutschland seit 1980: EBIS und DOSI), Drogen-Frühwarn-Systeme und die Auflistung verschiedener Indikatoren aus dem Polizei- und Justizbereich (in Deutschland jährlich abgedruckt in den Jahrbüchern zur Frage der Suchtgefahren: DHS) sind in ihrer *Gesamtheit* zur Erlangung hinreichend repräsentativer Aussagen im Drogenbereich von besonderem Wert - gleichzeitig sind sie aber auch ein Ausdruck für die hohe Selektion, die mit der jeweiligen Methode im einzelnen verbunden ist (Dupont 1979, Reuband 1986, Welz 1987).

Dieses Dilemma bildet sich desweiteren in der üblichen Unterscheidung zwischen betreuten und unbetreuten Opiatabhängigen ab (Projektgruppe TUdrop 1984, Uchtenhagen und Zimmer-Höfler 1985, Kindermann et al. 1989). In bezug auf die vorliegende Untersuchung muß der Anspruch auf Repräsentativität im Hinblick auf die erstgenannte Gruppe überprüft werden. Die Voraussetzungen für eine derartige Prüfung sind aufgrund der Forschungssituation im Drogenbereich allerdings begrenzt: Eine vergleichbare Voruntersuchung liegt aus dem deutschsprachigen Raum nicht vor. Wie bereits erörtert wurde, ist das Durchschnittalter der Konsumenten anderer Studien signifikant höher (s. Abschn. 5.1).

Vergleicht man die Ergebnisse aus den altersabweichenden Stichproben miteinander, dann sind die Erfahrungen der hier untersuchten Probanden mit den Einrichtungen der Drogenhilfe, aber auch die Kriminalitätsbelastungen geringer als bei den langjährigen Konsumenten. Andererseits stimmen, wie gezeigt werden konnte, Kriteriumsausprägungen unserer Stichprobe mit den Ergebnissen aus Voruntersuchungen (mit zum Teil sehr großen Stichproben) in solchen Variablen sehr gut überein, die die Frühstadien der Suchtentwicklung tangieren und die von den älteren Stichproben aus der Retrospektive geschildert wurden (Suchtentwicklung und Suchtverlauf, soziale Schichtzugehörigkeit, Schulbildung, Berufsausbildung, Arbeitstätigkeit, Freundeskreis, Partnerschaften und Beeinträchtigungen der somatischen Gesundheit). Insofern ergeben sich keine Hinweise auf wesentliche Abweichungen von der Grundgesamtheit betreuter Opiatabhängiger im Frühstadium einer Drogenkarriere[34]. Wenn auch mangels genauer Zahlen für diese Altersgruppe eine sichere Beurteilung der Repräsentativität unserer Stichprobe für diese Grundgesamtheit nicht möglich ist, so läßt doch der Vergleich mit den jeweiligen Auswahlmodi und Selektionskriterien bei anderen Studien den Schluß zu, daß unsere Zufallsstichprobe mit der gesamten Grundgesamtheit nicht weniger übereinstimmen dürfte als andere uns bekannte Untersuchungen in diesem Bereich.

Kontrollgruppenuntersuchungen an Opiatabhängigen sind eine Seltenheit. Eine Ausnahme machen die oben zitierten Studien zum Erziehungsstil, in denen sich die willkürlich ausgesuchten Kontrollgruppen durch die Abwesenheit des devianten Merkmals von der Experimentalgruppe unterscheiden (Anasagasti und Denia 1988, Bernadi et al. 1989, Climent et al. 1990, Egger et al. 1978, Graven und Schaef 1982, Jiloha et al. 1988; s. Abschn. 2.5). Idealiter sollten Kontrollgruppen repräsentativ für ihresgleichen in der betrachteten Grundgesamtheit sein, um sie als Gradmesser für psychologische, familiendynamische und soziale Aspekte heranziehen zu können - wie dies zum Beispiel bei Testvalidierungen üblich ist. In diesem Fall ist jedoch eine sehr große Stichprobe erforderlich. Dadurch gestaltet sich die Untersuchung besonders aufwendig. Die einzige Vergleichs-Untersuchung an Drogenabhängigen, die diese Kriterien erfüllt, wurde von Uchtenhagen und Zimmer-Höfler (1985) veröffentlicht und ist in dieser Arbeit mehrmals erwähnt worden. Aus dem Bereich der Familienforschung sind solche Untersuchungen nicht bekannt.

Weil unsere Voraussetzungen die Untersuchung einer repräsentativen Stichprobe der psychiatrisch unauffälligen Bevölkerung nicht zuließen (und solche Bedingungen wohl auch nur im Rahmen eines Sonderforschungsbereiches zu erfüllen sind), orientierten wir uns an den bisherigen Familienuntersuchungen (Buchheim 1990, Garfinkel et al. 1983, Hahlweg 1986, Hahlweg et al. 1987, Joraschky et al. 1987, Schubert 1987, Cierpka 1990, Cierpka et al. 1987) und glichen beide Gruppen in wichtigen soziodemographischen Merkmalen an (s. Abschn. 5.1). In der Darstellung der Ergebnisse aus dem "Familieneinschätzungsbogen" (FAM) wird ausführlicher begründet, daß sich im Vergleich mit den Stichproben der Kontrollgruppen anderer Autoren keine Hinweise auf wesentliche Abweichungen unserer Kontrollgruppe ergeben (s. Abschn. 6.1.2).

---

[34] Die Terminologie im Bereich der Suchtforschung und -Therapie ist mitunter befremdend. Dem üblichen Sprachgebrauch und der allgemeinen Verständlichkeit halber, wird sie auch in dieser Arbeit verwendet.

6 Ergebnisdarstellung

Die Ergebnisdarstellung erfolgt in der Reihenfolge des Stufenschemas, das Mattejat (1986) für die Familiendiagnostik vorgeschlagen hat (s. Abschn. 4.1). Zuerst werden die individuellen Charakteristika der einzelnen Familienmitglieder aus den Ergebnissen des "Freiburger Persönlichkeitsinventars" (FPI) dargelegt (6.1.1). Im nächsten Abschnitt wird auf die dyadischen und Systemmerkmale eingegangen, wie sie sich aus der Befragung mit dem "Familieneinschätzungsbogen" ergeben (6.1.2). Daran schließen sich die Ergebnisse aus der Fremdeinschätzung an, zunächst wiederum in bezug auf die einzelnen Probanden ("Patterns of Individual Change Scales" (PICS); 6.2.1) und daraufhin hinsichtlich interaktioneller Gesichtspunkte ("Psychischer und Sozialkommunikativer Befund" (PSKB); 6.2.2). Zuletzt werden die Befunde zum psychosozialen Leistungsniveau ("Global Assessment Scale" (GAS); 6.2.3) dargestellt.

Da die Methoden auf abweichenden Beschreibungsebenen operieren, müssen unterschiedliche methodische und inhaltliche Erwägungen in Betracht gezogen werden. Eine gemeinsame Diskussion der Ergebnisse ist deshalb zunächst nicht sinnvoll. Aus diesem Grund werden die Befunde zuerst für jede Methode getrennt diskutiert. In Abschn. 7 ("Zusammenfassung und Diskussion") erfolgt dann eine integrale Diskussion aller Einzelbefunde.

6.1 Selbstbeschreibung

6.1.1 Ergebnisse aus dem "Freiburger Persönlichkeitsinventar" (FPI)

6.1.1.1 Darstellung der Untersuchungsbefunde

Folgende Reihenfolge ist in der Ergebnisdarstellung durchgängig gewählt: Zuerst werden die opiatabhängigen Patienten (Index-Patienten) in Gegenüberstellung zu den altersgleichen Jugendlichen/Jungerwachsenen der Kontrollgruppe (Index-Jugendlicher/Jungerwachsener) erwähnt. Es folgen die Darstellungen der Mütter, der Väter und zuletzt der Geschwister.

Selbstbeschreibung der Patienten/Jungerwachsenen im FPI. Die Ergebnisse der Mittelwertberechnungen für die 12 Skalen des FPI sind getrennt für

Untersuchungs- (N=56) und Kontrollgruppe (N=23) in Abbildung 2 dargestellt. Wie aus Tabelle 9 zu ersehen ist, weist die Untersuchungsgruppe statistisch bedeutsame Abweichungen vom Durchschnitt der Altersgruppe in den fünf Skalen FPI 1, 3, 5, N und M auf. Im Durchschnittsbereich liegen die Testwerte der Skalen FPI 2, 4, 6, 7, 8, 9 und E.

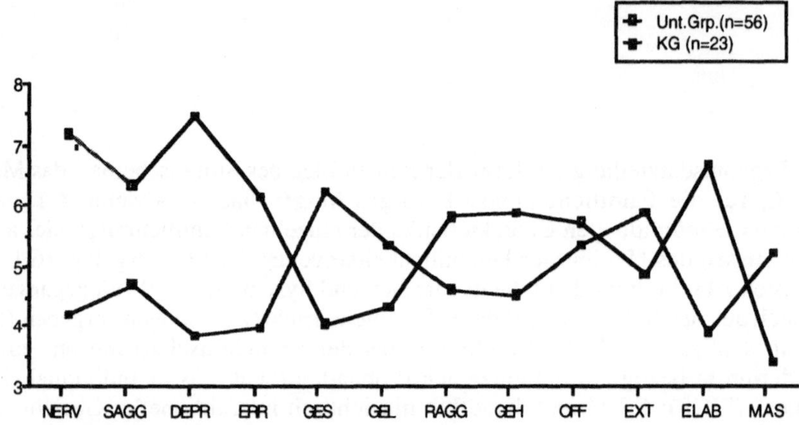

Abb. 2. Selbstbeschreibung der Patienten/Jugendlichen bzw. Jungerwachsenen im FPI

Tabelle 9. Ergebnisse der Prüfung auf Mittelwertsunterschiede

Skalen des FPI	Unt.-Grp. N=56		KG N=23		T-Test	
	x	s	x	s	t	p
Nervosität (FPI 1)	7.04	1.89	4.09	1.93	6.21	.001
Spontane Aggressivität (FPI 2)	6.20	1.77	4.57	2.15	3.22	.01
Depressivität (FPI 3)	7.32	1.48	3.74	1.76	8.58	.001
Erregbarkeit (FPI 4)	6.02	1.62	3.87	2.16	4.30	.001
Geselligkeit (FPI 5)	3.91	1.60	6.09	1.70	-5.25	.001
Gelassenheit (FPI 6)	4.20	1.76	5.22	2.34	-1.89	.07
Reaktive Aggressivität (FPI 7)	5.68	1.75	4.48	1.38	3.24	.01
Gehemmtheit (FPI 8)	5.75	2.08	4.39	1.78	2.94	.01
Offenheit (FPI 9)	5.61	1.33	5.22	2.11	.82	.42
Extraversion (FPI E)	4.73	1.94	5.74	1.71	-2.28	.05
Emotionale Labilität (FPI N)	6.55	1.53	3.78	1.70	6.76	.001
Maskulinität (FPI M)	3.30	1.68	5.09	1.41	-4.81	.001

Psychologisch bietet sich das typische Bild emotionaler Labilität mit ängstlich-depressiver Verstimmung, unsicherem Selbstgefühl, Rückzugstendenzen, wenig Zuversicht und psychosomatischen Allgemeinstörungen. Die deutliche Ausprägung in den Skalen FPI 1, 3 und 5 unterstreicht das geringe Kontaktbedürfnis, das Vorherrschen von Gefühlen der Einsamkeit und Minderwertigkeit sowie die Beeinträchtigung durch psychosomatische Allgemeinstörungen.

Die Mittelwerte der Kontrollgruppe weichen statistisch bedeutsam vom Durchschnitt der Altersgruppe in den drei Skalen FPI 3, 4 und N ab. Psychologisch wird Selbstsicherheit dargestellt mit ausgeglichener Stimmung, Konzentrationsfähigkeit und ungestörtem emotionalen Rapport. Die niedrigen Werte in den Skalen FPI 3 und 4 deuten auf emotionale Belastbarkeit und große Frustrationstoleranz sowie auf Selbstsicherheit und Konzentrationsfähigkeit hin.

Statistisch bedeutsame Unterschiede zwischen der Untersuchungs- und Kontrollgruppe bestehen in allen Skalen mit Ausnahme von FPI 6 (Gelassenheit) und FPI 9 (Offenheit). Die Durchschnittswerte der Skala "Offenheit" liegen für beide Gruppen im Normbereich. Verzerrungen der Selbstbeschreibung durch soziale Erschwünschtheit sind deshalb auszuschließen. Im Vergleich der beiden Gruppen ist in besonderer Weise das Auseinanderklaffen der Profile in den Skalen FPI 1, 3, 5, N und M auffällig. Die Mittelwertsunterschiede sind hochsignifikant (p≤.001). Probanden der Untersuchungsgruppe schildern sich also deutlich mißgestimmter und kontaktgestörter, psychosomatisch beeinflußter und zurückhaltender, aber auch weniger zuversichtlich als die Probanden der Kontrollgruppe. Weniger groß, aber immer noch statistisch bedeutsam (auf dem 1%-Niveau) sind die Unterschiede in den Skalen FPI 2, 7 und 8. Probanden der Untersuchungsgruppe schildern sich vergleichsweise irritierbarer, mißtrauischer und gehemmter. Der hochsignifikante Unterschied in der Skala Maskulinität ist auf den extrem niedrigen Mittelwert der Untersuchungsgruppe zurückzuführen (x = 3.30, s = 1.68, t = -4.81, p≤ .001).

Selbstbeschreibung der Mütter im FPI. Die Mittelwerte der einzelnen Skalen im FPI wurden wiederum getrennt für die Mütter der Untersuchungs- (N=37) und Kontrollgruppe (N=23) berechnet und sind in Abbildung 3 graphisch dargestellt. Statistisch bedeutsame Abweichungen vom Durchschnitt der Altersgruppe finden sich für die Mütter der Untersuchungsgruppe in keiner Skala. So gesehen ist die Gesamtheit der Mütter der Untersuchungsgruppe unauffällig. Die Mütter der Kontrollgruppe weichen vom Durchschnitt der Altersgruppe in den fünf Skalen FPI 2, 4, 7, 8 und N ab. Psychologisch bildet sich emotionale Stabilität ab mit ausgeglichener Stimmungslage, Selbstsicherheit und Konzentrationsfähigkeit. Die niedrigen Werte in den Skalen FPI 2 und 4 deuten auf Selbstbeherrschung und große Frustrationstoleranz hin. Rücksicht, Toleranz und Ungezwungenheit drücken die niedrigen Mittelwerte in den Skalen FPI 7 und 8 aus.

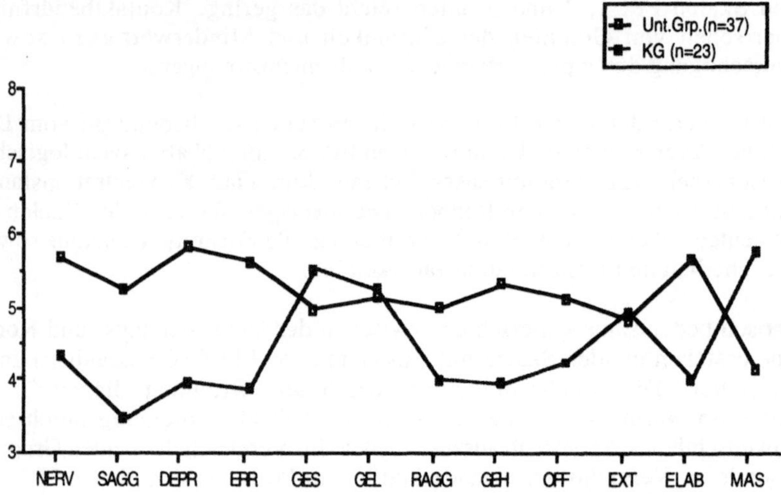

Abb. 3. Selbstbeschreibung der Mütter im FPI

Tabelle 10. Ergebnisse der Prüfung auf Mittelwertsunterschiede

Skalen des FPI	Unt.-Grp. N=37		KG N=23		T-Test	
	x	s	x	s	t	p
Nervosität (FPI 1)	5.57	1.82	4.22	1.86	2.76	.01
Spontane Aggressivität (FPI 2)	5.14	1.96	3.39	1.70	3.64	.001
Depressivität (FPI 3)	5.73	1.77	3.87	2.32	3.29	.01
Erregbarkeit (FPI 4)	5.51	1.94	3.78	1.76	3.56	.001
Geselligkeit (FPI 5)	4.86	1.23	5.39	1.85	-1.21	.24
Gelassenheit (FPI 6)	5.03	1.52	5.13	1.98	-.21	.84
Reaktive Aggressivität (FPI 7)	4.89	1.68	3.91	1.28	2.-55	.05
Gehemmtheit (FPI 8)	5.19	1.91	3.83	1.88	2.72	.01
Offenheit (FPI 9)	5.00	2.03	4.13	2.01	1.63	.11
Extraversion (FPI E)	4.70	1.41	4.83	4.59	-.31	.77
Emotionale Labilität (FPI N)	5.54	1.87	3.91	2.09	3.06	.01
Maskulinität (FPI M)	4.03	1.69	5.65	2.19	-3.04	.01

Im Vergleich der beiden Gruppen untereinander sind die Unterschiede in den Skalen FPI 2 und 4 am größten ($p \leq .001$). Die Gesamtheit der Mütter der Kontrollgruppe beschreibt sich beherrschter und ruhiger als die Gesamtheit der Mütter der Untersuchungsgruppe. Weniger groß, aber immer noch statistisch bedeutsam sind die Unterschiede in den Skalen FPI 1, 3, 7, 8, N und M ($p \leq .01$ außer FPI 7: $p < .05$). In der Selbstbeobachtung ist die Gesamtheit der Mütter der Kontrollgruppe psychosomatisch ungestörter, zufriedener, nachgiebiger, ungezwungener, emotional stabiler und durchsetzungsfähiger. Die Mittelwerte in der Skala "Offenheit" liegen in beiden Gruppen im Durchschnittsbereich der Altersgruppe und weichen nicht statistisch bedeutsam voneinander ab. Desweiteren sind die Unterschiede in den Skalen FPI 5, 6 und E statistisch nicht bedeutsam, was darauf hinweist, daß die Mütter beider Gruppen ein ähnliches Kontaktbedürfnis haben.

Selbstbeschreibung der Väter im FPI. Auch bei den Vätern wurden die Mittelwerte der 12 FPI-Skalen getrennt für Untersuchungs- (N=20) und Kontrollgruppe (N=21) berechnet. Die Ergebnisse sind der Abbildung 4 zu entnehmen. Nur in einer Skala, FPI 2, weichen die Väter der Untersuchungsgruppe im Mittel vom Durchschnitt der Altersgruppe ab. So stellt sich die Gesamtheit der Väter der Untersuchungsgruppe selbstherrscht und ansonsten unauffällig dar.

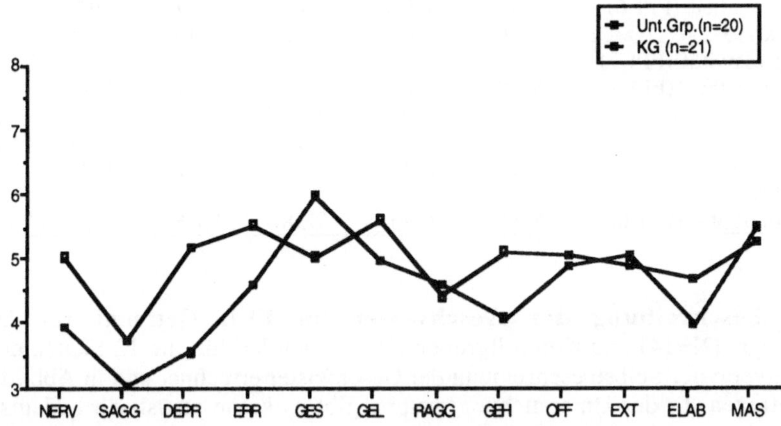

Abb.4. Selbstbeschreibung der Väter der Patienten/Jugendlichen im FPI

Statistisch bedeutsame Abweichungen in den Mittelwerten der Kontrollgruppe finden sich im Vergleich mit dem Durchschnitt der Altersgruppe in den Skalen FPI 2, 3, 5 und N. Psychologisch stellt sich hierin Ausgeglichenheit, Selbstsicherheit, Konzentrationsfähigkeit und Selbstbeherrschung dar. Der relativ hohe Wert in der Skala 5 deutet auf Kontaktbedürfnis und Mitteilsamkeit hin.

Wenn man die Profile der beiden Gruppen in Beziehung setzt, fallen Unterschiede von statistischer Relevanz (p<.05) lediglich in den Skalen FPI 1 und 3 auf. Die Gesamtheit der Väter der Kontrollgruppe beschreibt sich psychosomatisch ungestörter, ausgeglichener und selbstsicherer als die Gesamtheit der Väter der Untersuchungsgruppe. Weniger ausgeprägt, aber statistisch nicht mehr bedeutsam, sind die Unterschiede in den Skalen FPI 4, 5 und 8. Hierin stellen sich die Probanden der Kontrollgruppe tendenziell unabhängiger, frustrationstoleranter und kontaktbedürftiger dar. Unbedeutend sind die Unterschiede in den Skalen FPI 2, 7, 9 und E. Die Väter beider Gruppen schätzen sich gleichermaßen beherrscht und offen ein.

74

Die Mittelwerte in der Skala "Offenheit" liegen eng beieinander im Durchschnitt der Altersgruppe.

Tabelle 11. Ergebnisse der Prüfung auf Mittelwertsunterschiede

	Unt.-Grp. N=20		KG N=21		T-Test	
Skalen des FPI	*x*	*s*	*x*	*s*	*t*	*p*
Nervosität (FPI 1)	4.90	1.86	3.81	1.50	2.06	.05
Spontane Aggressivität (FPI 2)	3.60	1.70	2.90	1.97	1.21	.24
Depressivität (FPI 3)	5.05	2.16	3.43	1.78	2.62	.05
Erregbarkeit (FPI 4)	5.40	2.14	4.48	2.54	1.26	.22
Geselligkeit (FPI 5)	4.90	1.55	5.86	1.71	-1.88	.07
Gelassenheit (FPI 6)	5.50	1.96	4.86	2.37	.95	.35
Reaktive Aggressivität (FPI 7)	4.30	2.47	4.48	2.36	-.23	.82
Gehemmtheit (FPI 8)	5.00	2.20	3.95	1.47	1.79	.09
Offenheit (FPI 9)	4.95	2.09	4.76	2.10	.29	.78
Extraversion (FPI E)	4.80	1.40	4.95	1.16	-.38	.71
Emotionale Labilität (FPI N)	4.55	2.28	3.86	2.01	1.03	.31
Maskulinität (FPI M)	5.15	1.95	5.38	1.86	-.39	.70

Selbstbeschreibung der Geschwister im FPI. Getrennt für Untersuchungs- (N=14) und Kontrollgruppe (N=15) wurden für alle 12 Skalen des FPI Mittelwerte der Selbstbeschreibung der Geschwister errechnet und in Abbildung 5 aufgetragen. In der Untersuchungsgruppe gibt es keine statistisch bedeutsamen Abweichungen der Mittelwerte vom Durchschnitt der Altersgruppe. Die Mittelwerte der Kontrollgruppe weichen vom Durchschnitt der Altersgruppe in den drei Skalen FPI 1, 3 und 5 ab. Die anderen Mittelwerte liegen im Durchschnittsbereich. Psychologisch bietet sich bei den Geschwistern der Kontrollgruppe das Bild von Selbstsicherheit, augeglichener Stimmungslage, wenig psychosomatischer Allgemeinstörung und Kontaktstreben.

Die Mittelwerte der beiden Gruppen unterscheiden sich nicht statistisch bedeutsam. Unterschiede mit tendenziellem Wert bestehen in den Skalen FPI 1, 2, 3 und 8. Die Gesamtheit der Probanden der Kontrollgruppe beschreibt sich also verhältnismäßig selbstsicherer und selbstbeherrschter, ungezwungener und unabhängiger sowie weniger psychosomatisch gestört. In den Skalen FPI 4, 5, 6, 7, 9, E, N und M sind Gruppenabweichungen zu vernachlässigen. So beschreiben sich die Probanden beider Gruppe gleichermaßen kontaktstrebend und durchsetzungsfähig. Die Mittelwerte der Skala "Offenheit" liegen eng beieinander im Durchschnitt der Altersgruppe.

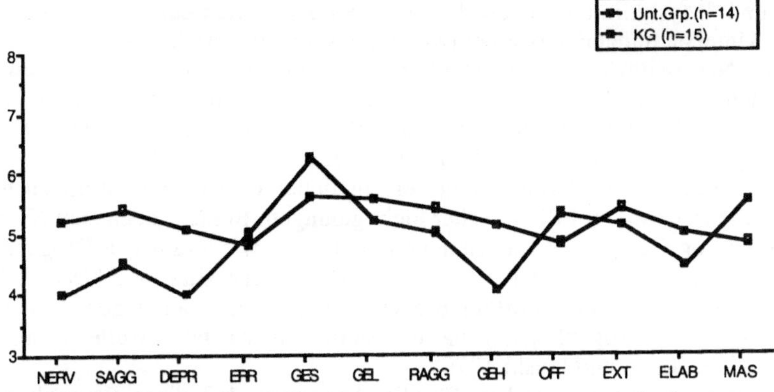

Abb. 5. Selbstbeschreibung der Geschwister im FPI

Tabelle 12. Ergebnisse der Prüfung auf Mittelwertsunterschiede

	Unt.-Grp. N=14		KG N=15		T-Test	
Skalen des FPI	*x*	*s*	*x*	*s*	*t*	*p*
Nervosität (FPI 1)	5.07	2.70	3.87	1.46	1.48	.16
Spontane Aggressivität (FPI 2)	5.29	2.20	4.40	1.77	1.19	.25
Depressivität (FPI 3)	4.93	2.84	3.87	1.89	1.18	.25
Erregbarkeit (FPI 4)	4.71	2.09	4.87	1.41	-.23	.82
Geselligkeit (FPI 5)	5.50	1.45	6.13	1.51	-1.15	.26
Gelassenheit (FPI 6)	5.43	2.28	5.07	2.40	.42	.69
Reaktive Aggressivität (FPI 7)	5.29	2.02	4.87	1.92	.57	.58
Gehemmtheit (FPI 8)	5.00	2.04	3.93	1.75	1.51	.15
Offenheit (FPI 9)	4.71	2.13	5.20	1.90	-.65	.53
Extraversion (FPI E)	5.29	1.54	5.00	1.07	.58	.57
Emotionale Labilität (FPI N)	4.86	2.66	4.33	2.13	.58	.57
Maskulinität (M)	4.71	2.37	5.40	.99	-1.01	.33

6.1.1.2 Diskussion der Untersuchungsbefunde

Im Vergleich mit den Probanden der Kontrollgruppe, aber auch im Vergleich mit der Normstichprobe, stellen sich die suchtmittelabhängigen Jungerwachsenen der Untersuchungsgruppe im "Freiburger Persönlichkeitsinventar" (Version FPI-A1) in fünf von insgesamt 12 Skalen auffällig dar. Hochsignifikante Unterschiede bestehen in den Skalen "Nervosität", "Depressivität", "Geselligkeit", "Emotionale Labilität" und "Maskulinität". Diese Ergebnisse entsprechen den Erwartungen. Bisherige Untersuchungen haben bei Drogenkonsumenten erhöhte Werte in den FPI-Skalen "Nervosität", "Depressivität" und "Emotionale Labilität" nachgewiesen. Außerdem sind niedrige Werte in der Skala "Maskulinität" beschrieben worden (Brill et al. 1971, Gilbert und Lombardi 1967, Hill und Haertzen 1960, Hobi und Ladewig 1972, Rauchfleisch 1972, Paton et al. 1977).

Eine eindeutige Differenzierung verschiedener Konsumentengruppen mittels Selbstbeschreibung im FPI ist bisher nicht gelungen. Besser ließen sich Nichtkonsumenten von Gelegenheitskonsumenten und diese wiederum von Drogenabhängigen abgrenzen, wobei die Werte in den Skalen "Nervosität" und "Depressivität" mit zunehmendem Suchtmittelgebrauch kontinuierlich anstiegen. Die engste Beziehung zum Drogenkonsum hat die Skala "Nervosität" (Müller et al. 1973, Sieber 1988, Spille und Guski 1976).

Bisherige Befunde sprechen für die Annahme, daß diese Persönlichkeitsmerkmale bereits bestehen bevor sich eine Drogenkarriere entwickelt und daß sie über die Zeit relativ stabil bleiben - unabhängig vom Verlauf der Suchtmittelkarriere. Sieber (1988) konnte in seiner prospektiven Längsschnittuntersuchung (Beobachtungszeitraum: 12 Jahre) nachweisen, daß emotionale Labilität, Nervosität und Depressivität charakteristische Persönlichkeitsmerkmale von Suchtmittelkonsumenten sind ("Konsumentenprofil") und über viele Jahre erhalten bleiben.

Wenn sich in der vorliegenden Untersuchung die Zusammenhänge zwischen psychovegetativen Beschwerden bzw. Depressivität und aktuellem Drogenkonsum bestätigen, so ist zu berücksichtigen, daß die Schilderung sozial eher unerwünschter Aspekte von der Bereitschaft des Befragten abhängt, solche Erlebnisse in einem Selbstbeobachtungsinventar anzugeben. Weil die Skalen "Spontane Aggressivität", "Depressivität" und "Erregbarkeit" bedeutsam mit der Skala FPI 9 (Offenheit) korrelieren, muß geprüft werden, ob die höheren Nervositäts- und Depressivitätswerte der Konsumenten durch eine erhöhte Offenheit bedingt sind. Ein Vergleich der Mittelwerte in Skala 9 zeigt, daß die Unterschiede zwischen Untersuchungs- und Kontrollgruppe zu vernachlässigen sind und über dies keine Abweichungen von der Normstichprobe bestehen. Deshalb sind Informationsverzerrungen unwahrscheinlich[35].

---

[35] Persönlichkeitsuntersuchungen an Alkoholikern hatten weniger eindeutige Befunde zum Ergebnis wie Untersuchungen bei Drogenabhängigen. Merkel (1976) untersuchte 74 chronische Alkoholiker zu Beginn und am Ende einer Entwöhnungstherapie. Zu Beginn schilderten sich die Alkoholabhängigen gegenüber Gesunden nervöser und depressiver. Bei der Entlassung und zum Katamnesezeitpunkt waren Auffälligkeiten dieser Art nicht mehr feststellbar. Andere Ergebnisse hatte die Studie von Antons (1977). Seine Probanden unterschieden sich nahezu in allen FPI-Skalen von der Normstichprobe. Die Alkoholiker waren aggressiver, ungeselliger und emotional labiler. Antons und Hampel (1977) differenzierten drei Typen, die sich in den Ausmaß ihrer psychischen Gestörtheit unterschieden, nicht jedoch hinsichtlich ihrer Persönlichkeitsstruktur. In einer anderen Untersuchung (Klamm 1983) ließen sich drei Testprofilgruppen isolieren. Probanden der Gruppe 1 wiesen Profile auf, die der beschriebenen "Konsumentenpersönlichkeit" entsprechen. Der sogenannte "Gegenabhängigkeitstyp" (Gruppe 2) wies in den Skalen "Nervosität", "Depressivität" und "Erregbarkeit" eher niedrige Werte auf. Demgegenüber waren

Wenngleich die Befunde dieser Untersuchung (in Übereinstimmung mit den Ergebnissen anderer Studien) in Richtung einer "Konsumentenpersönlichkeit" weisen, so ist andererseits eine Spezifitätsannahme zu verwerfen. Hobi (1982) hat darauf hingewiesen, daß es nicht gelingt, die "Suchtpersönlichkeit" von neurotischen, psychosomatischen und endogenen Erkrankungen statistisch zu trennen, weder prämorbid noch morbid. Dazu sagt Sieber (1988, 259):

Verglichen mit den ebenfalls wichtigen situations- und umweltspezifischen Einflüssen (z.B. peers, Eltern) stellen die Persönlichkeitsdimensionen Einflußgrößen dar, die in der Kette der Kausalverknüpfung weiter hinten, d.h. von dem zu erklärenden Phänomen weiter entfernt, Einfluß ausüben. Daß trotzdem ein signifikanter Zusammenhang zum Konsumverhalten vorhanden ist, spricht für die Bedeutsamkeit der Persönlichkeit.

Eine zentrale Fragestellung dieser Studie ist, inwieweit die Familie des Drogenkonsumenten dazu beiträgt, das süchtige Verhalten zu unterstützen. In diesem Zusammenhang ist ein Vergleich der Profile der Jungerwachsenen und Familienangehörigen von besonderem Interesse. Außerdem liegt ein Vergleich mit der Kontrollgruppe nahe.

Die Jungerwachsenen der Kontrollgruppe stellen sich deutlich weniger psychosomatisch allgemeingestört, selbstbeherrschter, stimmungsausgeglichener, selbstsicherer und kontaktbedürftiger dar als ihre süchtigen Gleichaltrigen. Wichtiger als dieser Gruppenunterschied ist aber, daß die Profile sämtlicher Familienmitglieder der Kontrollgruppe in höherem Ausmaß übereinstimmen als in den Familien der suchtmittelabhängigen Jungerwachsenen. Mütter, Väter und Geschwister der Index-Jungerwachsenen der Kontrollgruppe beschreiben sich ähnlich selbstsicher, kontaktbedürftig, ungezwungen und unabhängig. Der einzige Unterschied zwischen Indexprobanden und anderen Familienmitgliedern besteht in dem Ausmaß der spontanen Aggressivität. Hier beschreiben sich die Jungerwachsenen, genauso wie ihre Geschwister, unauffällig, währenddem sich Mütter und Väter selbstbeherrscht darstellen. Ein wichtiger Befund ist, daß die Profile der Indexprobanden mit den Profilen der Geschwister einerseits und die Profile der Mütter und Väter andererseits zur Deckung kommen. Wenn Abweichungen bestehen, so sind sie gradueller Ausprägung, nicht aber qualitativer Art i. S. der im FPI zum Ausdruck gebrachten Persönlichkeit.

Andere Ergebnisse hat der Profilvergleich innerhalb der Untersuchungsgruppe. Im Mittel beschreiben sich diese Familien in den Dimensionen des Freiburger Persönlichkeitsinventars unauffällig - mit Ausnahme der süchtigen Mitglieder. Am unauffälligsten ist das Profil der Geschwister. In keiner Skala weichen Mittelwerte von der Normstichprobe ihrer Altersgruppe ab. Hierin ähneln sich die Profile der Väter, allerdings imponiert bei ihnen eine Aggressionshemmung. Der Mittelwert in der Skala "Spontane Aggressivität" ist vergleichsweise niedrig und weist auf passiv-ruhige Züge hin.

---

die Werte in den Bereichen "Geselligkeit", "Gelassenheit", "Offenheit" und "Maskulinität" hoch. Probanden der Gruppe 3 hatten ein unauffälliges Profil.

Die Mütter der Drogenabhängigen weichen von der Normstichprobe ihrer Altersgruppe nicht statistisch bedeutsam ab. Dennoch deutet die graphische Darstellung der Mittelwerte ein Profil an, denn in den Extremen differieren die Mittelwerte in den Skalen über zwei Stanine-Einheiten. *Tendentiell* stellen sie sich nervös, depressiv, zurückgezogen, gehemmt und vor allem im Kontakt gestört dar, sie fühlen sich mißverstanden und ungerecht behandelt. Der relativ niedrige Wert in der Skala FPI M weist außerdem auf wenig Selbstvertrauen, auf Abspannung, Mattigkeit und Erschöpfung hin. Solche Selbstbeschreibungen findet man bei den süchtigen Kindern dieser Mütter in *extremer* Ausprägung wieder (sie wurden unter dem Begriff "Konsumentenpersönlichkeit" diskutiert). Dieser Aspekt ist im Hinblick auf die Fragestellungen dieser Arbeit von besonderem Interesse. Es sind die Mütter und ihre suchtmittelabhängigen Nachkommen, die in der Selbstbeschreibung des Freiburger Persönlichkeitsinventars die größten Ähnlichkeiten in den Familien aufweisen und nicht etwa (wie in der Kontrollgruppe) die Eltern einerseits und die Nachkommen andererseits. In der Untersuchungsgruppe stellen sich die Eltern unterschiedlich dar. Die Väter sind passiv, die Mütter eher depressiv. Der größte Unterschied in der Untersuchungsgruppe besteht zwischen Geschwistern und Index-Patienten. Ganz unauffällig sind die Geschwister, extrem auffällig sind die Index-Patienten.

Zusammenfassend ist hervorzuheben, daß in der Selbstbeschreibung klinisch unauffälliger Familien Persönlichkeitsprofile in der Elterngeneration einerseits und in der Kindergeneration andererseits am meisten übereinstimmen. In den Familien mit suchtmittelabhängigen Nachkommen fehlen solche Gemeinsamkeiten. Hier kommen Profile der Mütter mit den Profilen der Süchtigen am ehesten zur Deckung. Das, was sich bei den Müttern andeutet, nämlich emotionale Labilität, Selbstunsicherheit, Zurückgezogenheit und Depressivität, hat bei den süchtigen Jungerwachsenen extreme Ausprägung. Es ist nicht davon auszugehen, daß dieses Phänomen auf den Untersuchungszeitpunkt begrenzt ist. Voruntersuchungen bestätigen die Zeitstabilität der Befunde im FPI.

Aus den Schilderungen der süchtigen Probanden ist bekannt, daß diese Dyade für einen Großteil von besonderer emotionaler Intensität ist. 39 Prozent der opiatabhängigen Patienten bezeichneten die Mutter als wichtigste Bezugsperson (s. Abschn. 5.2.1). Die Ergebnisse aus dem FPI weisen in die gleiche Richtung. Denn sie geben Anlaß zu der Annahme, daß die Opiatabhängigen dieser Untersuchung mit ihren Müttern vergleichsweise am stärksten identifiziert sind.

Grundsätzlich deuten die Ergebnisse aus dem FPI darauf hin, daß Ähnlichkeiten und Übereinstimmungen zwischen Mitgliedern klinisch unauffälliger Familien anders dargestellt werden als in Familien mit einem Opiatabhängigen. Dieses Phänomen bildet sich anhand anderer Ergebnisse dieser Studie, die mit abweichenden Methoden gewonnen wurden, wiederholt ab.

6.1.2 Ergebnisse aus dem "Familieneinschätzungsbogen" (FAM III)

6.1.2.1 Darstellung der Untersuchungsbefunde

Die Darstellung der Ergebnisse aus dem Familieneinschätzungsbogen erfolgt für die einzelnen Ebenen getrennt. Es werden zunächst Ergebnisse aus den "Allgemeinen Familienbogen" dargestellt. Anschließend werden die Ergebnisse der Dyaden-Einschätzungen und in einem weiteren Schritt die Ergebnisse der Selbstbeurteilungsbögen erläutert. Abschließend sollen die Ergebnisse aus dem FAM III diskutiert werden.

Ergebnisse aus dem "Allgemeinen Familienbogen". In Abbildung 6 sind die Ergebnisse der *Gesamtfamilien* dargestellt. Zunächst wurden die Durchschnittswerte aller Familienmitglieder (N=118 für Unt.Grp. und N=84 für KG) einer Familie berechnet. In die abgebildeten Skalenmittelwerte der Untersuchungsgruppe wurden 51 Familienscores und in die der Kontrollgruppe 23 Familienscores einbezogen. Zu berücksichtigen ist bei diesem Verfahren, daß die Werte einzelner Familienmitglieder gemittelt und deshalb größere Unterschiede ausgeglichen werden.

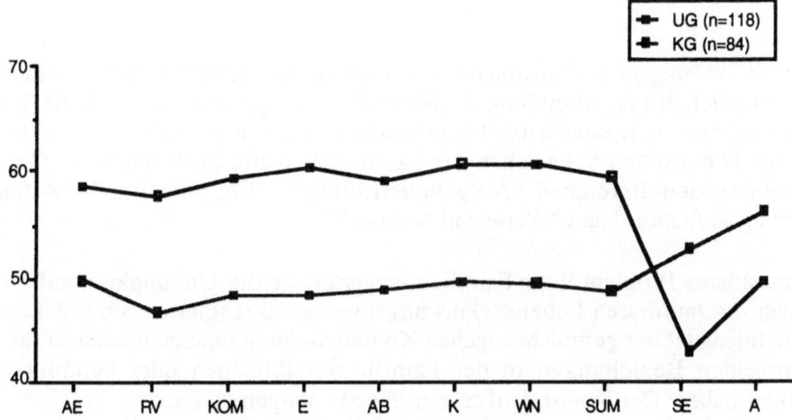

Abb. 6. FAM III - Allgemeiner Familienbogen: Vergleich aller Familienmitglieder

Auf eindrucksvolle Weise ist dokumentiert, wie unterschiedlich sich die Familien von Untersuchungs- und Kontrollgruppe einschätzen. Während alle Familienscores der Kontrollgruppe im Bereich der Familienstärken angesiedelt sind, liegen sämtliche Scores der Untersuchungsgruppe im Bereich der Familienschwächen. Für alle Skalen des "Allgemeinen Familienbogens" errechnen sich im t-Test hochsignifikante Unterschiede zwischen den Familien mit opiatabhängigen und abstinenten

Jungerwachsenen. Familien mit einem suchtmittelabhängigen Nachkommen sehen signifikant größere Probleme in den Bereichen "Aufgabenerfüllung" (AE), "Rollenverhalten" (RV), "Kommunikation" (KOM), "Emotionalität" (E), "Affektive Beziehungsaufnahme" (AB), "Kontrolle" (K) und in "Werten und Normen" (WN) (s. Tabelle 13).

Tabelle 13. Ergebnisse der Prüfung auf Mittelwertsunterschiede

	Unt.-Grp. N=118		KG N=84		T-Test	
Skalen des FAM	*x*	*s*	*x*	*s*	*t*	*p*
Aufgabenerfüllung	57.9	11.6	49.1	9.7	5.92	.001
Rollenverhalten	56.9	12.0	45.9	8.5	7.67	.001
Kommunikation	58.7	14.1	47.5	10.1	6.59	.001
Emotionalität	59.7	12.0	47.5	10.1	7.83	.001
Affektive Beziehungs-aufnahme	58.4	14.3	48.1	9.0	6.27	.001
Kontrolle	60.1	13.4	48.9	10.3	6.76	.001
Wertvorstellungen/ Normen	59.8	12.7	48.6	10.8	6.73	.001
Summe	58.8	10.7	47.9	8.0	8.26	.001
Soziale Erwünschtheit	42.1	9.7	52.0	8.9	-7.48	.001
Abwehr	48.8	8.8	55.6	8.0	-5.76	.001

Suchtmittelabhängige und abstinente Jungerwachsene schätzen ihre Familien sehr unterschiedlich ein (s. Abbildung 7) (N=51 für Unt.Grp. und N=23 für KG). Im t-Test errechnen sich wiederum hochsignifikante Unterschiede in allen Skalen ($p \le .001$). Die größten Schwächen der Familie (T-Werte ≥ 60) sehen die Opiatabhängigen in den Bereichen "Aufgabenerfüllung", "Emotionalität", "Affektive Beziehungsaufnahme" und "Werte und Normen".

Als besonderes Problem ihrer Familien bewerten sie die Unfähigkeit, auf Veränderungen im familiären Lebenszyklus angemessen zu reagieren. Sie drücken aus, daß die Intensität der gefühlsbezogenen Kommunikation unangemessen ist und daß die einzelnen Beziehungen in der Familie narzißtischen oder symbiotischen Charakter haben. Der Kontrollstil scheint ihnen unangemessen.

Diese Ergebnisse entsprechen den Erwartungen. Hier kommt zum Ausdruck, wie groß die Probleme sind, die die Opiatabhängigen in den emotionalen Bereichen ihrer Familie haben.

Die abstinenten Gleichaltrigen der Kontrollgruppe bewerten das Rollenverhalten als eine besondere Stärke ihrer Familien. Eine andere Stärke sehen sie in der Emotionalität. Etwas schlechter beurteilen die abstinenten Jungerwachsenen die Funktionalität ihrer Familien in den Bereichen "Aufgabenerfüllung", "Kontrolle" und "Werte und Normen". Dies entspricht den Erwartungen. Auseinandersetzungen in der Ablösungsphase vom Elternaus drücken sich am ehesten in diesen Bereichen aus.

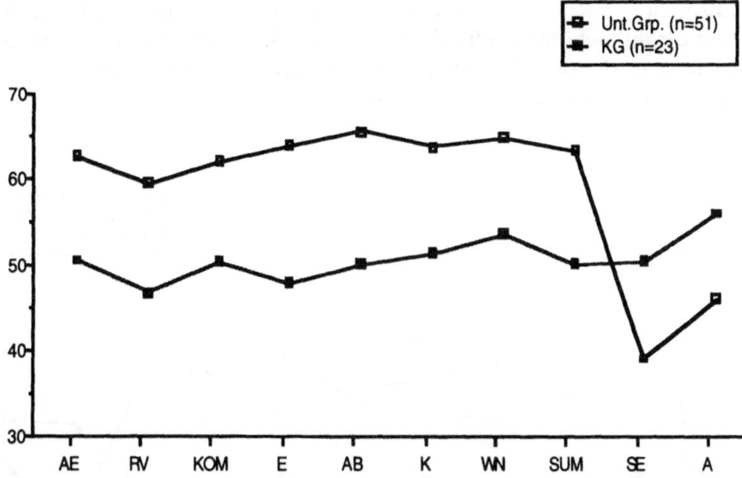

Abb. 7. FAM III - Allgemeiner Familienbogen: Wie sieht der Patient/Jungerwachsene seine Familie?

Tabelle 14. Ergebnisse der Prüfung auf Mittelwertsunterschiede

Skalen des FAM	Unt.-Grp. N=51		KG N=23		T-Test	
	x	s	x	s	t	p
Aufgabenerfüllung	61.6	11.7	49.7	9.0	4.80	.001
Rollenverhalten	58.5	13.2	45.9	5.8	5.70	.001
Kommunikation	60.9	15.3	49.4	9.9	3.88	.001
Emotionalität	62.7	12.3	47.1	8.3	6.39	.001
Affektive Beziehungs- aufnahme	64.4	16.0	49.1	8.3	5.39	.001
Kontrolle	62.5	16.0	50.3	10.5	3.90	.001
Wertvorstellungen/ Normen	63.7	13.6	52.5	12.2	3.50	.001
Summe	62.0	12.0	49.1	7.1	5.76	.001
Soziale Erwünschtheit	38.2	10.1	49.4	9.0	-4.78	.001
Abwehr	45.1	10.0	55.0	8.7	-4.33	.001

Hierin stimmen die Einschätzungen der *Mütter* abstinenter Jungerwachsener überein (s. Abbildung 8) (N=34 für Unt.Grp. und N=23 für KG). Im Gegensatz zu ihren Kindern sehen sie aber Probleme nicht alleine in den Bereichen "Kontrolle" und "Aufgabenerfüllung", sondern zusätzlich im Bereich "Emotionalität". Sie bringen damit zum Ausdruck, daß ihnen der Umgang mit Gefühlen relativ unangemessen erscheint. Auch dies stimmt mit den Erwartungen über eine Familie im Ablösungsprozeß überein. Stärken sehen die Mütter der Kontrollgruppe in der Rollenverteilung und in der Kommunikation. Sie sind der Ansicht, daß der

Informationsaustausch in den Familien ausreichend ist, sich die einzelnen Mitglieder direkt und klar ausdrücken und einander verstehen. Aus Sicht der Mütter wissen die Familienmitglieder außerdem, was von ihnen erwartet wird. Sie erledigen die ihnen zugeteilten Aufgaben.

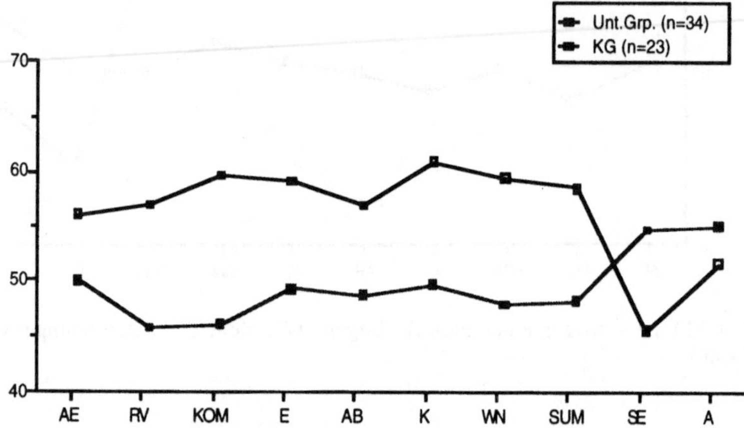

Abb. 8. FAM III - Allgemeiner Familienbogen: Wie sehen die Mütter ihre Familien?

Tabelle 15. Ergebnisse der Prüfung auf Mittelwertsunterschiede

Skalen des FAM	Unt.-Grp. N=34		KG N=23		T-Test	
	x	s	x	s	t	p
Aufgabenerfüllung	55.2	10.5	49.3	11.4	2.01	.05
Rollenverhalten	56.2	10.8	45.1	12.1	3.55	.001
Kommunikation	58.8	11.5	45.4	9.4	4.82	.001
Emotionalität	58.3	12.1	48.7	11.7	2.97	.01
Affektive Beziehungs- aufnahme	56.2	9.0	48.0	8.7	3.45	.001
Kontrolle	60.1	10.1	49.0	9.3	4.28	.001
Wertvorstellungen/ Normen	58.7	10.4	47.2	10.0	4.18	.001
Summe	57.7	7.8	47.5	9.1	4.36	.001
Soziale Erwünschtheit	44.8	7.7	54.0	9.0	-4.03	.001
Abwehr	51.0	5.6	54.4	8.3	-1.71	.10

Die Mütter suchtmittelabhängiger Heranwachsender bewerten ihre Familien in allen Bereichen deutlich dysfunktionaler als die Mütter der Kontrollgruppe. In allen Skalen sind die Unterschiede statistisch bedeutsam. In den Bereichen "Rollenver-teilung" und "Kommunikation" sind Unterschiede zu den Müttern der Untersu-chungsgruppe am größten. Besondere Probleme sehen die Mütter der Untersuchungsgruppe im Bereich "Kontrolle". Relative Stärken beschreiben sie in den Bereichen "Aufgabenerfüllung" und "Affektive Beziehungsaufnahme": Ganz im Gegensatz zu ihren suchtmittelabhängigen Kindern sind sie der Ansicht, daß ihre Familien im Hinblick auf entwicklungsbedingte Anforderungen relativ anpassungsfähig und flexibel reagieren und daß die Beziehungen der Familienmitglieder zueinander tendentiell wachstumsfördernd und unterstützend sind. Besondere Probleme stellen die Mütter in den Bereichen "Kommunikation" und "Kontrolle" dar. Sie weisen auf das mangelnde gegenseitige Verstehen hin und darauf, daß es der Familie besonders schwer fällt, Gewohnheitsmuster in den Familienfunktionen zu wechseln. Das entspricht den Erwartungen. Interessant ist, daß die Mütter der Untersuchungsgruppe dort relative Familienstärken sehen, wo die Suchtmittelabhängigen auf Schwächen hinweisen, nämlich in den Bereichen "Aufgabenerfüllung" und "Affektive Beziehungsaufnahme". Jener Bereich hingegen, in dem die Mütter die größte Schwäche beschreiben, in der Kontrolle, wird von den Suchtmittelabhängigen relativ unproblematisch eingeschätzt.

Die *Väter* der Untersuchungsgruppe (s. Abb. 9) sehen im Vergleich mit ihren Familienangehörigen die wenigsten Probleme (N=19 für Unt.Grp. und N=21 für KG). Dennoch sind im Gruppenvergleich Mittelwertsunterschiede in den Bereichen "Rollenverhalten", "Emotionalität", "Kontrolle" und "Werte und Normen" (auf dem 5%-Niveau) statistisch bedeutsam.

Die größten Probleme bilden die Väter der Untersuchungsgruppe in den Bereichen "Emotionalität" und "Kontrolle" ab. Aus ihrer Sicht haben die Familien die meisten Schwierigkeiten, mit Gefühlen angemessen umzugehen und Gewohnheitsmuster zu wechseln. Wie weiter unten dargestellt wird, stimmen sie in dieser Beschreibung mit den Geschwistern der süchtigen Patienten überein. Eine Stärke (T≤50) beschreiben die Väter der Untersuchungsgruppe im Bereich "Affektive Beziehungsaufnahme". Sie sind der Ansicht, daß die gegenseitige Fürsorge zur Erfüllung emotionaler Bedürfnisse führt und daß die autonome Lebensgestaltung in ihren Familien gefördert wird. In keinem anderen Ergebnis aus der Untersuchung mit dem FAM III stimmen Sichtweisen von Untersuchungs- und Kontrollgruppe derart eng überein wie in diesem Bereich.
   Die Väter der "Normalfamilien" beschreiben in allen Skalen Familienstärken (sämtliche T-Werte liegen bei x=45). Gemessen an der Gesamtheit der Teilstichproben bewerten die Väter der Kontrollgruppe ihre Familien im höchsten Maße funktional.

Die *Geschwister* der "Normalfamilien" sind kritischer (s. Abbildung 10) (N=14 für Unt.Grp. und N=17 für KG). Aus ihrer Sicht haben die Familien relative Schwächen in den Bereichen "Aufgabenerfüllung", "Kommunikation" und "Kontrolle". Demgegenüber bestehen aus ihrer Sicht Stärken in den Bereichen "Rollenverteilung" und "Emotionalität". Die Scores sämtlicher Skalen liegen im Normbereich.

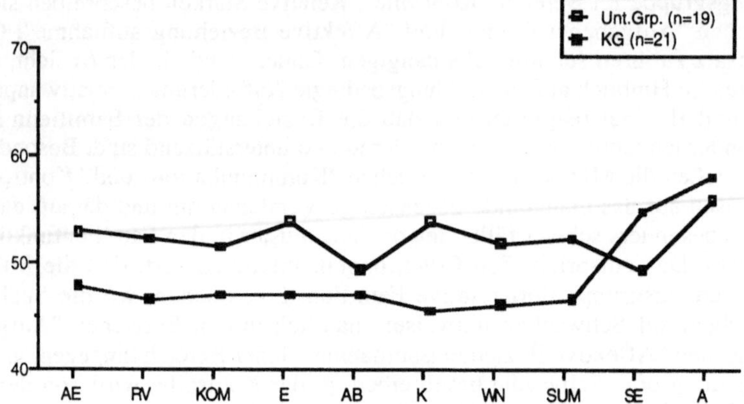

Abb. 9. FAM III - Allgemeiner Familienbogen: Wie sehen die Väter ihre Familien?

Tabelle 16. Ergebnisse der Prüfung auf Mittelwertsunterschiede

	Unt.-Grp. N=19		KG N=21		T-Test	
Skalen des FAM	*x*	*s*	*x*	*s*	*t*	*p*
Aufgabenerfüllung	52.3	9.8	47.1	6.6	1.93	.07
Rollenverhalten	51.5	9.8	46.0	5.9	2.15	.04
Kommunikation	50.8	9.0	46.2	9.2	1.59	.12
Emotionalität	53.1	8.8	46.3	8.4	2.49	.02
Affektive Beziehungs- aufnahme	48.6	8.4	46.2	6.8	.96	.35
Kontrolle	53.1	8.7	44.9	9.5	2.83	.01
Wertvorstellungen/ Normen	51.2	9.1	45.3	7.8	2.18	.04
Summe	51.5	6.4	46.0	5.8	2.84	.01
Soziale Erwünschtheit	48.7	7.4	54.0	8.5	-2.11	.05
Abwehr	55.1	5.2	57.3	5.8	-1.28	.21

Größtenteils stimmen Einschätzungen der Geschwister und der Index-Jungerwachsenen in den "Normalfamilien" überein. Dies entspricht den Erwartungen, denn die Index-Jugendlichen wurde nicht wie die Index-Patienten aufgrund eines Symptoms definiert, sondern aufgrund des Kriteriums "Alter". Interessanterweise bilden auch die Geschwister der Kontrollgruppe relative Familienschwächen in den Skalen "Aufgabenerfüllung", "Kommunikation" und "Kontrolle" ab. Offenbar sind diese Bereiche für Heranwachsende im Ablösungsprozeß in besonderer Weise belastet.

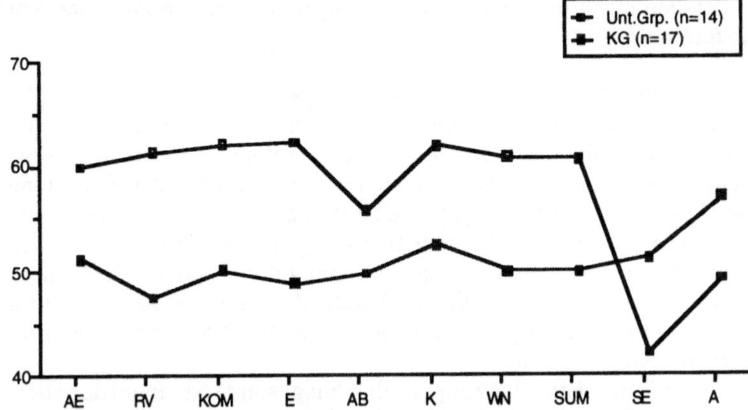

Abb. 10. FAM III - Allgemeiner Familienbogen: Wie sehen die Geschwister ihre Familien?

Tabelle 17. Ergebnisse der Prüfung auf Mittelwertsunterschiede

Skalen des FAM	Unt.-Grp. N=14		KG N=17		T-Test	
	x	s	x	s	t	p
Aufgabenerfüllung	59.0	12.5	50.4	11.6	1.98	.06
Rollenverhalten	60.4	11.9	46.7	9.1	3.55	.01
Kommunikation	61.2	18.1	49.4	12.2	2.09	.05
Emotionalität	61.4	11.1	48.1	12.2	3.20	.01
Affektive Beziehungs-aufnahme	54.9	15.3	49.0	12.6	1.15	.27
Kontrolle	61.0	13.1	51.6	11.6	2.10	.05
Wertvorstellungen/Normen	59.9	13.7	49.2	12.1	2.28	.05
Summe	59.7	12.2	49.2	9.8	2.61	.05
Soziale Erwünschtheit	41.4	9.5	50.4	8.5	-2.75	.05
Abwehr	48.4	8.4	56.1	9.1	-2.46	.05

Die Einschätzungen der Geschwister suchtmittelabhängiger Patienten unterscheiden sich in fünf von sieben Skalen signifikant (im t-Test ist p≤.05) von der Kontrollgruppe. Die Durchschnittsscores liegen im Bereich der Schwächen (zwischen T=55 und T=61). Auf besondere Probleme weisen die Geschwister der Untersuchungsgruppe in den Bereichen "Emotionalität", "Kommunikation" und "Kontrolle" hin. Eine relative Familienstärke sehen sie im Bereich "Affektive Beziehungsaufnahme". Diesbezüglich sind die Geschwister der Opiatabhängigen mit ihren Vätern einer Meinung. Während die Einschätzungen in den "Normalfamilien" zwischen Index-Jugendlichen und Geschwistern auf der einen Seite und den Eltern auf der anderen am engsten übereinstimmen (wobei die Mütter der Kontrollgruppe die Familien etwas kritischer einschätzen als die Väter), bilden sich demgegenüber in der Untersuchungsgruppe Übereinstimmungen am ehesten zwischen Vätern und Geschwistern ab.

Im Vergleich aller Darstellungen aus dem "Allgemeinen Familienbogen" fällt auf, daß die Probanden der Kontrollgruppe ihre Familien im Mittel deutlich funktionaler beurteilen als die Probanden der Untersuchungsgruppe. Beinahe identisch sind die Beurteilungen der Index-Jungerwachsenen und ihrer Geschwister. Erwartungsgemäß zeigen sie Konflikte im Ablösungsprozeß auf, die in der Familie bewältigt werden. Aus ihrer Sicht entstehen in keinem Bereich gravierende Probleme. Meinungs- unterschiede zwischen Eltern und Nachkommen bilden sich ab. Die Generation der Nachkommen erreicht in den Skalen "Kontrolle" und "Werte und Normen" die höchsten T-Werte in bezug auf das Gesamtprofil. Trotzdem liegen sämtliche Mittelwerte im Normbereich.

Anders sind die Einschätzungen der insgesamt 51 Familien der Unter- suchungsgruppe. Index-Patienten, Mütter und Geschwister bewerten ihre Familien mehr oder weniger dysfunktional. Die Väter urteilen weniger kritisch. Im Bereich "Affektive Beziehungsaufnahme", der die Beziehungsqualität unter den Familien- mitgliedern operationalisiert, werten sie ähnlich neutral wie die Väter der Kontroll- gruppe. Demgegenüber sehen die Opiatabhängigen die meisten Probleme in der Familie. Sie schätzen die Beziehungen in extremer Weise symbiotisch bzw. narziß- tisch ein. Ihre Geschwister vertreten hingegen die Ansicht, daß die Bedingungen in den Familien zur Erfüllung emotionaler Bedürfnisse ebenso beitragen wie zur Förderung einer autonomen Lebensgestaltung.

Mütter, Väter und Geschwister der Untersuchungsgruppe weisen auf Probleme im Bereich "Kontrolle" hin. Im Unterschied zur Kontrollgruppe ist dies jedoch der einzige Bereich, in dem die Mütter mit ihren Ehemännern gleicher Ansicht sind. Enger stimmen in der Untersuchungsgruppe Väter und Geschwister überein. Mütter und Index-Patienten sehen in sämtlichen Bereichen Probleme. Besonders belastet sind aus Sicht der Opiatabhängigen die Bereiche "Aufgabenerfüllung", "Affektive Beziehungsaufnahme" und "Werte und Normen". Mit dieser Einschätzung stehen die Patienten alleine da. Daß sie hierin zu einer geradezu gegenläufigen Ein- schätzung ihrer Mütter gelangen, wurde bereits erörtert. Diese Ergebnisse lassen sich mit den Darstellungen aus dem "Zweibeziehungsbogen" detaillierter auf- schlüsseln.

Inwieweit die Stichproben homogen sind, läßt sich durch die Analyse der Standard- abweichungen der Skalenmittelwerte beantworten (siehe Tabellen 13 bis 17). Für die Familien Opiatabhängiger sind die Standardabweichungen in den Gesamtdar- stellungen etwas höher als für die Normalfamilien (in den einzelnen Sklaen variieren die Standardabweichungen der Skalenwerte im Allgemeinen Familien- bogen von s=8.8 bis s=14.3 für Unt.Grp. vs. s=8.0 bis s=10.8 für KG). Die Variabilität ist in der Gruppe der Patienten am größten (s=10.0 bis s=16.0 für Unt.Grp. vs. s= 5.8 bis s=12.2 für KG). Am niedrigsten sind die Standard- abweichungen bei den Vätern beider Gruppen.

Ergebnisse aus den Zweierbeziehungsbögen. In Abb. 11 sind die Mittel- werte aller Dyaden im Gesamt, getrennt nach Untersuchungs- und Kontrollgruppe graphisch dargestellt. Eine weitere Untergliederung der Dyaden ist sinnvoll, um den Einfluß einzelner Familienmitglieder näher aufzuschlüsseln: Abb. 12 stellt die Mittelwerte solcher Dyadeneinschätzungen dar, die sich errechnen, wenn die Bewertungen der Index-Patienten/Index-Jungerwachsenen herausgenommen, also nicht berücksichtigt werden. Die Mittelwertberechnungen aller Dyaden aus Sicht der Patienten/Jungerwachsenen sind in Abb. 13 graphisch dargestellt. In Abb. 14 finden sich die Mittelwertberechnungen aller Dyaden, die sich auf den Patienten/ Jugendlichen beziehen. Es folgt mit Abb.15 die graphische Darstellung der Ergebnisse aus den Dyadeneinschätzungen der Mütter in bezug auf den Index-Patienten/ Index-Jungerwachsenen. Wie demgegenüber die Väter die Patienten/Jungerwachsenen einschätzen, ist in Abb. 16 wiedergegeben. In Abb. 19 sind die Mittelwerte der Dyaden Mütter-Väter aufgetragen.

In Abb. 11 sind die Mittelwerte aus sämtlichen 312 Dyaden-Einschätzungen der Untersuchungsgruppe und aus den 244 Einschätzungen der Kontrollgruppe getrennt dargestellt. In allen Skalen unterscheiden sich die errechneten Durchschnitts-T-Werte von Untersuchungs- und Kontrollgruppe hochsignifikant ($p \leq .001$). Während die Mittelwerte in der Kontrollgruppe erwartungsgemäß um T=50 liegen, differieren die Durchschnittswerte der Untersuchungsgruppe in den einzelnen Skalen zwischen T=55 und T=59. Tendentiell werden also Schwächen zum Ausdruck gebracht. In dieser Darstellung bildet sich noch einmal ab, daß die Familien mit einem suchtmittelabhängigen Jungerwachsenen (nun auch innerhalb der einzelnen Zweierbeziehungen) besondere Probleme in den Bereichen "Kommunikation", "Affektive Beziehungsaufnahme" und "Werte und Normen" sehen, und daß andererseits die Bereiche "Emotionalität" und "Kontrolle" als relativ funktional eingeschätzt werden.

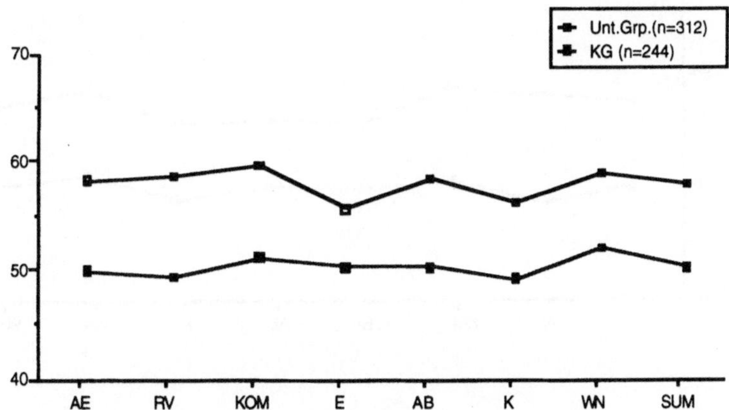

Abb. 11. FAM III - Vergleich aller Dyaden in den Untersuchungsgruppen

Tabelle 19. Ergebnisse der Prüfung auf Mittelwertsunterschiede

Skalen des FAM	Unt.-Grp. N=312		KG N=244		T-Test	
	x	*s*	*x*	*s*	*t*	*p*
Aufgabenerfüllung	57.4	13.3	49.0	8.9	8.83	.001
Rollenverhalten	57.8	13.8	48.6	9.5	9.34	.001
Kommunikation	58.9	12.3	50.3	9.9	9.16	.001
Emotionalität	54.8	12.1	49.4	10.7	5.60	.001
Affektive Beziehungs-aufnahme	57.6	11.0	49.5	9.1	9.54	.001
Kontrolle	55.4	12.9	48.4	9.8	7.33	.001
Wertvorstellungen/ Normen	58.1	11.9	51.1	9.3	7.78	.001
Summe	57.1	10.3	49.5	7.9	9.95	.001

In einem weiteren Schritt wurden die dyadischen Einschätzungen der Index-Patienten/Index-Jungerwachsenen aus der Berechnung der Mittelwerte herausgenommen (s. Abb. 12). Das Profil der Kontrollgruppe (N=181) bleibt im wesentlichen unverändert. In der Untersuchungsgruppe (N=180) hingegen fällt jene Spitze in der graphischen Darstellung fort, die zuvor (unter Einschluß der Index-Patienten) im Bereich "Affektive Beziehungsaufnahme" imponierte.

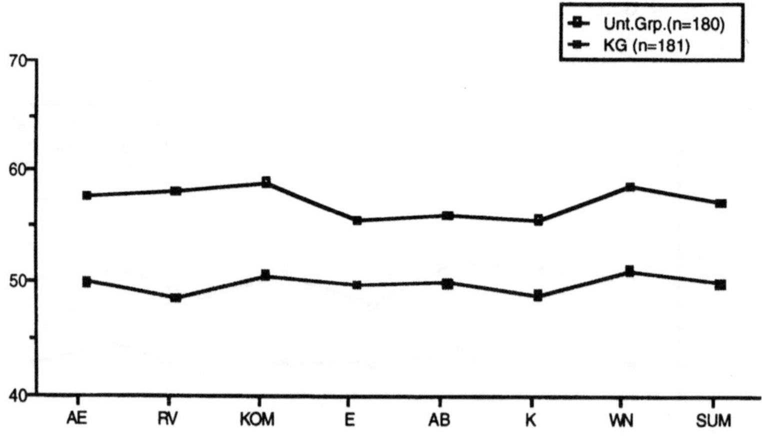

Abb. 12. FAM III - Dyaden der Familienmitglieder unter Ausschluß der Patienten/ Jungerwachsenen

Tabelle 20. Ergebnisse der Prüfung auf Mittelwertsunterschiede

Skalen des FAM	Unt.-Grp. N=180		KG N=181		T-Test	
	x	s	x	s	t	p
Aufgabenerfüllung	57.0	12.6	49.2	8.9	6.83	.001
Rollenverhalten	57.5	13.3	48.0	9.3	7.89	.001
Kommunikation	58.4	11.9	49.9	9.7	7.47	.001
Emotionalität	54.8	11.0	49.1	10.7	4.97	.001
Affektive Beziehungs-aufnahme	55.4	8.8	49.2	9.2	6.56	.001
Kontrolle	55.0	10.6	48.2	9.6	6.38	.001
Wertvorstellungen/ Normen	58.0	11.7	50.5	8.6	6.85	.001
Summe	56.6	9.3	49.2	7.7	8.26	.001

Die Begründung für dieses Phänomen findet sich in Abb. 13. Hier sind alleine die dyadischen Einschätzungen der Index-Patienten/Index-Jungerwachsenen (N=132 bzw. N=63) aufgetragen. Es stellt sich dar, daß die Index-Patienten die größten Probleme in den Dyaden ihrer Familien im Bereich "Affektive Beziehungsaufnahme" angeben.

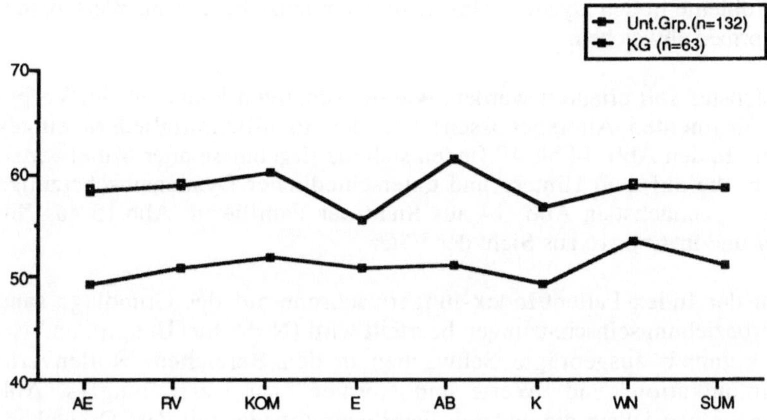

Abb. 13. FAM III - Wie sehen die Patienten/Jungerwachsenen die Dyaden in den Familien?

Tabelle 21. Ergebnisse der Prüfung auf Mittelwertsunterschiede

Skalen des FAM	Unt.-Grp. N=132		KG N=63		T-Test	
	x	s	x	s	t	p
Aufgabenerfüllung	57.8	14.2	48.6	8.9	5.51	.001
Rollenverhalten	58.3	14.6	50.2	10.0	4.49	.001
Kommunikation	59.5	12.9	51.2	10.6	4.76	.001
Emotionalität	54.8	13.6	50.1	10.9	2.62	.01
Affektive Beziehungs-aufnahme	60.6	13.0	50.3	8.8	6.56	.001
Kontrolle	56.0	15.5	48.7	10.5	3.83	.001
Wertvorstellungen/-Normen	58.3	12.1	52.7	10.9	3.19	.01
Summe	57.9	11.6	50.3	8.4	5.22	.001

Diese vergleichsweise extreme Einschätzung erklärt den unterschiedlichen Verlauf der Profile in den Abb. 11 und 12.

Die Dyadeneinschätzungen der Jungerwachsenen aus den "Normalfamilien" liegen erwartungsgemäß im Durchschnittsbereich, einzige Ausnahme bildet der Mittelwert in der Skala "Werte und Normen". Er reicht (mit x=52.7, s=10.9) näherungsweise in den Bereich familiärer Schwächen. Hierin kommt noch einmal zum Ausdruck, daß für den Jungerwachsenen im Ablösungsprozeß im günstigen Fall Probleme in den Dyaden selbst dann nicht entstehen, wenn Wertvorstellungen und Normen abweichen.

Als nächstes soll erläutert werden, wie die süchtigen Patienten (im Vergleich zu ihren abstinenten Altersgenossen) von den Familienmitgliedern eingeschätzt werden. In den Abb. 14 bis 19 finden sich die Ergebnisse aller Mittelwertsberechnungen, die auf dem Hintergrund unterschiedlicher Dyadeneinschätzungen entstanden - zunächst in Abb. 14 aus Sicht der Familie, in Abb.15 aus Sicht der Mütter und in Abb. 16 aus Sicht der Väter.

Sofern der Index-Patient/Index-Jungerwachsene auf der Grundlage sämtlicher Zweierbeziehungseinschätzungen beurteilt wird (N=65 für Unt.grp. und N=61 für KG), kommen ausgeprägte Schwächen in den Bereichen "Rollenverhalten", "Kommunikation" und "Werte und Normen" zur Darstellung (s. Abb. 14). Demgegenüber haben die anderen Familienmitglieder mit dem Opiatabhängigen relativ wenig Probleme in den Bereichen "Emotionalität", "Affektive Beziehungsaufnahme" und "Kontrolle".

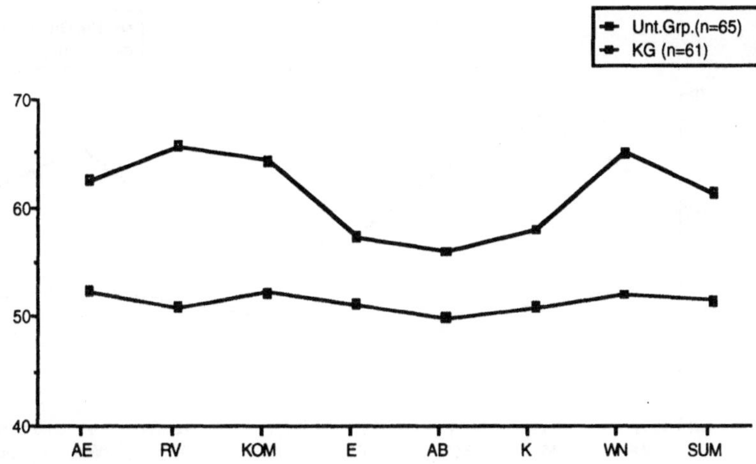

Abb. 14. FAM III: Patienten/Jungerwachsene werden von ihren Familien beurteilt

Tabelle 22. Ergebnisse der Prüfung auf Mittelwertsunterschiede

Skalen des FAM	Unt.-Grp. N=65		KG N=61		T-Test	
	x	s	x	s	t	p
Aufgabenerfüllung	61.8	11.3	51.6	9.1	5.61	.001
Rollenverhalten	65.0	11.2	50.2	9.8	7.89	.001
Kommunikation	63.5	10.9	51.5	9.8	6.55	.001
Emotionalität	56.6	9.2	50.4	10.9	3.46	.001
Affektive Beziehungs-aufnahme	55.3	8.3	49.4	9.7	3.73	.001
Kontrolle	57.2	8.9	50.2	9.8	4.14	.001
Wertvorstellungen/-Normen	64.2	10.8	51.4	8.5	7.46	.001
Summe	60.5	7.4	50.7	8.1	7.14	.001

Die Dyadeneinschätzungen der Mütter (s. Abbildung 15) (N=33 für Unt.Grp. und
N=23 für KG) und der Väter (s. Abb.16) (N=19 für Unt.Grp. und N=21 für KG)
sind recht ähnlich.

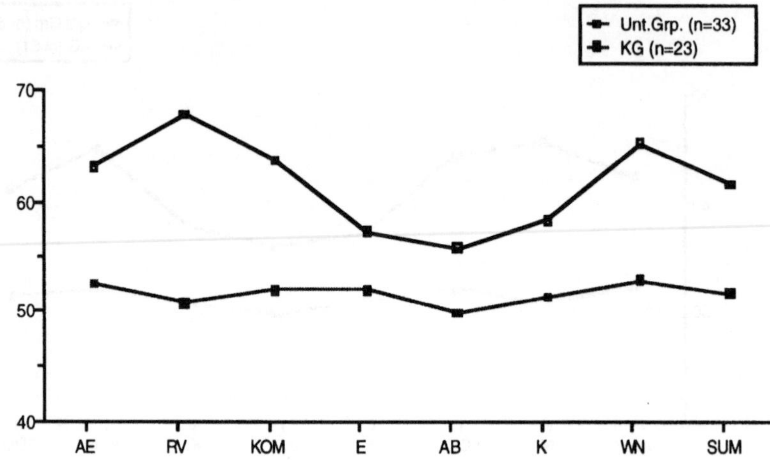

Abb. 15. FAM III: Wie sehen die Mütter die Patienten/Jungerwachsenen?

Tabelle 23. Ergebnisse der Prüfung auf Mittelwertsunterschiede

Skalen des FAM	Unt.-Grp. N=33		KG N=23		T-Test	
	x	s	x	s	t	p
Aufgabenerfüllung	62.5	11.8	51.9	9.8	3.65	.001
Rollenverhalten	67.2	10.4	50.0	10.7	5.98	.001
Kommunikation	63.0	10.2	51.4	10.5	4.09	.001
Emotionalität	56.6	7.5	51.3	13.6	1.72	.10
Affektive Beziehungs-aufnahme	55.0	9.0	49.2	10.5	2.15	.05
Kontrolle	57.6	9.2	50.6	9.9	2.71	.01
Wertvorstellungen/-Normen	64.6	9.6	52.3	11.2	4.29	.001
Summe	60.9	6.7	51.0	9.4	4.39	.001

Im Vergleich der Dyadeneinschätzungen fällt auf, daß beide Gruppen, also sowohl die Mütter als auch die Väter relativ wenig Probleme in den Bereichen "Emotionalität", "Affektive "Beziehungsaufnahme" und "Kontrolle" beschreiben. In diesen Skalen errechnen sich die niedrigsten Summenscores. Demzufolge zeichnet sich in der graphischen Darstellung eine Mulde ab. Während sich diese Mulde in Abb. 15 (Einschätzung der Mütter) konvex darstellt, verläuft der Graph in Abb. 16 (Einschätzung durch die Väter) konkav. Dieser Unterschied resultiert aus einer unterschiedlichen Bewertung im Bereich "Affektive Beziehungsaufnahme".

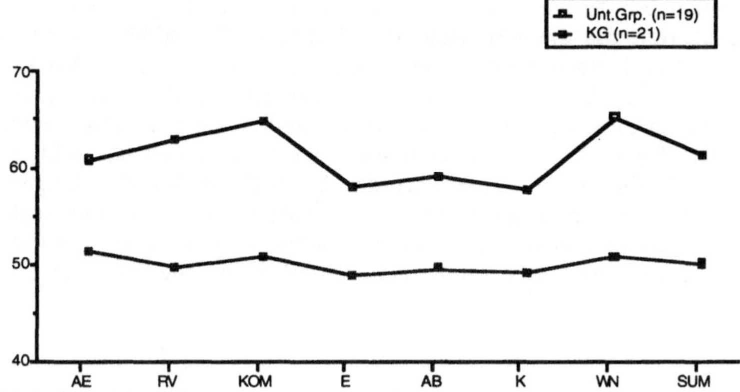

Abb. 16. FAM III - Wie sehen die Väter die Patienten/Jungerwachsenen?

Tabelle 24. Ergebnisse der Prüfung auf Mittelwertsunterschiede

	Unt.-Grp. N=19		KG N=21		T-Test	
Skalen des FAM	*x*	*s*	*x*	*s*	*t*	*p*
Aufgabenerfüllung	60.1	11.3	50.5	8.5	3.01	.01
Rollenverhalten	62.2	10.9	49.1	9.0	4.13	.001
Kommunikation	64.0	11.9	50.1	9.6	4.04	.001
Emotionalität	57.2	12.7	48.2	8.5	2.60	.05
Affektive Beziehungs- aufnahme	58.3	5.2	48.8	8.9	4.18	.001
Kontrolle	56.8	9.1	48.6	8.5	2.97	.01
Wertvorstellungen/ Normen	64.5	12.3	50.1	6.1	4.60	.001
Summe	60.5	8.7	49.3	7.0	4.43	.001

Die Beziehungsqualität mit den süchtigen Jungerwachsenen bereitet den Müttern weniger Probleme als den Vätern (x=55.0, s=9.0 vs. x=58.3, s=5.2). Aus ihrer Sicht gibt es keinen anderen Bereich, in dem süchtige Jungerwachsene so gut funktioniert. Insofern erweist sich für die Mütter die Qualität der Beziehung zu ihren süchtigen Kindern als relative Stärke. Keine andere Dyadeneinschätzung der Mütter weist in dieser Skala vergleichbare Werte auf. Darin bringen die Mütter zum Ausdruck, daß Beziehungen mit den süchtigen Jungerwachsenen in der Familie am meisten zur Erfüllung ihrer emotionalen Bedürfnisse beitragen.

Diese Aussage wird noch einmal unterstrichen, wenn die Ergebnisse aus der Dyadeneinschätzung der Mütter getrennt analysiert werden. Mehr als die Hälfte der untersuchten Mütter wies in der Untersuchereinschätzung "co-abhängige" Verhaltens- und Persönlichkeitsmerkmale auf (operationalisiert mittels Rating-Wert 3 in PSKB 66: "Kind als Partner" bzw. Rating-Wert 3 in PSKB 77: "Kind als Sorge- und Pflegeobjekt"; s. Abschn. 6.2.2). In den Abbildungen 17 und 18 sind die Ergebnisse aus der hier beschriebenen Dyadeneinschätzung getrennt aufgetragen für jene Mütter, die die Kriterien des Merkmals "Co-Abhängigkeit" erfüllen (Unt.Grp. B) und andererseits für jene Teilstichprobe, die dieses Merkmal nicht aufweist (Unt.Grp. A). In den Ergebnissen stellt sich dar, daß sich die Gruppe der "co-abhängigen", überbesorgten Mütter tendentiell im Bereich "Emotionalität" von der anderen Teilstichprobe unterscheidet (der Unterschied ist nicht statistisch signifikant). In dieser Dimension wird das Ausmaß der Gefühle, die gezeigt und zugelassen werden beschrieben. Das emotionale Überengagement, welches co-abhängiges Verhalten auszeichnet, bildet sich hier auch aus Sicht der Betroffenen ab. Insofern erweisen sich Untersucher- und Selbsteinschätzung tendentiell kongruent.

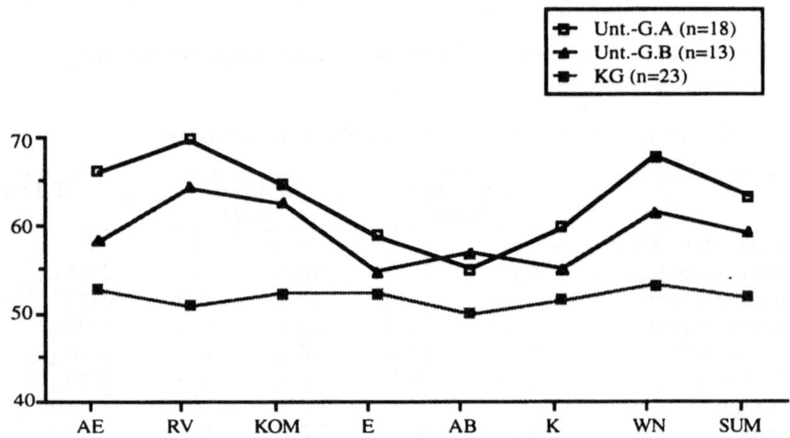

Abb.17. Wie sehen die Mütter die Patienten/Jungerwachsenen? (Unt.-Grp. A: PSKB 66 Rating-Wert 0-2, Unt.-Grp. B: PSKB 66 Rating-Wert 3, KG: Kontrollgruppe)

Tabelle 25. Ergebnisse der Prüfung auf Mittelwertsunterschiede

	Unt.-Grp.A N=18		Unt.-Grp.B N=13		KG N=23		VA	
Skalen des FAM	*x*	*s*	*x*	*s*	*x*	*s*	*F*	*p*
Aufgabenerfüllung	65.3	10.0	57.3	13.3	51.9	9.8	7.79	.01
Rollenverhalten	68.8	10.8	63.3	9.2	50.0	10.7	17.75	.001
Kommunikation	63.6	12.4	61.7	7.4	51.4	10.5	7.75	.01
Emotionalität	57.9	5.9	53.8	8.9	51.3	13.6	2.03	.15
Affektive Beziehungaufnahme	54.0	8.5	56.0	10.5	49.2	10.5	2.29	.12
Kontrolle	58.9	8.9	54.2	8.6	50.6	9.9	4.11	.05
Wertvorstellungen/ Normen	66.8	9.3	60.5	9.4	52.3	11.2	10.38	.001
Summe	62.2	6.4	58.1	6.4	51.0	9.4	10.80	.001

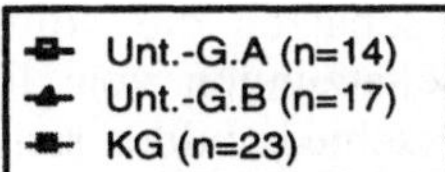

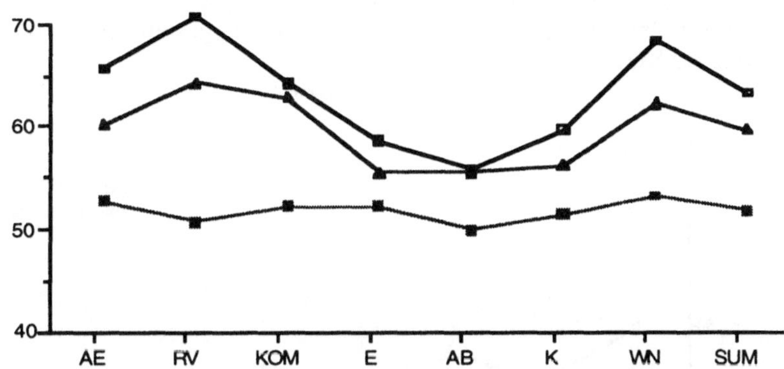

Abb. 18. Wie sehen die Mütter die Patienten/Jungerwachsenen? (Unt.-Grp. A: PSKB 67 Rating-Wert 0-2, Unt.-Grp. B: PSKB 67 Rating-Wert 3, KG: Kontrollgruppe)

Tabelle 26. Ergebnisse der Prüfung auf Mittelwertsunterschiede

	Unt.-Grp.A N=14		Unt.-Grp.B N=17		KG N=23		VA	
Skalen des FAM	*x*	*s*	*x*	*s*	*x*	*s*	*F*	*p*
Aufgabenerfüllung	65.0	11.0	59.5	12.5	51.9	9.8	6.45	.01
Rollenverhalten	70.0	10.6	63.6	9.5	50.0	10.7	18.38	.001
Kommunikation	63.6	13.1	62.1	8.1	51.4	10.5	7.70	.01
Emotionalität	57.9	7.7	54.8	7.3	51.3	13.6	1.76	.18
Affektive Beziehungsaufnahme	54.9	10.5	54.8	8.5	49.2	10.5	2.12	.13
Kontrolle	58.8	10.4	55.5	7.6	50.6	9.9	3.56	.05
Wertvorstellungen/ Normen	67.6	9.7	61.4	9.1	52.3	11.2	10.33	.001
Summe	62.5	6.8	58.8	6.1	51.0	9.4	10.57	.001

Demgegenüber weist das Gesamt der Mütter für den Bereich "Rollenverteilung" auf eine herausragende Schwäche hin (x=67.2, s=10.4). Wie kein anderes Mitglied der Familie beschreiben sie das Unvermögen der Patienten, ihnen zugeteilte Rollen anzunehmen und die daraus resultierenden Erwartungen zu erfüllen.

Im Meinungsbild der Väter bestehen die größten Probleme mit den Opiatab-hängigen im Bereich "Kommunikation" (x=64.0, s=11.9). Aus ihrer Sicht ist die Verständigung ungenügend. Das äußert sich in mangelndem gegenseitigen Verstehen und der Unfähigkeit, bei Verwirrung eine Klärung anzustreben.

Wie schätzen die Mütter ihre Ehemänner ein? Wie unterscheiden sich diese Einschätzungen von dem Meinungsbild über die süchtigen Kinder? Welche Unterschiede bilden sich zwischen Untersuchungs- und Kontrollgruppe ab? Diese Fragestellungen sollen im folgenden beantwortet werden. In Abb.19 sind die Mittelwerte der Dyaden-Ratings der Mütter in bezug auf ihre Ehemänner/Partner (getrennt für Untersuchungs- und Kontrollgruppe) dargestellt (N=21 für Unt.Grp. und N=22 für KG).

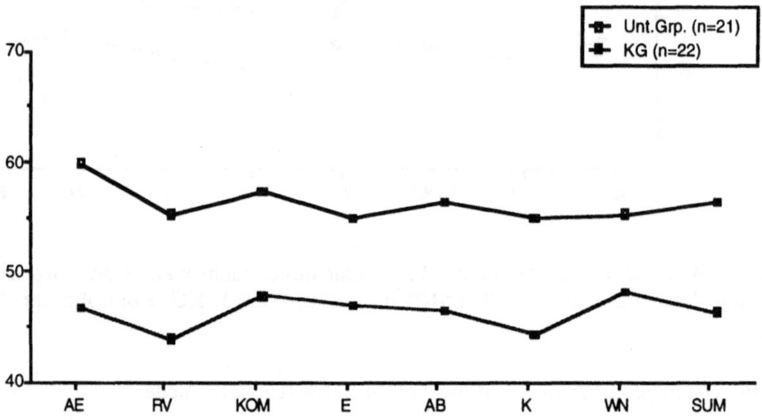

Abb. 19. FAM III - Wie sehen die Mütter ihre Ehemänner?

Tabelle 27. Ergebnisse der Prüfung auf Mittelwertsunterschiede

Skalen des FAM	Unt.-Grp. N=21		KG N=22		T-Test	
	x	s	x	s	t	p
Aufgabenerfüllung	59.1	15.9	46.0	8.5	3.36	.01
Rollenverhalten	54.5	14.9	43.2	7.8	3.09	.01
Kommunikation	56.6	12.7	47.1	10.0	2.69	.01
Emotionalität	54.3	13.5	46.2	11.3	2.13	.05
Affektive Beziehungsaufnahme	55.6	10.0	45.8	8.6	3.43	.001
Kontrolle	54.3	12.4	43.5	10.1	3.11	.01
Wertvorstellungen/ Normen	54.6	11.9	47.5	10.7	2.05	.05
Summe	55.6	11.4	45.6	8.1	3.28	.01

Die Mütter der "Normalfamilien" geben (im Mittel) an, daß sie sich mit ihren Ehemännern gut verstehen. Besonders niedrig sind die Werte in den Bereichen "Rollenverhalten" und "Kontrolle", was zum Ausdruck bringt, daß die Mütter ihre

Ehemänner/Partner in der Rolle als Vater und Ehemann schätzen. Desweiteren sehen sie eine Stärke in dem Kontrollstil der Väter, der offenbar in einer für das Familienleben förderlichen Art und Weise ausgeübt wird und wachstumsfördernd ist.

Das Gesamt der Mütter der Untersuchungsgruppe unterscheidet sich von solcher Einschätzung grundlegend. In allen Skalen sind die Gruppenunterschiede statistisch bedeutsam. Die höchsten Werte (i.S. von Schwächen) errechnen sich für die Bereiche "Aufgabenerfüllung", "Kommunikation" und "Emotionalität". Eine besondere Schwäche sehen die Mütter der Untersuchungsgruppe in der mangelnden Flexibilität ihrer Partner, auf Veränderungen im familiären Lebenszyklus angemessen zu reagieren. Desweiteren bringen sie zum Ausdruck, daß der Informationsaustausch ungenügend ist und gegenseitige Anteilnahme und gegenseitiges Verstehen überaus begrenzt sind.

Zusammenfassend ist festzustellen, daß die Ergebnisse aus den "Familieneinschätzungsbögen" mit Hilfe der Ergebnisse aus den "Zweierbeziehungsbögen" bestätigt und pointiert werden.
Die Unterschiede zwischen Untersuchungs- und Kontrollgruppe sind wiederum überwiegend statistisch bedeutsam. Familien mit drogenabhängigen Nachkommen beschreiben die Dyaden problembelastet. Von den "Normalfamilien" werden sämtliche Zweierbeziehungen im Mittel ohne herausragende Schwächen oder Stärken geschildert.
Natürlich ist bei der Vielzahl dyadischer Einschätzungen, die in die Mittelwertsberechnungen einbezogen wurden, anzunehmen, daß Unterschiede infolge statistischer Verfahrensweisen verkleinert oder sogar aufgehoben werden (in der Darstellung aller Dyaden ist N=312 bzw. N=244). Doch selbst bei einer geringen Anzahl von Dyadeneinschätzungen, die in die Mittelwertbildung eingehen, sind Gruppenunterschiede statistisch bedeutsam (für die Dyade Restfamilie-Index-Patient/Jungerwachsener ist N=65 bzw. N=61 und für die Dyade Mutter-Index-Patient/Jungerwachsener ist N=33 bzw. N=23):
Die Mütter der Kontrollgruppe schätzen an ihren Ehemännern, daß sie jene Aufgaben erfüllen, die ihnen als Väter und Partner obliegen. Mütter der Untersuchungsgruppe kritisieren in diesen Bereichen ihre Männer. Außerdem weisen sie daraufhin, daß die Kommunikation mit ihren Männern ungenügend, verschoben oder verdeckt ist. Anders schätzen die Mütter ihre süchtigen Töchter bzw. Söhne ein. Diese Kinder funktionieren aus ihrer Sicht am besten in der Intensität der zum Ausdruck gebrachten Gefühle, in Empathie, gegenseitiger Fürsorge und in der Kontrolle. Auf Schwächen in dieser Beziehung weisen die Mütter durch ihre Kritik am Rollenverhalten des Abhängigen hin, der offenbar ihm zugeteilte Rollen nicht annehmen, geschweige denn die damit verbundenen Aufgabenstellungen erfüllen mag. Für die Väter liegen die Probleme mit den Suchtmittelabhängigen in anderen Bereichen. Zwar sind sie -wie die Mütter- der Ansicht, daß Werte und Normen abweichen. Als eine gleichwertige Schwäche benennen sie aber darüber hinaus den mangelhaften Informationsaustausch. Sie bringen zum Ausdruck, daß die Auseinandersetzungen mit ihren suchtmittelabhängigen Nachkommen ungenügend sind und daß Klärungen nur im Ausnahmefall angestrebt werden. In höherem Maß als die Mütter weisen sie außerdem auf einen Mangel an gegenseitiger Empathie und Wertschätzung hin.

Die Einschätzungen der Väter teilen die süchtigen Nachkommen insofern, als sie die Ansicht vertreten, daß Werte und Normen in den Dyaden erheblich abweichen. Als relative Stärke bewerten sie das Ausmaß und die Intensität der geäußerten Gefühle in den Beziehungen. Die größten Probleme aber haben sie mit der Qualität dieser Gefühle. Für sie dient die große Bandbreite des Gefühlsausdrucks nicht etwa der Erfüllung emotionaler Bedürfnisse, die sich folglich auf eine autonome Lebensgestaltung förderlich auswirken würde. Vielmehr bringen die Süchtigen den narzißtischen bzw. symbiotischen Beziehungscharakter zum Ausdruck. Daß die Kommunikation ein Problem ist, wird von ihnen ebenso eindeutig dargestellt wie von allen anderen Familienmitgliedern.

Ergebnisse aus dem "Selbstbeurteilungsbogen". Im Selbstbeurteilungsbogen beschreibt das Familienmitglied die individuelle Wahrnehmung seiner Funktion in der Familie. Die Fragen sind deshalb Ich-bezogen formuliert ("meine Familie erwartet von mir ..."). Im folgenden werden nacheinander die Ergebnisse aus den Selbstbeurteilungsbögen der Index-Patienten/Jungerwachsenen, der Mütter, der Väter und zuletzt der Geschwister vorgestellt - zunächst aber die Ergebnisse der Gesamtfamilien (s. Abb. 20):

In allen Bereichen nimmt das Gesamt der Probanden der Untersuchungsgruppe (N=117) die eigene Funktion in der Familie deutlich problembelasteter wahr als das Gesamt der Probanden der Kontrollgruppe (N=82). In der Selbstbeurteilung beschreiben die "Normalfamilien" besondere Stärken in den emotionalen Bereichen. Hier sehen die Mitglieder der klinisch auffälligen Familien ihre größten Schwächen. Die Gruppenunterschiede sind in allen Skalen hochsignifikant.

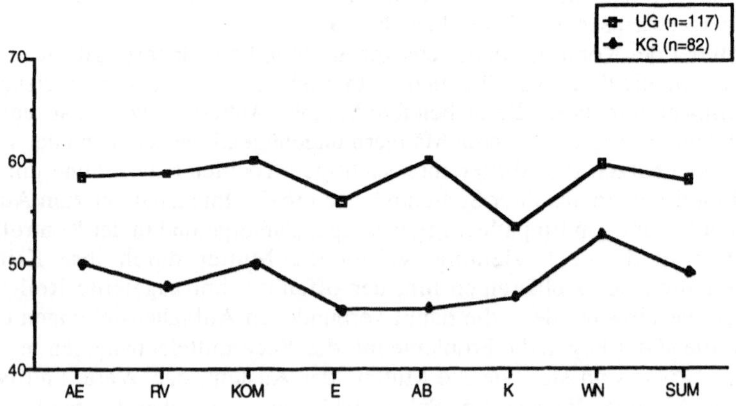

Abb. 20. FAM III - Selbstbeurteilungsfragebogen: Vergleich aller Familienmitglieder

Tabelle 28. Ergebnisse der Prüfung auf Mittelwertsunterschiede

Skalen des FAM	Unt.-Grp. N=117		KG N=82		T-Test	
	x	s	x	s	t	p
Aufgabenerfüllung	57.6	13.0	49.3	9.6	5.17	.001
Rollenverhalten	57.9	10.0	47.2	10.5	7.23	.001
Kommunikation	59.2	11.4	49.3	9.5	6.69	.001
Emotionalität	55.2	13.7	44.8	10.4	6.12	.001
Affektive Beziehungsaufnahme	59.3	13.3	50.0	10.4	5.57	.001
Kontrolle	52.7	10.4	46.1	10.6	4.35	.001
Wertvorstellungen/ Normen	58.8	11.1	52.1	9.2	4.68	.001
Summe	57.3	8.6	48.4	7.3	7.78	.001

Die *Jungerwachsenen* der "Normalfamilien" (s. Abb. 21) werten als ihren stärksten Beitrag die Intensität an Gefühlen, die sie in die Familie hineintragen. Weniger unterstützend und konstruktiv beschreiben sie sich demgegenüber in den Bereichen "Kommunikation", "Affektive Beziehungsaufnahme" und "Werte und Normen". Erwartungsgemäß stellen sie ihre Ablösung von der Familie auf diese Weise dar. Sie grenzen sich in emotionaler Hinsicht ab und verlagern den Schwerpunkt kommunikativer Auseinandersetzung. Sie schätzen sich vergleichsweise selbstbezogen ein und weichen aus eigener Sicht in Werten und Normen von den anderen Familienmitgliedern ab.

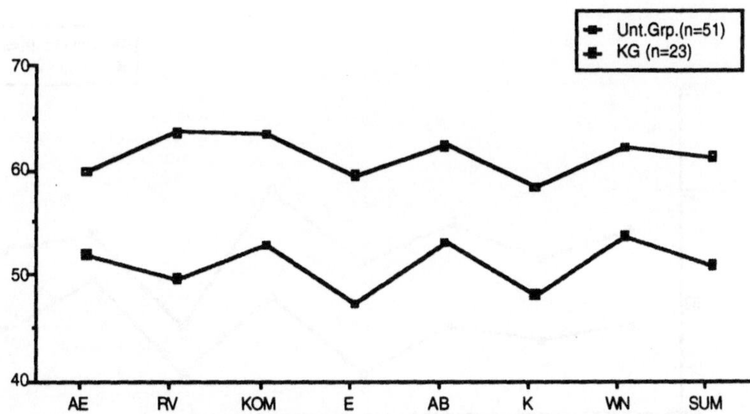

Abb.21. FAM III - Selbstbeurteilungsfragebogen: Patienten/Jungerwachsene

Tabelle 29. Ergebnisse der Prüfung auf Mittelwertsunterschiede

Skalen des FAM	Unt.-Grp. N=51		KG N=23		T-Test	
	x	s	x	s	t	p
Aufgabenerfüllung	59.0	16.8	51.1	6.7	2.87	.01
Rollenverhalten	62.9	9.4	48.8	10.1	5.67	.001
Kommunikation	62.7	12.1	52.1	8.1	4.42	.001
Emotionalität	58.7	15.2	46.4	9.2	4.31	.001
Affektive Beziehungsaufnahme	61.5	15.8	52.3	9.1	3.17	.01
Kontrolle	57.6	9.8	47.4	13.7	3.20	.01
Wertvorstellungen/Normen	61.4	12.5	52.9	11.8	2.80	.01
Summe	60.5	9.4	50.1	7.5	5.10	.001

Die Selbsteinschätzungen der *Opiatabhängigen* weichen im Mittel von den Einschätzungen ihrer abstinenten Gleichaltrigen in allen Bereichen statistisch bedeutsam ab. In allen Skalen liegen die Summenscores im Bereich der Schwächen (bei T=60). Die höchsten Mittelwerte errechnen sich für die Skalen "Rollenverhalten" und "Kommunikation". Die Opiatabhängigen bringen zum Ausdruck, Rollenerwartungen nicht zu erfüllen. Sie reflektieren, zum gegenseitigen Verstehen in der Familie wenig beizutragen. Demgegenüber beurteilen sie ihre Leistung im Hinblick auf die Aufrechterhaltung familiärer Funktionen relativ gut. Sie sind der Ansicht, daß sie in diesem Bereich am besten funktionieren

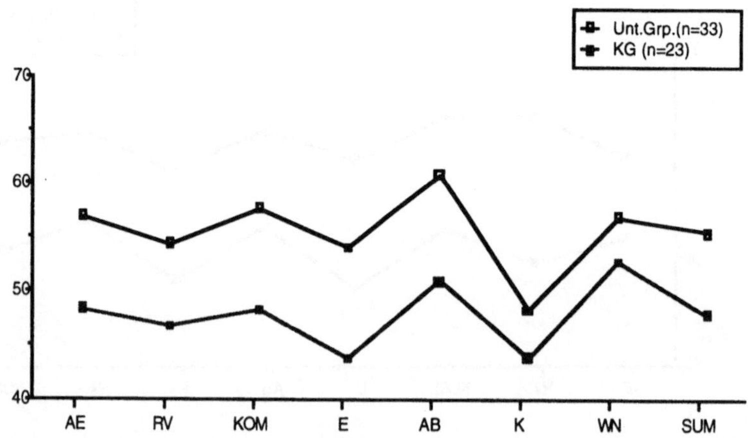

Abb. 22. FAM III - Selbstbeurteilungsbogen: Mütter

Tabelle 30. Ergebnisse der Prüfung auf Mittelwertunterschiede

Skalen des FAM	Unt.-Grp. N=33		KG N=23		T-Test	
	x	*s*	*x*	*s*	*t*	*p*
Aufgabenerfüllung	56.1	10.0	47.7	10.2	3.03	.01
Rollenverhalten	53.7	9.0	46.1	12.4	2.52	.05
Kommunikation	56.9	9.8	47.6	11.7	3.15	.01
Emotionalität	53.3	11.5	43.0	12.8	3.06	.01
Affektive Beziehungsaufnahme	60.2	9.3	50.3	10.6	3.58	.001
Kontrolle	47.5	10.4	43.3	10.4	1.51	.14
Wertvorstellungen/ Normen	56.2	9.6	52.1	9.4	1.59	.12
Summe	54.8	7.1	47.2	8.5	3.54	.001

Mütter der Kontroll- und Untersuchungsgruppe (s. Abb. 22) beschreiben gleichsam ihren wichtigsten Beitrag in der Förderung intrafamiliärer Homöostase. Eine weitere Stärke liegt gemäß ihrer Einschätzung im Bereich "Emotionalität". Dies bringt das Gesamt der Mütter der Untersuchungsgruppe allerdings weniger eindeutig zum Ausdruck. Mütter beider Gruppen reflektieren desweiteren ihre Probleme in den Bereichen "Affektive Beziehungsaufnahme" und "Werte und Normen". Die Qualität ihrer Gefühle erleben sie selbst wenig unterstützend und konstruktiv für andere. Dies gilt besonders für die Mütter der Opiatabhängiger. Im Gruppenvergleich unterscheiden sich die Mütter in dieser Skala statistisch signifikant auf dem 1%o-Niveau (t=3.58, p≤.001).

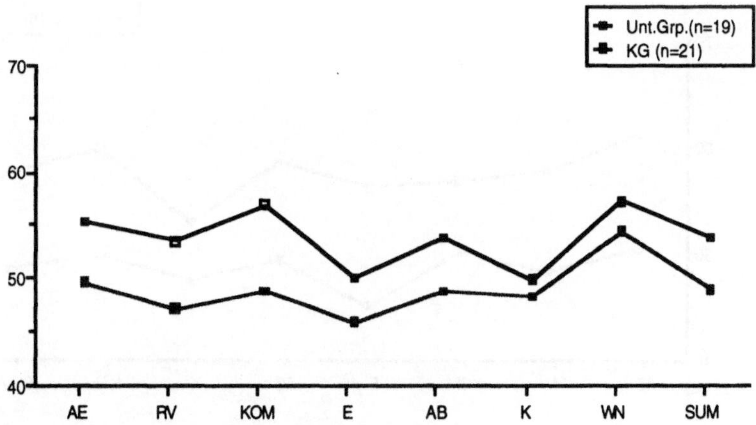

Abb. 23. FAM III - Selbstbeurteilungsbogen: Väter

Tabelle 31. Ergebnisse der Prüfung auf Mittelwertsunterschiede

Skalen des FAM	Unt.-Grp. N=19		KG N=21		T-Test	
	x	s	x	s	t	p
Aufgabenerfüllung	54.6	9.1	48.9	7.4	2.18	.05
Rollenverhalten	52.7	7.2	46.5	8.8	2.44	.05
Kommunikation	56.2	11.2	48.1	8.5	2.53	.05
Emotionalität	49.3	11.2	45.2	8.6	1.28	.21
Affektive Beziehungsaufnahme	53.2	10.3	48.0	9.1	1.68	.11
Kontrolle	49.2	8.3	47.5	6.1	.75	.46
Wertvorstellungen/ Normen	56.6	7.1	53.6	6.1	1.46	.16
Summe	53.1	7.1	48.3	5.5	2.40	.05

Väter der Untersuchungs- und Kontrollgruppe (s. Abb. 23) geben an, daß ihr wichtigster Beitrag für die Familie in den von ihnen zum Ausdruck gebrachten Gefühlen besteht. Außerdem sind die Väter beider Gruppen der Ansicht, daß ihr Einfluß auf familiäre Wertvorstellungen und Normen gering ist. Im Gruppenvergleich unterscheiden sich die Väter in der Skala "Kommunikation" am stärksten (t=2.53, p≤.05). Die Väter der "Normalfamilien" äußern sich hier eher positiv, kontrastierend benennen die Väter der klinischen Familien in diesem Bereich eine ausgeprägte Schwäche. Sie vertreten die Ansicht, zur Verständigung in der Familie zu wenig beizutragen.

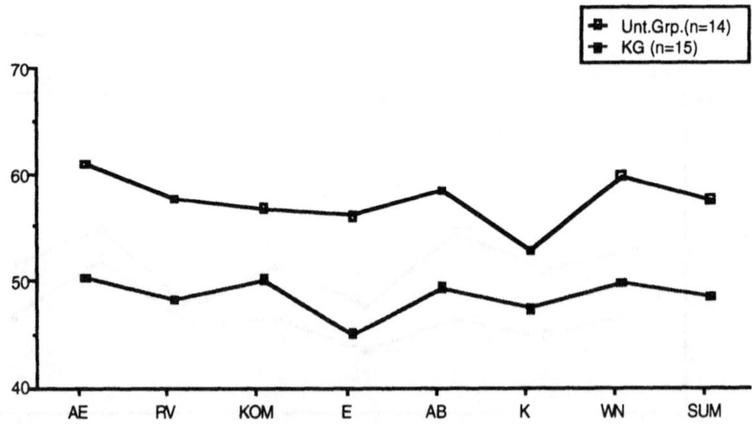

Abb. 24. FAM III - Selbstbeurteilungsbogen: Geschwister

Tabelle 32. Ergebnisse der Prüfung auf Mittelwertsunterschiede

Skalen des FAM	Unt.-Grp. N=14		KG N=15		T-Test	
	x	s	x	s	t	p
Aufgabenerfüllung	60.1	6.4	49.5	14.4	2.59	.05
Rollenverhalten	56.9	10.1	47.5	10.7	2.43	.05
Kommunikation	55.9	9.3	49.3	8.7	1.98	.06
Emotionalität	55.2	12.6	44.4	11.0	2.45	.05
Affektive Beziehungsaufnahme	57.6	13.4	48.6	13.3	1.82	.08
Kontrolle	52.1	7.9	46.7	10.6	1.56	.14
Wertvorstellungen/ Normen	59.0	11.9	48.9	7.8	2.69	.05
Summe	56.7	7.3	47.8	7.6	3.19	.01

In den Ergebnisdarstellungen der "Familien-" und "Zweierbeziehungsbögen" wurde erläutert, daß die Einschätzungen der *Geschwister* in "Normalfamilien" mit den Ratings der Index-Jungerwachsenen größtenteils übereinstimmen. Dies trifft auch für die Selbstbeurteilung zu (s. Abb. 24). Demgegenüber weichen abermals die Selbstbeschreibungen der Geschwister Opiatabhängiger von den Selbstbeurteilungen der Patienten erheblich ab. Opiatkonsumenten weisen auf ihre größten Schwächen in den Bereichen "Rollenverteilung" und "Kommunikation" hin. Ihre Geschwister haben aus eigener Sicht die größten Probleme in den Bereichen "Aufgabenerfüllung", "Affektive Beziehungsaufnahme" und "Werten und Normen". Sie schreiben sich offenbar einen Teil der familiären Schwierigkeiten selbst zu und sie wissen, daß ihre Beziehungsgestaltung der familiären Krise wenig behilflich ist. Gleichzeitig wissen sie aber auch um ihren Beitrag zur Aufrechterhaltung der familiären Homöostase.

Zusammenfassend stellen sich die Ergebnisse aus dem Selbstbeurteilungsbogen wie folgt dar: Generell weisen die Selbstbeurteilungen aus Familien mit einem opiatabhängigen Kind im Mittel Kurvenverläufe in höheren T-Wert-Bereichen auf. Im Gruppenvergleich sind die Unterschiede überwiegend statistisch bedeutsam. Die suchtmittelabhängigen Jungerwachsenen benennen die meisten Schwächen in den Skalen "Kommunikation" und "Rollenverteilung". Ihre Mütter sehen die stärksten Probleme im Bereich "Affektive Beziehungsaufnahme" und die Geschwister in der Dimension "Aufgabenerfüllung". Väter der Untersuchungsgruppe beschreiben ihren Beitrag weniger dysfunktional als die anderen Familienmitglieder (die Mittelwerte rangieren zwischen x=49 und x=56). In den Bereichen "Kommunikation" und "Werte und Normen" schätzen sie sich schwach ein.
Interessant ist, daß alle Mitglieder der Untersuchungsgruppe ihren größten Beitrag darin sehen, die Homöostase der Familie zu stützen. Aus dieser Übereinstimmung darf geschlossen werden, welche Bedeutung dem Gleichgewicht beigemessen wird. Interessant ist ferner, daß sich die einzelnen Mitglieder in abweichenden Bereichen Schwächen zuschreiben. Wo sich die Mütter narzißtisch einschätzen, kritisieren die Väter ihre eigene Zurückgezogenheit. Die Geschwister der Opiatabhängigen reflektieren, daß sie grundlegende Aufgaben nicht bewältigen. Letztlich schreiben

sich die Süchtigen Unzulänglichkeiten in der Rollenerfüllung zu. In dieser Mannigfaltigkeit grenzen sich die Probanden der Untersuchungsgruppe von der Kontrollgruppe in mehrfacher Hinsicht ab. Einerseits beschreiben sie, wie erwähnt, ihre Schwächen krasser. Andererseits haben die Mitglieder der "Normalfamilie" mehr Gemeinsames als Trennendes. Stärken und Schwächen bilden sie gleichsinnig ab. Sie alle bewerten ihre gezeigten Gefühle als förderlichsten Beitrag in bezug auf die Familie und sind sich außerdem darin einig (mit Ausnahme der Väter), zu wenig für die Qualität der Beziehungen beizutragen.

6.1.2.2 Diskussion der Untersuchungsbefunde

In allen Dimensionen des Familieneinschätzungsbogens bestehen statistisch bedeutsame Unterschiede zwischen Familien mit opiatabhängigen Nachkommen und klinisch unauffälligen Familien. Die Mitglieder der "Normalfamilien" schätzen die Familie als Ganzes, aber auch die einzelnen Zweierbeziehungen, funktionaler ein als die Mitglieder der Untersuchungsgruppe. Außerdem bewerten sie ihren eigenen Stellenwert in der Familie höher. Die einzelnen Signifikanzniveaus aus den Ergebnissen zur Prüfung auf Mittelwertsunterschiede sind überschaulich in den Tabellen 46 bis 48 im Anhang dieser Arbeit zusammengestellt.

In Anbetracht vermehrter Umstellungen im Ablösungsprozeß erwarteten wir in den Kontrollgruppenfamilien erhöhte Skalenwerte in den Bereichen "Affektive Beziehungsaufnahme" und "Werte und Normen". Die Ergebnisse der Untersuchung mit dem FAM III bestätigen diese Hypothese.

Keinesfalls jedoch sollte dieser Befund im Sinne familiärer oder persönlicher Schwächen interpretiert werden. Vielmehr bildet sich ab, daß Konflikte, die im Ablösungsprozeß entstehen, nicht zwangsläufig zu familiären Belastungen führen. In den dyadischen Einschätzungen und Selbstbeurteilungen zeigen sich die Mütter mit der Beziehung zu ihren Ehemännern/Partnern sehr zufrieden. Sie weisen darauf hin, daß die Väter Rollenerwartungen erfüllen und zur Homöostase der Familie beitragen. In der Selbstbeurteilung besteht unter den Familienmitgliedern Konsens, Gefühle zeigen zu können wie sie sind und darin einen wichtigen Beitrag für die Gesamtfamilie zu leisten. Sie alle schildern sich in gewisser Hinsicht narzißtisch, jedoch hat diese Tatsache auf die Familie keinen belastenden Effekt. Bei einer großen Bandbreite des Gefühlsausdrucks führen gegenseitige Empathie und Fürsorge zur Erfüllung emotionaler Bedürfnisse und fördern eine autonome Lebensgestaltung. In diesem Sinne sind die Beziehungen wachstumsfördernd und unterstützend.

Das Ausmaß an Problemen in den Familien Opiatabhängiger ist hoch. Die Ergebnisse deuten auf massive Konflikte hin. Sämtliche Familienmitglieder, die wir untersuchten, schätzten das familiäre Konfliktbewältigungspotential schwach ein. Mit Ausnahme der süchtigen Patienten wiesen sie auf die Bedrohung des familiären Gleichgewichtes hin. Sie sind der Ansicht, daß der gegenseitige Austausch von Informationen und Gefühlen die größten Probleme verursacht. Am krassesten bringen dies die Patienten zum Ausdruck: Sie haben die Auffassung, daß es in ihren Familien an Empathie mangelt und Beziehungen in erster Linie narzißtisch oder symbiotisch sind.

Mütter, Väter und Geschwister beurteilen einhellig, daß der süchtige Jungerwachsene in den emotionalen Bereichen noch am besten funktioniert und daß er hierin für das familiäre Gleichgewicht einen wichtigen Beitrag leistet. Insbesondere jene Mütter, die aus Untersuchersicht die Kriterien für co-abhängige Verhaltens- und Persönlichkeitsmerkmale erfüllen, bringen zum Ausdruck, daß ihre Beziehungen mit den süchtigen Jungerwachsenen in der Familie am meisten zur Erfüllung ihrer emotionalen Bedürfnisse beitragen. Andererseits sind die Beziehungen zu den süchtigen Jungerwachsenen durch ein Auseinanderklaffen von Wertvorstellungen und Rollenerwartungen geprägt.

Von einer einseitigen Schuldzuweisung an die Familie kann nicht gesprochen werden. Vielmehr stellt sich dar, daß die Familienmitglieder einen eigenen Beitrag am Familienproblem wahrnehmen: Aus den Selbstbeurteilungen läßt sich auf ein hohes selbstreflektorisches Potential schließen. Väter sehen Defizite in ihrer Mitteilsamkeit, Mütter hingegen in der Art, Beziehungen zu gestalten. Die Geschwister reflektieren, sich der Familie zu stark zu entziehen. Letztlich beschreiben die süchtigen Patienten ihr größtes Manko darin, Rollenerwartungen nicht zu erfüllen.

An dieser Stelle ist zu diskutieren, ob klinische Familien sich möglicherweise dysfunktionaler darstellen als klinisch unauffällige Familien, weil eines ihrer Mitglieder erkrankt ist. Skinner et al. (1983) und Cierpka et al. (1987b, 1990) haben schon früher darauf hingewiesen, daß Familien mit einem identifizieren Patienten in Not sind und Hilfe suchen. Deshalb sei ihre Bereitschaft, Probeme zu sehen und anzugeben besonders hoch. Es ist also zu hinterfragen, ob der FAM tatsächlich, wie er vorgibt, familiäre Schwächen und Stärken beschreibt, oder ob er lediglich situationsabhängige Einstellungen einzelner Familienmitglieder abbildet.

In der Tat deuten die Ergebnisanalysen der beiden Kontrollskalen des Instrumentes[36] auf einen Situationseffekt hin: Probanden der Untersuchungsgruppe antworten sozial erwünschter als Probanden der Kontrollgruppe. Die süchtigen Patienten erreichen in der Skala "Soziale Erwünschtheit" im Mittel einen T-Wert von x = 38.2. Dieser Befund weist darauf hin, daß sie ihre Familien dysfunktionaler darstellen als sie tatsächlich sind. Eine Verzerrung der Ergebnisse muß deshalb bei der Interpretation in Rechnung gestellt werden. Demgegenüber bewerten die Väter der Untersuchungsgruppe ihre Familien etwas unproblematischer als sie sind (in der Skala "Abwehr" ist x = 57), auch dies ist bei der Interpretation zu berücksichtigen. Schlußfolgernd muß davon ausgegangen werden, daß Ergebnisunterschiede zwischen Untersuchungs- und Kontrollgruppe etwas geringer sind als abgebildet.

---

[36] Je deutlicher die Mittelwerte in den Skalen "Soziale Erwünschtheit" und "Abwehr" von der Norm (T=50) abweichen, desto stärker muß die Validität der Ergebnisse in anderen Skalen in Zweifel gezogen werden. Hohe T-Werte (T>60) zeugen für erhebliche Verzerrungen. In diesem Fall liegen die FAM-Profile auf zu niedrigem Niveau. Die Familien erscheinen dann funktionaler als sie sind. Niedrige T-Werte (T<40) in den Skalen "Soziale Erwünschtheit" und "Abwehr" weisen auf das Gegenteil. Die Ergebnis-Profile sind relativ überhöht und bilden die Familien dysfunktionaler ab als sie sind (Fragebogenmanual: Cierpka 1990).

Trotz der genannten Einschränkungen gibt es drei Hinweise auf die Validität der Ergebnisse. Erstens werden Befunde aus dem "Familieneinschätzungsbogen" durch andere Ergebnisse dieser Untersuchung bestätigt (hierauf wird in der Abschlußdiskussion eingegangen, vgl. Abschn.7.). Zweitens sind die Ergebnisse insofern stimmig, als intrafamiliäre Fremd- und Selbstbeobachtung übereinstimmen: Schwächen und Stärken, die in der Dyadenbeschreibung benannt werden, finden sich in der Selbstbeschreibung gleichsinnig wieder. Drittens stimmen Ergebnisse dieser Untersuchung mit Befunden vorausgegangener Untersuchungen in wichtigen Teilaspekten überein:

Ergebnisse der ersten Vergleichsuntersuchung mit der deutschsprachigen Version des FAM wurden 1990 aus der Abteilung für Psychotherapie der Universität Ulm veröffentlicht. Cierpka hatte jeweils 12 Familien mit schizophrenen, neurotischen und unauffälligen Jugendlichen verglichen[37].

Die Ergebnisse aus den Kontrollgruppen der Ulmer und dieser Untersuchung sind nahezu identisch: Ähnlich sind nicht alleine die Einschätzungen von Stärken und Schwächen auf allen Ebenen (Gesamtfamilie, Dyaden und Selbstbeschreibung), sondern mehr noch deckt sich die graduelle Ausprägung in den einzelnen Merkmalsbereichen. Diese Tatsache spricht für die Güte des Meßinstrumentes.

Eine weitere Gemeinsamkeit in den Ergebnissen der Ulmer und dieser Studie besteht darin, daß sich in vielen Dimensionen des Familienfragebogens signifikante Unterschiede zwischen Familien mit einem klinisch auffälligen und einem klinisch unauffälligen Heranwachsenden abbilden. Von "Normalfamilien" unterscheiden sich Familien mit neurotischen Nachkommen wie auch Familien mit süchtigen Jungerwachsenen in allen Skalen. Der Grad der Dysfunktionalität wird von den Familien der Opiatkonsumenten vergleichsweise am höchsten bewertet. In den Einschätzungen ihrer Familien weisen die Mütter schizophrener und neurotischer Nachkommen vorrangig auf Probleme in emotionalen Bereichen und im Rollenverhalten hin. Hierin sind sie sich ähnlicher als die Mütter von süchtigen Nachkommen, die vor allem die Kontrollfunktionen in ihren Familien gefährdet sehen. Eine Gemeinsamkeit aller Mütter klinischer Gruppen besteht darin, auf ihren Beitrag hinzuweisen, den sie für die Aufrechterhaltung der Homöostase in den Familien leisten. Außerdem stimmen die Mütter neurotischer und süchtiger Kinder darin überein, Beziehungen selten so zu gestalten, daß sie sich für den anderen wachstumsfördernd auswirken. Hierin beschreiben sie Defizite, die sich in den (Fremd-) Beurteilungen der Patienten wiederfinden.

Unabhängig von der Art ihres Symptoms munieren sie nämlich, daß Beziehungen zu anderen Familienmitgliedern wenig wachstumsfördernd sind und keinen Raum für die Autonomieentwicklung lassen. Zudem beklagen sie gemeinschaftlich, daß die Verständigung in diesen Beziehungen unzureichend, verschoben oder verdeckt ist.

---

[37] Aus einem Datenpool von insgesamt 178 Familien wurden drei Gruppen mit jeweils 12 Familien gebildet. Neben der Art der Erkrankung dienten als Auswahlkriterien Alter, Geschlecht des erkrankten Jugendlichen, lebenszyklische Phase der Familie und die soziale Schichtzugehörigkeit.

Neurotische Jugendliche benannten in der Ulmer Untersuchung als ihr größtes Problem den Ausdruck von Gefühlen. Eine weitere Schwäche sahen sie in der Aufgabenbewältigung. Schizophrene Patienten hatten die meisten Schwächen im Bereich "Affektive Beziehungsaufnahme". Unterschiedlich ist die Selbstbeschreibung Opiatabhängiger. Sie werten als größten Mangel den kommunikativen Austausch mit anderen Familienmitgliedern und ihr Unvermögen, deren Rollenerwartungen zu entsprechen.

In allen klinisch auffälligen Populationen bleiben die Väter, wenn man die Ergebnisse aus dem FAM überblickt, blasser als die anderen Familienmitglieder. In allen klinischen Gruppen weisen sie gleichermaßen auf ihren stabilisierenden Einfluß hin, den sie auf die Familie ausüben. Allerdings wird aus den weiteren Ergebnissen wenig transparent, wie sie diesen Beitrag gestalten. Die Väter süchtiger Patienten bringen zum Ausdruck, daß sie sich zu wenig in den Kommunikationsprozeß der Familie einbringen und daß sie andere Wertvorstellungen haben. Die Väter neurotischer Jugendlicher reflektieren ihre mangelnde Bereitschaft, Aufgabenstellungen zu erfüllen und auf Veränderungen im familiären Lebenszyklus angemessen zu reagieren. Sie erleben sich in emotionaler Hinsicht von der Restfamilie abgeschottet. Die Väter schizophrener Kinder haben aus eigener Sicht die meisten Probleme in der Mitteilung ihrer Gefühle. Im Vergleich mit den Normalfamilien gibt es eine grundsätzliche Gemeinsamkeit aller Väter klinisch auffälliger Familien: Sie entziehen sich ihren Familien stärker als die Väter der Kontrollgruppen.

Familien neurotischer Jugendlicher beurteilen den emotionalen Bereich am schwächsten, Familien psychotischer Jugendlicher geben besondere Schwierigkeiten in den intrafamiliären Abstimmungs- und Anpassungsfunktionen an. Für Familien suchtmittelabhängiger Jungerwachsener erweisen sich die Kontrollfunktionen als größtes Problem. Diese Unterschiede sollen aber nicht darüber hinwegtäuschen, daß die klinischen Untersuchungsgruppen mehr Gesamkeiten als Gegensätze aufzeigen. Die größten Unterschiede bestehen im Vergleich mit den Normalfamilien.

6.2 Fremdbeschreibung

6.2.1 Ergebnisse aus dem "Patterns of Individual Change Scales" (PICS)

6.2.1.1 Darstellung der Untersuchungsbefunde

Sämtliche Patienten der Untersuchungsgruppe (N=54) und alle Index-Jugendlichen/ Jungerwachsenen der Kontrollgruppe (N=24) wurden mit der deutschsprachigen Version des "Patterns of Individual Change Scales" beurteilt. Die Mittelwerte der einzelnen Skalen sind getrennt für Untersuchungs- und Kontrollgruppe in Tabelle 33 dargestellt. Im folgenden werden die Ergebnisse aus den einzelnen Skalen beschrieben.

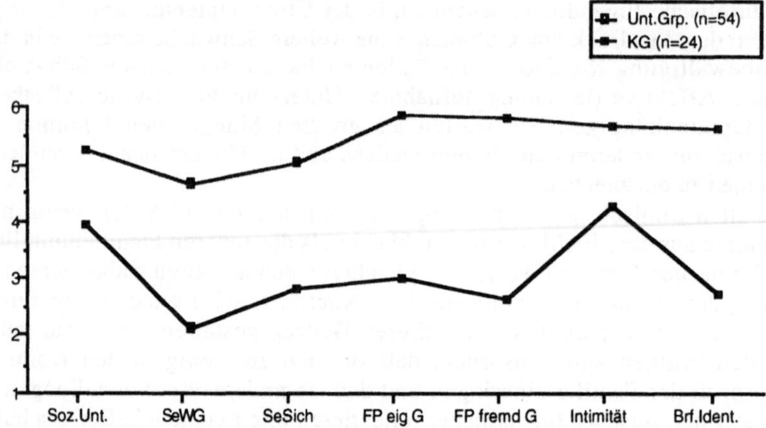

Abb. 25. Beurteilung der Patienten/Jungerwachsenen mit dem PICS

Tabelle 33. Ergebnisse der Prüfung auf Mittelwertsunterschiede

Skalen des PICS:	Unt.-Grp. N=54		KG N=24		T-Test	
	x	s	x	s	t	p
Beziehung zu sozialen Unterstützungssystemen	3.81	1.25	5.13	.68	5.98	.001
Selbstwertgefühl	2.00	.99	4.54	.83	11.71	.001
Beziehung zu(m) Kind(ern)	1.04	.19	1.00	k.V.	-	-
Selbstsicherheit	2.70	1.09	4.92	.78	10.19	.001
Freundschaften mit Pers. des eig. Geschlechts	2.87	1.13	5.75	1.36	9.07	.001
Freundschaften mit Pers. des anderen Geschlechts	2.50	1.08	5.71	1.37	10.18	.001
Intimität	4.15	1.35	5.54	.88	5.41	.001
Berufliche Identität	2.59	1.54	5.50	.72	11.37	.001

In der Skala *"Beziehung zu sozialen Unterstützungssystemen"* (Soz.Unt.) wurde eingeschätzt, ob und wie der Patient/Jungerwachsene zu Personen und Institutionen in Beziehung steht, die soziale Unterstützung oder Hilfe bei der Bewältigung von Krisen oder Problemen anbieten. In die Bewertung ging außerdem ein, inwieweit der Proband neue Hilfemöglichkeiten zu nutzen und zu finden weiß. Die errechneten Mittelwerte unterscheiden sich zwischen Untersuchungs- und Kontrollgruppe hochsignifikant (t=5.89, p≤.001). Beziehungen zu sozialen Unterstützungssystemen sind in der Gruppe der Drogenabhängigen schlechter (x=3.81, s=1.25). Sie suchen nur zögernd Hilfe oder sie geben sich gegenüber Helfern betont unabhängig und pseudoautonom. Demgegenüber beanspruchen drogenabstinente

Gleichaltrige (x=5.13, s=.68) gelegentlich Hilfe und nehmen diese auch in Anspruch.

In der Skala *"Selbstwertgefühl"* (SeWG) sollte beurteilt werden, inwieweit der Patient/Jungerwachsene ein kohärentes und akzeptiertes Selbstbild hat. Auch hier werden Drogenabhängige deutlich schlechter beurteilt als Abstinente (t=11.71, p≤.001). Drogenabhängige haben aus Untersuchersicht Schwierigkeiten, positive wie negative Eigenschaften als Teil ihres Selbst zu akzeptieren. Probanden der Kontrollgruppe hingegen sind selbstsicher, reagieren aber empfindlich auf Kritik.

In der dritten Skala *"Beziehung zum Kind/ zu den Kindern"* wurde beurteilt, ob die Beziehungen der Patienten/Jungerwachsenen zu ihren Kindern dem Entwicklungsstand der Kinder entspricht. Mit einer Ausnahme (in der Untersuchungsgruppe) sind sämtliche Probanden kinderlos, was auf das Lebensalter dieser Teilstichprobe zurückzuführen ist.

In der Skala *"Selbstsicherheit"* (SeSich) wurde eingeschätzt, inwieweit der drogenabhängige Patient/ der abstinente Jungerwachsene die Wahrnehmung eigener Rechte als anderen gegenüber gerechtfertigt und nicht als andere verletzend erlebt. Der Unterschied, der sich in der Prüfung auf Mittelwertsunterschiede zwischen Untersuchungs- und Kontrollgruppe ergibt ist wiederum hochsignifikant (t=0.19, p≤.001). Drogenabhängige schämen sich der eigenen Verletzlichkeit oder sie geben sich dominant oder unterwürfig. Abstinente Gleichaltrige sind im Mittel unangemessen konkurrierend. Sie erleben angemessenen Ärger, aber fürchten sich davor, · aggressive Impulse auszuleben.

Die folgenden Skalen zielen auf die soziale Integration. In der Skala *"Freundschaften mit Personen des eigenen Geschlechts"* (FPeigG) wurde beurteilt, inwieweit die Freundschaften auf Gegenseitigkeit beruhen, soziale Unterstützung bedeuten und eine angemessene Distanz haben. Wiederum ist der errechnete Mittelwert für die Gruppe der Drogenabhängigen (x=2.87, s=1.13) niedriger als für die abstinenten Gleichaltrigen (x=5.75, s=1.36). Der Unterschied ist hochsignifikant (t=9.07, p≤.001). Während der Durchschnitt der Drogenabhängigen distanzierte Beziehungen zu alten Freunden aufrechtzuerhalten versucht, neue Kontakte aber meidet, hat der Durchschnitt der abstinenten Gleichaltrigen eine wichtige und bedeutungsvolle Beziehung zu einem Freund/einer Freundin und ist offen für andere Freunschaften.

Die Ergebnisse in der Skala *"Freunschaften mit Personen des anderen Geschlechts"* (FPfremdG) weichen von diesen Ergebnissen insofern ab, als die Mittelwerte beider Gruppen etwas niedriger liegen (x=2.50, s=1.08 vs. x=5.71, s=1.37) und die Unterschiede zwischen den beiden Gruppen größer sind (t=10.18, p≤.001). Auf deskriptiver Ebene treffen für die andersgeschlechtlichen Freundschaften aber dieselben Aussagen zu wie für die gleichgeschlechtlichen (FPeigG).

Die Bereitschaft, emotionale Verletzlichkeit und einen tiefen gegenseitigen Austausch von Gefühlen zuzulassen (was in der Regel eine befriedigende Sexualität beinhaltet), wurde in der Skala *"Intimität"* beurteilt. Die Ergebnisdarstellung zeigt wiederum bedeutsame Unterschiede im Gruppenvergleich (t=5.41, p≤.001). Drogenabhängige nehmen zögernd und vorsichtig Beziehungen auf, die nicht auf Gegenseitigkeit beruhen. Demgegenüber versucht sich der Durchschnitt der Probanden der Kontrollgruppe vorsichtig in einer auf Gegenseitigkeit basierenden Beziehung oder lebt in einer stabilen, unterstützenden aber nur begrenzt gegenseitigen Beziehung oder hat in der Vergangenheit die Erfahrung einer wechselseitig befriedigenden Beziehung gemacht.

In der Skala *"berufliche Identität"* (Brf.Ident.) war einzuschätzen, inwieweit die gewählte berufliche/außerberufliche Rolle in Einklang mit den finanziellen Realitäten und zugleich mit der Kompetenz und Zukunftsplanung der Patienten/ Jungerwachsenen steht. Wiederum ist der Mittelwertsunterschied hochsignifikant (t=11.37, p≤.001). Während Drogenabhängige im Mittel ein schwankendes Leistungsverhalten in ihren Gelegenheitstätigkeiten zeigen und primär arbeiten um Geld zu verdienen, ist der Durchschnitt der abstinenten Gleichaltrigen mit seiner Arbeit zufrieden und in ihr kompetent.

6.2.1.2 Diskussion der Untersuchungsbefunde

Die Ergebnisse, die sich aus der Beurteilung mit Hilfe des PICS für die Jungerwachsenen der Kontrollgruppe ergeben, stimmen mit den Erwartungen überein. Als Hinweis darauf, daß das Gesamt der Index-Jungerwachsenen der Kontrollgruppe repräsentativ für ihre Altersgruppe, 19jährige Jungerwachsene, ist, mag einer Vergleich mit den Ergebnissen der jüngst veröffentlichten Shell-Jugendstudie dienen (Jugendwerk der Deutschen Shell 1992), in der rund 5000 13-29jährige in einem mehrstufig angelegten Untersuchungsdesign zu Lebenslagen, Orientierungen und Entwicklungsperspektiven befragt wurden. Ein wichtiges Resümee dieser Studie ist, daß die heute 18- bis 20jährigen Jungerwachsenen (im Kohortenvergleich) in ihrer sozialen Kompetenz weiter entwickelt sind als in persönlicher Reife und Identität.

Die Ergebnisse der vorliegenden Untersuchung stimmen mit diesen Befunden überein: In den sozialen Dimensionen werden die Probanden der Kontrollgruppe einem höheren Funktionsniveau zugeordnet als in jenen Skalen, die auf das Selbstkonzept zielen. In allen vier Skalen (FPeigG, FPfremdG, Intimität, Brf. Ident.) ist der Mittelwert größer als x=5.5, was einem hohen Funktionsniveau entspricht. In der Regel sind die Jungerwachsenen mit der Wahl ihres Ausbildungsplatzes zufrieden und zeigen sich hierin auch kompetent. Sie versuchen sich in einer auf Gegenseitigkeit basierenden Partnerschaft und haben in der Vergangenheit Erfahrung mit ihrer Sexualität in kürzer dauernden Partnerschaften sammeln können. Gleichgeschlechtliche und gegengeschlechtliche Freundschaften, die nicht sexuell sind, haben einen großen Wert. Sie sind keinesfalls auf das gleiche Geschlecht begrenzt.

Die Mittelwerte in den Skalen zum Selbstkonzept sind niedriger. Auf den 7stufigen Skalen zum Selbstwertgefühl und zur Selbstsicherheit wurden die Jungerwachsenen im Mittel in ihrem Funktionsniveau um eine Rangstufe niedriger als in sozialen Dimensionen beurteilt. Es gelingt ihnen nicht immer, sich selbst zu behaupten und eigene Rechte ohne Selbstbeschränkung gegenüber anderen zu rechtfertigen. Stattdessen erleben sich die Jungerwachsenen unangemessen konkurrierend; aggressive Impulse leben sie selten aus, sie sind beherrscht. Sie reagieren empfindlich auf Kritik, was auf eine Schwäche in ihrem Selbstwertgefühl hindeutet. Gleichwohl wirken sie selbstsicher und sind in ihrer Selbstwerteinschätzung nicht mehr unmittelbar abhängig von der Bewertung durch andere.

Unterschiede zu den drogenabhängigen Gleichaltrigen sind sind in allen Dimensionen hochsignifikant. Mit Ausnahme zweier Bereiche, "Intimität" und "Beziehung zu sozialen Unterstützungssystemen", wird das Funktionsniveau der Drogenabhängigen auf der 7-stufigen Skala im Mittel um mehr als zwei Stufen niedriger eingeschätzt. Die niedrigsten Scores finden sich in den Selbstkonzept-Dimensionen. In der Skala "Selbstwertgefühl" beträgt der Mittelwert x=2.00 (s=.99). Dieses Ergebnis drückt ein sehr niedriges Niveau aus, und in der Tat ist in keinem anderen Bereich des PICS der Unterschied zur Kontrollgruppe derartig groß (im t-Test ist t=11.71 und p≤.001). Auch der Mittelwert für die Skala "Selbstsicherheit" (x=2.70) liegt noch in der niedrigsten von insgesamt vier Kategorien, welche die Konstrukteure des Instrumentes zur Interpretation der Ergebnisse entwickelt haben[38]. Ähnlich ist das Niveau in den Bereichen Freundschaften und berufliche Identität. In der Sexualität und in der Beziehung zum Unterstützungssystem funktionieren die Probanden der Untersuchungsgruppe aus Untersuchersicht noch am besten. Die Ergebnisse in der Skala "Beziehung zu sozialen Unterstützungssystemen" sind auf den Selektionseffekt zurückzuführen. Nur solche Probanden wurden in die Stichprobe aufgenommen, die bereits Zugang zu therapeutischen Hilfeeinrichtungen hatten. In einer unselektierten Stichprobe Heroinabhängiger würde dieser Wert, so ist anzunehmen, erheblich niedriger rangieren.

Interessant ist der Vergleich mit den Ergebnissen einer Studie, in der Patienten mit Borderline-Persönlichkeitsstörungen bzw. schweren narzißtischen Persönlichkeitsstörungen unter Zuhilfenahme des PICS beurteilt wurden (Horowitz et al. 1981). Diese Klientel wurde mittels Rating von Videobandaufzeichnungen der Erstgespräche zwei Gruppen zugeordnet, nämlich schwerst gestörten, "vulnerablen" Patienten und weniger schwer gestörten Patienten mit derselben Diagnose[39]. In dieser Studie lagen die Skalenmittelwerte in der Gruppe der schwerstgestörten Patienten mit einer Ausnahme (Intimität) auf deutlich höherem Niveau als die Mittelwerte der Heroinabhängigen dieser Untersuchung. Dieses ist noch einmal ein Hinweis auf den Schweregrad der Identitätsstörung Heroinabhängiger und auf die Auswirkungen in sämtlichen Lebensbereichen.

---

[38] Als exzellentes Funktionsniveau definieren die Autoren (Horowitz et al. 1985) den Rang zwischen 5.5 und 7.0, als gutes Funktionsniveau zwischen 4.5 und 5.5, als mäßiges Funktionsniveau von 3.5 bis 4.5 und als schlechtes Funktionsniveau unterhalb 3.5.

[39] Als Unterscheidungskriterien (Zuordnung in die Gruppe der "vulnerablen" Patienten) dienten: (1) narzißtische Persönlichkeitsstörung oder Borderlinepersönlichkeitsstörung gemäß DSM-III-Kriterien, (2) extrem sensitive Persönlichkeitszüge, die die therapeutische Allianz immer wieder bedrohen, (3) fehlende psychische Separation und Individuation in bezug auf die Eltern und (4) übermäßig starke Impulsdurchbrüche, suizidales Verhalten und/oder psychosenahe Dekompensation.

112

6.2.2 Ergebnisse aus dem "Psychischen und Sozialkommunikativen Befund" (PSKB)

6.2.2.1 Darstellung der Untersuchungsbefunde

Mit Hilfe des PSKB wurden die 55 Opiatabhängigen der Untersuchungsgruppe und die 23 Gleichaltrigen der Kontrollgruppe eingeschätzt. In der Kontrollgruppe wurden außerdem alle erreichten Familienangehörigen geratet, also Mütter (N=22), Väter (N=17) und Geschwister (N=8). In der Untersuchungsgruppe kam dieses Verfahren zwar bei allen Patienten zur Anwendung, im Hinblick auf ihre Familienangehörigen jedoch nur für eine Teilstichprobe (Teilstichprobe I:UKE). Deshalb reduziert sich die Stichprobe nennenswert (für die Mütter auf N=24, für die Väter auf N=10 und für die Geschwister auf N=11). Dieser Aspekt wird in der Ergebnisdiskussion noch einmal aufgegriffen.

Für die Auswertung der Daten aus dem PSKB kamen parametrische Verfahren zur Anwendung. Zwecks Mittelwertberechnung wurden die Kategorien "fraglich vorhanden" (8) und "nicht zu beurteilen" (9) der Kategorie "nicht vorhanden" (0) zugeordnet[40]. Verzerrungen der Ergebnisse sind durch dieses Verfahren nicht zu erwarten, weil entsprechende Einschätzungen zahlenmäßig sehr selten erfolgten (für "fraglich vorhanden": N=5 und für "nicht zu beurteilen": N=10).

Damit die errechneten Mittelwerte in den verschiedenen Bereichen des PSKB graphisch sinnvoll dargestellt werden können, war es erforderlich, die Skalen zu homogenisieren. Anders als von Rudolf (1985) vorgeschlagen, wurde deshalb die sehr unterschiedliche Itemanzahl der einzelnen Bereiche mit dem errechneten Rohwert (durch Division) in Beziehung gesetzt. So läßt sich nun die durchschnittliche klinische Auffälligkeit in den Bereichen des PSKB für verschiedene Gruppen getrennt graphisch darstellen. Analog der Vorgehensweise in der übrigen Ergebnisdarstellung, werden die Ergebnisse getrennt für Patienten/Jungerwachsene, Mütter, Väter und Geschwister erläutert.

---

[40] Zwecks Schweregradeinschätzung der PSKB-Merkmale sind sechs Kategorien vorgesehen. Eine leichte Merkmalsausprägung (1) ist für den diagnostischen Gesamteindruck von untergeordneter Bedeutung. Zwar ist das Merkmal für Patienten und Untersucher subjektiv spürbar, es verursacht aber keinen Leidensdruck und tritt nur gelegentlich und vorrangig in Belastungssituationen auf. Eine mittelschwere Merkmalsausprägung (2) wird vom Patienten definititionsgemäß deutlich leidvoll bis unlustvoll erlebt und schränkt seine Genuß- und Arbeitsfähigkeit merklich ein, die zwischenmenschlichen Beziehungen sind belastet. Mit einer schweren Merkmalsausprägung (3) ist die leidvolle, quälende und subjektiv kaum erträgliche Ausgestaltung gemeint, die zu weitgehender Genuß- und Arbeitsunfähigkeit und zu starken Beeinträchtigungen im zwischenmenschlichen Bereich führt. Sind demgegenüber nur Signale für das Vorhandensein des Merkmals ersichtlich, so wird mit "fraglichen vorhanden" (8) geratet. Wird aus dem Bericht des Patienten deutlich, daß das betreffende Merkmal nicht zutrifft, so wird mit "Null" (0) geratet; liegt keine Information über den betreffenden Sachverhalt vor, mit "nicht zu beurteilen" (9).

Beurteilung der Patienten/Jungerwachsenen im PSKB. In fünf von insgesamt 10 Bereichen des PSKB liegen die Mittelwerte der Gesamtheit opiatabhängiger Jungerwachsener oberhalb x=1.0 (SY, ICH, SOZ, GEF, VER)(s. Abbildung 26). Diese Auffälligkeiten sind solcher Ausprägung, daß Genuß- und Arbeitsfähigkeit dadurch zwischenzeitlich beeinträchtigt und zwischenmenschliche Beziehungen belastet werden können. Im einzelnen bestehen Auffälligkeiten in den Bereichen "Symptome im engeren Sinne" (SY), "Ich-Erleben, Ich-Gefühl, Ich-Aktivitäten" (ICH), "Soziale Lebensbewältigung" (SOZ), "Vorherrschende Gefühle zu Menschen" (GEF) und "Reaktion auf Scheitern von Partnerbeziehungen" (VER). Für den Untersucher durchaus auffällig, für den Probanden aber ohne Auswirkung auf Genuß- und Arbeitsfähigkeit und Beziehungen, sind Beschwerden, Innenbefindlichkeiten und Verhalten in den Bereichen "Selbstverständnis" (SE), "Kommunikationsstil und Verständigung" (KO), "Kontaktaufnahme" (KT) und "Reaktion auf Scheitern von Partnerbeziehungen" (VER).

Diese Ergebnisse entsprechen den Erwartungen. Die meisten Probleme weist die Gruppe der Opiatabhängigen in der Dimension "Soziale Lebensbewältigung" (SOZ) auf (x=2.00, s=.44). Die Leistungsfähigkeit ist auf ein Minimum herabgesetzt, die soziale Einordnung ist gestört, Versorgungsansprüche an Dritte sind groß. Dadurch wird die Lebenszufriedenheit deutlich eingeschränkt. In dem hohem Wert im Bereich "Symptome im engeren Sinne " (SY) (x=1.29, s=.26) kommt zum Ausdruck, daß der süchtige Jungerwachsene durch Suchtzüge, Körpersymptome, depressive Verstimmungen, Zwänge und Ängste klinisch auffällt. Der hohe Mittelwert im Bereich "Ich-Erleben" (ICH) (x=1.45, s=.51) deutet auf Fremdheitsgefühle, geminderten Selbstwert, auf eine Beeinträchtigung der Impulskontrolle und Konzentrationsstörungen hin. In der Dimension "Vorherrschende Gefühle zu Menschen" (GEF) (x=1.38, s=.25) deutet das Ergebnis auf Mißtrauen, Ängstlichkeit, Ansprüchlichkeit, Ärger, Wut und Gefühle der Benachteiligung. Scheitern Partnerbeziehungen (VER) (x=1.34, s=.45), dann reagieren die Probanden der Untersuchungsgruppe im Mittel darauf mit Enttäuschung, Hilflosigkeit und Verstärkung des Symptoms oder sie wollen den Partner um jeden Preis wiedergewinnen.

Wenngleich die suchtmittelabhängigen Patienten auch in allen anderen Bereichen recht hohe Mittelwerte aufweisen, so wirken sich Beeinträchtigungen in diesen Dimensionen nicht gravierend aus und erzeugen auch kein Leidensgefühl. Die Bindung an Partner und Freunde (BD) (x=.95, s=.40) hat neurotischen Charakter und gestaltet sich in Bemächtigung und Unterwerfung, Anklammern oder Bindungsscheu. In den Mittelwert der Kategorie "Selbstverständnis" (SE) (x=.69, s=.45) geht ein negatives Selbstverständnis ebenso ein wie die Überbetonung von Geltung, äußerer Erscheinung und sozialer Kontakte. Daß die Drogenabhängigen der Untersuchungsgruppe einerseits ängstlich und zurückgezogen sind, andererseits einen unkritischen und scheinbaren Pseudokontakt herstellen, kommt in den relativ hohen Werten im Bereich "Kontaktaufnahme" (KT) (x=.61, s=.50) zum Ausdruck. Der Mittelwert für den Bereich "Sexuelle Beziehungen" (SEX) (x=.48, s=.62) spricht dafür, daß die sexuelle Befriedigung zwar beeinträchtigt ist, dies aber nicht besonders belastend erlebt wird. Der niedrigste Wert errechnet sich für die Indexpatienten der Untersuchungsgruppe im Bereich "Kommunikationsstil und Verständigung" (KO) (x=.52, s=.58). Das äußere Erscheinungsbild, die

Verständigung, aber auch Mimik, Motorik und Sprache sind offenbar am wenigsten beeinträchtigend.

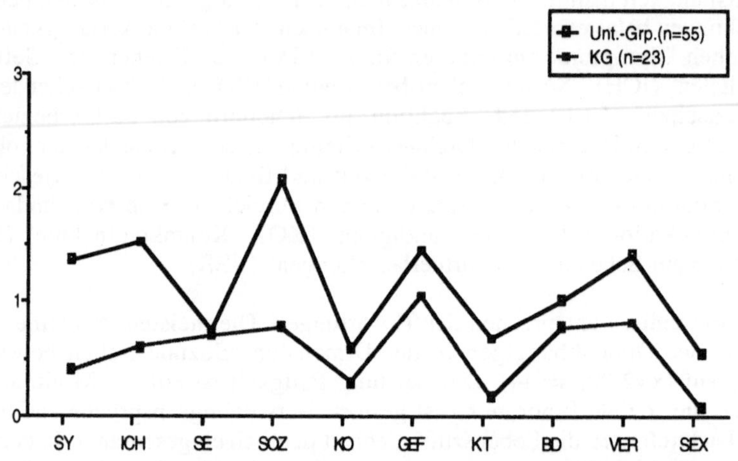

Abb. 26. Durchschnittliche klinische Auffälligkeit der Patienten/Jungerwachsenen in den Bereichen des PSKB

Tabelle 34. Ergebnisse der Prüfung auf Mittelwertsunterschiede

Bereiche des PSKB:	Unt.-Grp. N=55		KG N=23		T-Test	
	x	s	x	s	t	p
Symptome im engeren Sinn	1.29	.26	.34	.21	16.86	.001
Ich-Erleben, Ich-Gefühl, Ich-Aktivitäten	1.45	.51	.53	.24	10.65	.001
Selbstverständnis	.69	.45	.64	.43	.48	.64
Soziale Lebensbewältigung	2.00	.44	.72	.30	14.98	.001
Kommunikationsstil und Verständigung	.52	.58	.23	.36	2.67	.01
Vorherrschende Gefühle zu Menschen	1.38	.25	.98	.27	5.91	.001
Kontaktaufnahme	.61	.50	.10	.16	6.86	.001
Bindung an Partner und Freunde	.95	.40	.72	.41	2.27	.03
Reaktion auf Scheitern von Partnerbeziehungen	1.34	.45	.76	.36	5.43	.001
Sexuelle Beziehungen	.48	.62	.02	.10	5.36	.001

Die errechneten Mittelwerte der Gleichaltrigen der Kontrollgruppe sind in keinem der insgesamt 10 Bereiche des PSKB größer als x=1.0. Gefühle bereiten ihnen am meisten Schwierigkeiten (für GEF ist x=.98, s=.27). Dieser Befund entspricht den Erwartungen, denn er ist charakteristisch für einen Jugendlichen/Jungerwachsenen in der Spätadoleszenz bzw. zum Zeitpunkt der Ablösung von seiner Herkunfts- familie. Kongruent sind die relativ hohen Werte in den Bereichen "Bindung an Partner und Freunde" (BD) (x=.72, s=.41) und Reaktion auf "Scheitern von Partnerbeziehungen" (VER) (x=.76, s=.36). Jungerwachsene dieser Altersgruppe erproben sich in sexuellen Partnerschaften und reagieren besonders intensiv auf das Scheitern. Dadurch wird aber ihre Arbeitsfähigkeit nicht durchgängig beeinträchtigt und es kommt auch nicht zu einer übermäßigen Belastung anderer Beziehungen. Ein interessanter Nebenbefund ist, daß die Jugendlichen der Kontrollgruppe die wenigsten Probleme mit der Sexualität haben - gemessen an den verschiedenen Bereichen des PSKB (x=.02, s=.10).

Im Vergleich von Untersuchungs- und Kontrollgruppe unterscheiden sich Opiatab- hängige von ihren Altersgenossen in neun von 10 Bereichen des "Psychischen und Sozial-Kommunikativen Befundes" bedeutsam. Die größten Unterschiede bestehen in den Bereichen "Symptome im engeren Sinne" (SY) (t=16.86, p≤.001), "Ich- Erleben, Ich-Gefühl, Ich-Aktivitäten" (ICH) (t=10.65, p≤.001) und "Soziale Lebensbewältigung" (t=14.98, p≤.001). Süchtige Jungerwachsene weisen nicht nur häufiger Suchtzüge, depressive Verstimmungen und Ängste auf als ihre sucht- mittelabstinenten Altersgenossen, sondern gleichzeitig sind sie in Selbstwert und Impulskontrolle in auffälliger Weise stärker beeinträchtigt. Daß ihre Leistungs- fähigkeit und ihre soziale Einordnung sich deutlich von den Abstinenten unter- scheidet, überrascht nicht. Statistisch bedeutsame Unterschiede (auf dem 1 %o- Niveau) erechnen sich außerdem für die Bereiche "Vorherrschende Gefühle zu Menschen" (GEF), "Kontaktaufnahme" (KT), "Reaktion auf Scheitern von Partner- beziehungen" (VER) und "Sexuelle Beziehungen" (SEX). Diese Bereiche beziehen sich nicht wie die vorgenannten in erster Linie auf die Persönlichkeit, sondern mehr auf die Gestaltung zwischenmenschlicher Beziehungen: Süchtige Junger- wachsene sind im Kontakt ängstlicher und zurückgezogener als ihre abstinenten Altersgenossen. Partnerbeziehungen sind häufiger neurotisch ausgestaltet und die Reaktion auf das Scheitern dieser Beziehungen geht in einem höherem Maße mit Verhalten und Gefühlen einher, die selbstschwächend und beeinträchtigend sind. Daß sich die genannten Probleme auch im sexuellen Bereich widerspiegeln, ist in sich stimmig. Hinzu kommt, daß Opiatabhängige größere Probleme mit ihren eigenen Gefühlen haben als abstinente Gleichaltrige. Ärger, Wut und Schuld, aber auch Mißtrauen, Kränkung und Neid haben mehr Gewicht und wirken sich infolge dessen auch auf Lebensbewältigung und Zufriedenheit aus. Die geringsten Unter- schiede bestehen indes in den Bereichen "Kommunikationsstil" (KO) (t=2.67, p≤.01) und "Selbstverständnis" (SE) (n.s.).

Beurteilung der Mütter im PSKB. Die Mittelwerte der Mütter der Untersu- chungsgruppe (N=24) liegen in zwei von insgesamt 11 Bereichen des PSKB deutlich oberhalb x=1.0 (s. Abb. 27). Der höchste Mittelwert wird im Bereich "Bindung an die Familie" (FAM) erreicht (x=1.36, s=.78). Aus Sicht des Untersuchers ist das Gesamt der Mütter der Untersuchungsgruppe stark an ihre Familien gebunden. Auf diesen Aspekt wird weiter unten detailliert eingegangen. Auffällig sind diese Mütter außerdem im Bereich "Vorherrschende Gefühle zu Menschen" (GEF) (x=1.18, s=.28). Die dominierenden Gefühle sind Ärger, Wut und Schuld, aber auch Ängstlichkeit, Gekränktheit, Mißtrauen und Benachteiligung. Eine weitere klinische Auffälligkeit besteht in dem Bereich "Bindung an Partner und Freunde" (BD) (x=.99, s=.35). Partnerschaften und Freundschaften weisen neurotische Interaktionsstile auf, gekennzeichnet durch Bemächtigung und Unterwerfung, Überfürsorglichkeit, Anklammern oder andererseits Bindungsscheu. Der Ausprägungsgrad deutet darauf hin, daß der Bindungsstil gelegentlich und vorrangig in Belastungssituationen negative Auswirkungen auf andere Lebensbereiche hat. Auffälligkeiten, die aber nicht von klinischer Relevanz sind, bestehen in weiteren drei Bereichen (SY, ICH und VER). Relativ unauffällig sind die Mütter der Untersuchungsgruppe in den Bereichen "Selbstverständnis" (SE), "Soziale Lebensbewältigung" (SOZ), "Kommunikationsstil und Verständigung" (KO) und in der "Kontaktaufnahme" (KT). Gemessen an den 11 Bereichen des PSKB sind die sexuellen Beziehungen am wenigsten gestört (x=.10, s=.77).

Die Mittelwerte der Mütter der Kontrollgruppe (N=22) liegen in einem von insgesamt 11 Bereichen des PSKB oberhalb x=1.0. Es handelt sich um die Dimension "Bindung an die Familie" (FAM) (x=1.02, s=.42). Im Mittel sind also auch die Mütter der Kontrollgruppe stark an ihre Familien gebunden. Dennoch bestehen signifikante Unterschiede zu den Müttern der Kontrollgruppe, die erst in der Detailanalyse dieses Bereiches deutlich werden. Darauf wird im weiteren Verlauf noch eingegangen. Auffällig sind die Mütter der Kontrollgruppe außerdem in dem Bereich "Vorherrschende Gefühle zu Menschen" (GEF) (x=.97, s=.23). Gefühle wie Ärger, Wut und Schuld, aber auch Gekränktheit, Mißtrauen und Ängstlichkeit sind für den klinischen Beobachter wahrnehmbar. Die Belastung durch diese Gefühle ist aber sowohl für die betroffenen Mütter als auch für andere gering. Eine Auffälligkeit mit ähnlicher Ausprägung besteht in dem Bereich "Bindung an Partner und Freunde" (BD) (x=.79, s=.66). Neurotische Interaktionsstile sind durchaus vorhanden, führen auf Seiten der Mütter jedoch nicht zu einem Leidensgefühl. Auffällig ist desweiteren der relativ hohe Mittelwert im Bereich "Soziale Lebensbewältigung" (SOZ) (x=.66, s=.20). Er erklärt sich aus den Ratings für das Item "Überhöhtes Ordnungsbedürfnis"[41]. In fünf von insgesamt 11 Bereichen wurden keine klinischen Auffälligkeiten bei den Müttern der Kontrollgruppe beobachtet (SY, SE, KO, KT und SEX); in einem weiteren Bereich (ICH) liegt der

---

[41] In die Mittelwertsberechnung des Bereiches "Soziale Lebensbewältigung" (SOZ) gehen acht Merkmale ein, nämlich Überangepaßtheit, Leistungskonstanz, Leistungsfähigkeit, Umgang mit Geld und Besitz, jetzige soziale Einordnung, frühere soziale Einordnung, Versorgungsansprüche und überhöhtes Ordnungsbedürfnis. Klinische Auffälligkeiten in dem letztgenannten Merkmal wirken sich, sofern das Merkmal schwer oder mittelschwer ausgeprägt ist, selbst dann auf die Mittelwertsbildung des genannten Bereiches erheblich aus, wenn alle anderen Merkmale klinisch unauffällig sind. Dies trifft für die Mehrheit der Mütter in der Kontrollgruppe zu.

Mittelwert (x=.56, s=.22) nur knapp oberhalb der Grenze zur klinischen Auffälligkeit.

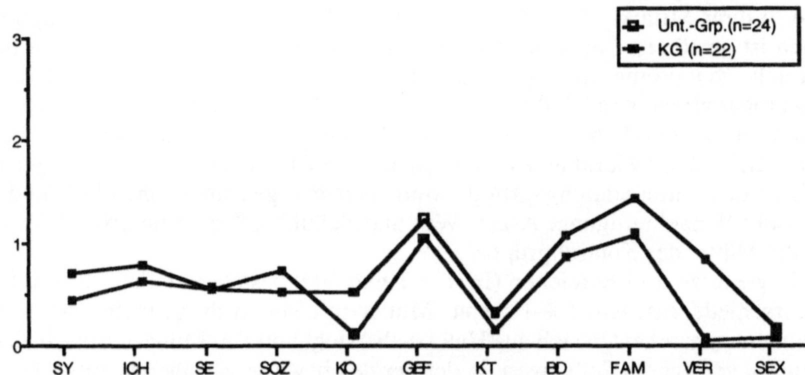

Abb. 27 Durchschnittliche klinische Auffälligkeit der Mütter in den Bereichen des PSKB

Tabelle 35. Ergebnisse der Prüfung auf Mittelwertsunterschiede:

Bereiche des PSKB:	Unt.-Grp. N=24		KG N=22		T-Test	
	x	*s*	*x*	*s*	*t*	*p*
Symptome im engeren Sinn	.63	.26	.37	.19	3.95	.001
Ich-Erleben, Ich-Gefühl, Ich-Aktivitäten	.71	.26	.56	.22	2.13	.04
Selbstverständnis	.47	.28	.48	.38	-.15	.88
Soziale Lebensbewältigung	.46	.17	.66	.20	-3.67	.001
Kommunikationsstil und Verständigung	.46	.42	.05	.13	4.55	.001
Vorherrschende Gefühle zu Menschen	1.18	.28	.97	.23	2.82	.007
Kontaktaufnahme	.26	.24	.09	.23	2.47	.02
Bindung an Partner und Freunde	.99	.35	.79	.27	2.22	.04
Bindung an die Familie	1.36	.78	1.02	.42	1.90	.07
Reaktion auf Scheitern von Partnerbeziehungen	.77	.34	k.A.	k.A.	-	-
Sexuelle Beziehungen	.10	.36	.02	.11	1.06	.30

In sieben von insgesamt 11 Bereichen unterscheiden sich die Mütter der Untersuchungsgruppe von den Müttern der Kontrollgruppe in ihrer klinischen Auffälligkeit statistisch bedeutsam. Mit einer Ausnahme sind die Mütter der Untersuchungsgruppe klinisch auffälliger als die Mütter der Kontrollgruppe. In dem Bereich "Soziale Lebensbewältigung" (SOZ) errechnet sich für die Mütter der Kontrollgruppe ein höherer Mittelwert (t=-3.67, p≤.001); dieses Phänomen wurde oben erläutert. Der größte Unterschied besteht im Bereich "Kommunikationsstil und Verständigung" (KO)(t = 4.55, p≤.001). Die Mütter der Untersuchungsgruppe sind in ihrer Mimik, Motorik und Sprache auffälliger und die Verständigung mit ihnen ist gestörter. Ein anderer hochsignifikanter Unterschied findet sich in dem Bereich "Symptome im engeren Sinne" (SY)(t=3.95, p≤.001). Mütter mit einem opiatabhängigen Kind haben mehr Ängste, Körpersymptome und depressive Stimmungslagen als Mütter der "Normalfamilien". Der Unterschied im Bereich "Vorherrschende Gefühle zu Menschen" (GEF)(t=2.82, p≤.01) ist signifikant. Mütter der Untersuchungsgruppe sind häufiger gekränkt, ängstlich und mißtrauisch; Benachteiligung, Ärger, Wut und Schuld spielen eine größere Rolle als für die Mütter der Kontrollgruppe.

In weiteren drei Bereichen (ICH, KT und BD) bestehen statistisch signifikante Unterschiede auf dem 5%-Niveau. Mütter mit einem drogenabhängigen Nachkommen unterscheiden sich aus Untersuchersicht von den Müttern der Abstinenten in ihrem geringeren Selbstwert, in der vergleichsweise geringeren Impulskontrolle und in dem eher ängstlich-zurückgezogenen oder aber das Gegenüber nicht beachtenden Kontaktverhalten. Neurotische Interaktionsstile fallen bei den Müttern der Untersuchungsgruppe in stärkerer Ausprägung auf als bei den Müttern der Kontrollgruppe.

Ohne statistische Relevanz sind die Unterschiede in drei Bereichen, nämlich "Selbstverständnis" (SE), "Sexuelle Beziehungen" (SEX) und "Bindung an die Familie" (FAM).

Auf den letztgenannten Bereich ("Bindung an die Familie") wird hier detaillierter eingegangen, weil er in bezug auf die Fragestellungen dieser Arbeit von besonderer Bedeutung ist. In den Summenscore dieses Bereiches geht nicht alleine die Einschätzung der Beziehung des Probanden zu seinen Kindern ein, sondern desweiteren die Beziehung zu seinen Eltern[42]. Indem die Ergebnisse aus den einzelnen Items getrennt analysiert werden, sind Unterschiede zwischen Untersuchungs- und Kontrollgruppe deutlicher:

Item 67 ("Das Kind als Sorge- und Pflegeobjekt") wird in der Testanleitung folgendermaßen erläutert (Rudolf 1981, 216): "Kinder werden in auffälliger Weise langjährig als klein und hilfsbedürftig erlebt und demzufolge betont versorgt und bemuttert. Das gefühlshafte Engagement zu dem erwachsenen Partner tritt demgegenüber zurück."

Die Untersuchereinschätzungen sind in Tabelle 36 aufgelistet.

---

[42] In den Summenscore gehen die Ratings vierer Items (PSKB 64 bis 67) ein. Sie fokussieren die Bindungen der Probanden an Eltern und Geschwister (PSKB 64), das Vorhandensein von Kindern (PSKB 65) und die Bindungen an diese Kinder (PSKB 66/67).

Tabelle 36. PSKB 67: "Kind als Sorge- und Pflegeobjekt": Untersuchereinschätzung (Teilstichprobe I)

	0	1	2	3	N gesamt	Chi-Quadrat	p
UG (N)	3	3	5	13	24		
KG (N)	2	6	14	-	22	21.22	.001

Skala:	0 -	1 -	2 -	3
	nicht vorhanden	leicht	mittel	schwer ausgeprägt

Wie oben beschrieben, wurde nur eine Teilstichprobe mit dem PSKB untersucht. Eine Ausnahme hiervon machen die Fremdbeurteilungen mittels der Items PSKB 66 und PSKB 67. Diesbezüglich wurden alle Mütter der Gesamtstichprobe eingeschätzt. In Tabelle 37 sind die Ergebnisse aus dem Gesamt der erreichten Mütter (N=40) aufgelistet.

Tabelle 37. PSKB 67: "Kind als Sorge- und Pflegeobjekt": Untersuchereinschätzung (Gesamtstichprobe)

	0	1	2	3	N gesamt	Chi-Quadrat	p
UG (N)	4	6	9	21	40		
KG (N)	2	6	14	-	22	20.91	.001

Skala:	0 -	1 -	2 -	3
	nicht vorhanden	leicht	mittel	schwer ausgeprägt

In der Fremdeinschätzung überwiegen schwere Merkmalsausprägungen (Rangstufe 3) bei den Müttern der Untersuchungsgruppe. Sie erleben ihre Kinder signifikant häufiger betont hilfsbedürftig als die Mütter der Kontrollgruppe und verhalten sich demzufolge überprotektiv. Eine schwere Merkmalsausprägung wurde 21 von insgesamt 40 Müttern der Untersuchungsgruppe zugeordnet. In der Kontrollgruppe wurde dieser Ausprägungsgrad keiner Mutter zugeordnet. Eine ähnliche Gesamteinschätzung findet sich in den Ergebnissen zu Item 66 wieder ("Kind als Partner"). Rudolf erläutert dazu (1981, 216): "Eigene Kinder werden zum wichtigsten emotionalen Lebensinhalt und können den fehlenden oder abgewerteten Partner ersetzen. Sie haben die Rolle des Vertrauten, Verständnisvollen, Verantwortlichen eingenommen." Die Ergebnisse sind in den Tabellen 38 und 39 aufgeführt.

Eine schwere Merkmalsausprägung (Rangstufe 3) wurde in der Fremdeinschätzung 18 von 40 Müttern der Untersuchungsgruppe zugeordnet. Die Einschätzung unterscheidet sich wiederum hochsignifikant von den Müttern der Normalfamilien. Aus Untersuchersicht war die Merkmalsausprägung in dieser Gruppe überwiegend leicht (Rangstufe 1). Im Sinne der Testkonstruktion weist solche Ausprägung auf eine für den Kliniker einsehbare, fürsorgliche Grundhaltung den Kindern gegenüber hin.

Tabelle 38. PSKB 66: "Kind als Partner": Untersuchereinschätzung (Teilstichprobe I)

	0	1	2	3	N gesamt	Chi-Quadrat	p
UG (N)	6	2	5	11	24		
KG (N)	4	12	5	1	22	15.82	.01

Skala:	0 -	1 -	2 -	3
	nicht vorhanden	leicht	mittel	schwer ausgeprägt

Tabelle 39. PSKB 66: "Kind als Partner": Untersuchereinschätzung (Gesamtstichprobe)

	0	1	2	3	N gesamt	Chi-Quadrat	p
UG (N)	7	5	10	18	40		
KG (N)	4	12	5	1	22	16.77	.001

Skala:	0 -	1 -	2 -	3
	nicht vorhanden	leicht	mittel	schwer ausgeprägt

Mit den Items PSKB 67 und PSKB 68 wird der im Literaturteil erörterte "Co-Abhängigkeits-Modus" in der Auffassung Cermaks inhaltlich erfaßt (s. Abschn. 2.4). Wie beschrieben, definierte er fünf Kriterien für co-abhängiges Verhalten, nämlich die Abhängigkeit von Selbstwertobjekten, ein auf das Gegenüber verschobenes Verantwortungsgefühl, die Abgrenzungsproblematik, die verstrickten Beziehungen mit dem suchtmittelabhängigen Kind und den mangelhaften Realitätsbezug.

Im weiteren Auswertungsverlauf wurde eine hohe Merkmalsausprägung (Rangstufe 3) in diesen beiden Items mit "co-abhängigem Verhalten" gleichgesetzt. Die Mütter der Untersuchungsgruppe wurden hinsichtlich dieser Merkmalsausprägung dichotomisiert[43]. Es wurde dann untersucht, inwieweit die Selbstbeurteilungen im Familieneinschätzungsbogen (FAM) zwischen den beiden Teilstichproben abweichen (s. Abschn. 6.1.2). Wie in der Ergebnisdarstellung zum FAM erläutert wurde, bewerteten die "co-abhängigen" Mütter das Funktionsniveau ihrer Beziehung zu den süchtigen Kindern höher als das Niveau zu ihren Partnern.

---

[43] Unt.Grp. A = Mütter der Untersuchungsgruppe mit einem Rating-Wert 0 - 2 in PSKB 66 bzw. 67 vs. Unt. Grp. B = Mütter der Untersuchungsgruppe mit einem Rating-Wert 3 in PSKB 66 bzw. 67.

Außerdem schätzten die "co-abhängigen" Mütter ihre suchtmittelabhängigen Kinder in den emotionalen Bereichen funktionaler ein als jene Mütter, für die dieser Modus nicht zutrifft.

Beurteilung der Väter im PSKB. Nur in einem von insgesamt 11 Bereichen des PSKB liegen die Mittelwerte der Väter Opiatabhängiger oberhalb x=1.0 ("Vorherrschende Gefühle zu Menschen" (GEF) (x=1.16, s=.30)(s. Abbildung 28). Im Kontakt zu anderen Menschen reagieren die Väter der Untersuchungsgruppe mit Ärger, Wut und Schuld, aber auch mit Kränkung, Mißtrauen und dem Gefühl der Benachteiligung. Diese Gefühle belasten sie nicht durchgängig. In den anderen zehn Bereichen überschreitet der Mittelwert die 0.5-Marke nicht oder nur geringfügig. Im Kommunikationsstil, im Selbstverständnis und in der sozialen Lebensbewältigung sind die Väter für den Untersucher im Mittel zwar auffällig, dadurch werden sie selbst und andere aber nur wenig belastet. Ihr Ich-Erleben und ihr Bindungsverhalten liegt an der Grenze zur klinischen Auffälligkeit, ist jedoch sicher ohne einschränkende Auswirkung. Am wenigsten fallen die Väter der Untersuchungsgruppe in den Bereichen "Symptome im engeren Sinne" (SY), "Kontaktaufnahme" (KT), "Bindung an die Familie" (FAM) und "Sexuelle Beziehungen" (SEX) auf.

Die Väter der Kontrollgruppe sind in vier von 10 Bereichen[44] auffällig (GEF, BD, FAM und SOZ). Die deutlichste Auffälligkeit besteht in der Dimension "Vorherrschende Gefühle zu Menschen" (GEF)(x=.92, s=.21). Gleichwohl entsteht dadurch kein Leidensgefühl. Ähnliches gilt in bezug auf die Bindung an die Familie bzw. an Partner und Freunde. In sechs von insgesamt 10 PSKB-Bereichen sind die Väter der Kontrollgruppe relativ unauffällig (SY, ICH, SE, KO, KT und SEX).

Statistisch bedeutsame Unterschiede zwischen den Vätern der Untersuchungsgruppe und den Vätern der Kontrollgruppe finden sich in vier von 10 Bereichen. In zwei Dimensionen sind die Väter drogenabhängiger Kinder klinisch auffälliger (GEF und KT) und in zwei Bereichen (BD und FAM) unauffälliger als die Väter der Kontrollgruppe. Gefühle wie Ärger, Wut, Gekränktheit und Mißtrauen fallen im Dialog mehr ins Gewicht als bei den Vätern der Kontrollgruppe. Gleichzeitig sind sie im Kontakt zurückgezogener. Demgegenüber ist die Bindung an Partner und Freunde bei den Vätern der Kontrollgruppe auffälliger als bei den Vätern der Untersuchungsgruppe. In einem höheren Ausmaß sind ihre Bindungsmuster neurotisch. Der größte Unterschied besteht im Bereich "Bindung an die Familie" (FAM), er ist hochsignifikant (t=-4.13, p≤ .001). Betrachtet man nicht alleine den Mittelwertsunterschied in diesem Bereich, sondern auch die absoluten Werte (x=.19 für Unt.-Grp. und x=.75 für KG), so wird deutlich, daß sich bei den Vätern nicht etwa ein pathologisches Bindungsverhalten darstellt, etwa i.S. eines Partnersubstituts,

---

[44]   Die Dimension "Reaktion auf Scheitern von Partnerbeziehungen" wurde für die Kontrollgruppe nicht geratet, weil bei allen Probanden die letzte Partnertrennung mehr als 10 Jahre zurücklag und deshalb von erheblichen Verzerrungseffekten auszugehen war.

sondern daß sich hierin Fürsorge und starkes emotionales Engagement für die
Kinder widerspiegelt. Ebendies ist bei den Vätern der Untersuchungsgruppe
deutlich weniger vorhanden.

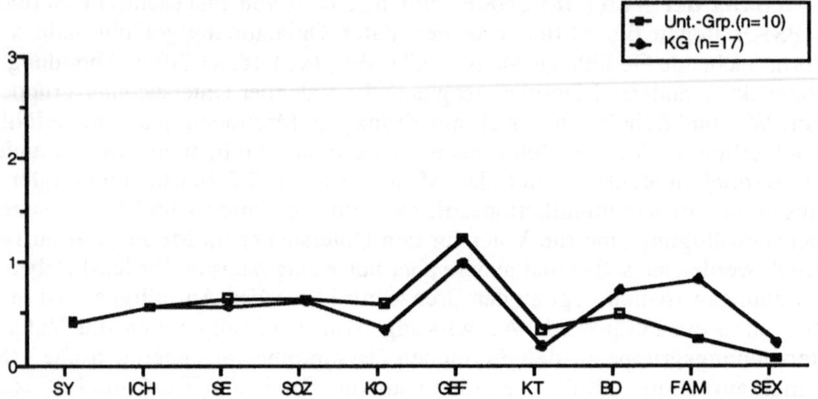

Abb. 28. Durchschnittliche klinische Auffälligkeit der Väter in den Bereichen des
PSKB

Tabelle 40. Ergebnisse der Prüfung auf Mittelwertsunterschiede:

Bereiche des PSKB:	Unt.-Grp. N=10		KG N=17		T-Test	
	x	s	x	s	t	p
Symptome im engeren Sinn	.34	.16	.35	.17	-.10	.92
Ich-Erleben, Ich-Gefühl, Ich-Aktivitäten	.49	.33	.49	.24	-.04	.97
Selbstverständnis	.58	.35	.48	.35	.70	.49
Soziale Lebensbewältigung	.56	.17	.55	.19	.16	.88
Kommunikationsstil und Verständigung	.52	.32	.27	.29	1.97	.07
Vorherrschende Gefühle zu Menschen	1.16	.30	.92	.21	2.25	.05
Kontaktaufnahme	.27	.14	.10	.20	2.59	.02
Bindung an Partner und Freunde	.42	.20	.65	.32	-.2.27	.04
Bindung an die Familie	.19	.24	.75	.45	-4.13	.001
Reaktion auf Scheitern von Partnerbeziehungen	.40	.49	k.A.	k.A.	-	-
Sexuelle Beziehungen	.00	.00	.15	.61	-1.00	.33

Keine statistisch relevanten Unterschiede hingegen bestehen im Ich-Erleben und in Symptombildung, im Selbstverständnis (worunter die Neigung zu verstehen ist, sich in sozialen Kontakten oder im Leistungsverhalten oder in der äußeren Erscheinung narzißtisch selbst zu bestätigen) sowie in der sozialen Einordnung und Leistungsfähigkeit. Letztlich ist die sexuelle Befriedigung in beiden Gruppen ähnlich.

Beurteilung der Geschwister im PSKB. Mit einem Mittelwert von x=1.19 (s=.33) in dem Bereich "Vorherrschende Gefühle zu Menschen" (GEF) erreichen die Geschwister der Untersuchungsgruppe die prominenteste klinische Auffälligkeit (s. Abb. 29). Auch bei ihnen sind Ärger, Wut, Schuld, Kränkung, Mißtrauen und Ängstlichkeit in den zwischenmenschlichen Beziehungen aus Untersuchersicht vorhanden - die Ausprägung dieser Gefühle erreicht im Mittel aber noch nicht einen solchen Grad, daß Beziehungen belastet werden oder sich hieraus negative Auswirkungen auf andere Lebensbereiche ergeben. In den anderen neun Bereichen des PSKB fallen die Geschwister der Untersuchungsgruppe klinisch nur insofern auf, als sich Hinweise für Probleme in diesen Bereichen finden. Doch sind die Merkmalsausprägungen gering.

Die Geschwister der Kontrollgruppe weisen im Bereich "Vorherrschende Gefühle zu Menschen" (GEF) ähnliche Auffälligkeiten auf wie die Geschwister der Untersuchungsgruppe. Auf das Scheitern von Beziehungen reagieren sie mit Anklammern, Krankwerden, Hilflosigkeit und Enttäuschung, dies hat aber auf ihre Lebensqualität keine negative Auswirkung. Noch weniger Einfluß nehmen Probleme mit dem Selbstwertgefühl und der Affektsteuerung, dem Selbstverständnis, der sozialen Lebensbewältigung (Leistungsfähigkeit und -konstanz, soziale Einordnung) und der Bindung an Partner und Freunde. Unauffällig sind die Geschwister der Kontrollgruppe hinsichtlich Symptombildung, Kommunikation, Kontaktaufnahme und Sexualität.

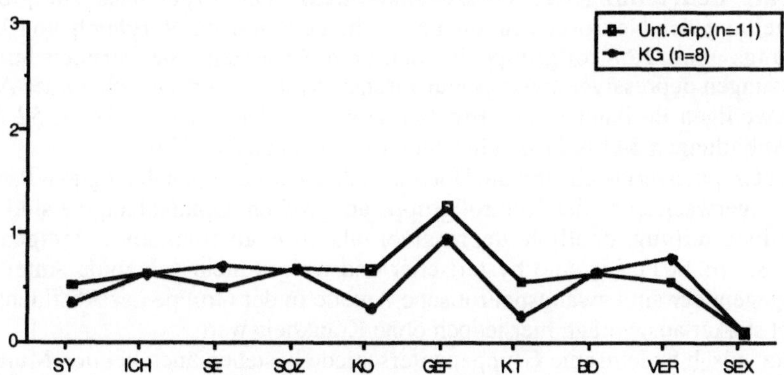

Abb. 29. Durchschnittliche klinische Auffälligkeit der Geschwister in den Bereichen des PSKB

Tabelle 41. Ergebnisse der Prüfung auf Mittelwertsunterschiede:

	Unt.-Grp. N=11		KG N=8		T-Test	
Bereiche des PSKB:	*x*	*s*	*x*	*s*	*t*	*p*
Symptome im engeren Sinn	.45	.41	.29	.17	1.13	.28
Ich-Erleben, Ich-Gefühl, Ich-Aktivitäten	.56	.37	.55	.21	.07	.94
Selbstverständnis	.44	.20	.63	.45	-1.12	.29
Soziale Lebensbewältigung	.61	.26	.59	.21	.19	.86
Kommunikationsstil und Verständigung	.59	.66	.23	.28	1.64	.12
Vorherrschende Gefühle zu Menschen	1.19	.33	.88	.18	2.71	.02
Kontaktaufnahme	.48	.31	.17	.31	2.21	.05
Bindung an Partner und Freunde	.55	.27	.58	.20	-.28	.79
Reaktion auf Scheitern von Partnerbeziehungen	.48	.59	.70	.20	-.98	.35
Sexuelle Beziehungen	.00	.00	.00	.00	-	-

In zwei von insgesamt 10 Bereichen des PSKB sind die Unterschiede zwischen den Probanden der Untersuchungs- und Kontrollgruppe bedeutsam (KT und GEF). Geschwister der Untersuchungsgruppe sind im Kontakt zurückgezogener (t=2.71, p≤.05), Ärger, Wut und Schuld sind häufiger die vorherrschenden Gefühle zu anderen Menschen (t=2.21, p≤.05). In den anderen Bereichen haben Unterschiede keine statistische Relevanz.

Globale Beurteilung der Neurosenstruktur. Die Ergebnisse zur globalen Beurteilung der Neurosenstruktur unterscheiden sich im Vergleich von Untersuchungs- und Kontrollgruppe in mehreren Aspekten. Sie beruhen auf Einschätzungen depressiver, zwangsneurotischer, hysterischer und schizoider Anteile der jeweiligen Probanden. Die Ergebnisse sind in den Tabellen 49 bis 52 und in den Abbildungen 34 bis 37 im einzelnen im Anhang aufgeführt.

Im Gruppenvergleich sind die Unterschiede zwischen opiatabhängigen Patienten und Jungerwachsenen der Kontrollgruppe am größten. Opiatabhängige sind in der Fremdbeurteilung deutlich depressiver als ihre abstinenten Altersgenossen (t=11.85, p≤.001). Sie sind hysterischer und weisen mehr schizoide Anteile auf. Demgegenüber sind zwangsneurotische Anteile in der Gruppe der Abstinenten im Mittel stärker ausgeprägt, hier jedoch ohne Krankheitswert.

Statistisch bedeutsame Gruppenunterschiede bestehen auch bei den Müttern in drei von vier Bereichen (p≤.001). Die Mütter Opiatabhängiger sind depressiver und hysterischer als die Mütter der Normalfamilien. Zwangsneurotische Anteile wurden bei den Müttern der Kontrollgruppe höher eingeschätzt.

In der globalen Beurteilung der Neurosenstruktur unterscheiden sich die Väter im Gruppenvergleich nur in einem Bereich bedeutsam. Die Väter Opiatabhängiger sind hysterischer als die Väter der Normalfamilien (t=2.37, p≤.05). Sehr ähnlich ist das Ergebnis aus dem Vergleich der Geschwister beider Gruppen.

Schlußfolgernd bildet sich für das Gesamt Opiatabhängiger die charakteristische Neurosenstruktur einer narzißtischen Persönlichkeitsstörung in den Ergebnissen aus der Fremdbeurteilung anschaulich ab. Der Unterschied zu den gleichaltrigen Abstinenten ist bedeutsam. Sie sind weniger neurotisch gestört. Erwartungsgemäß beobachtet der Kliniker auch bei ihnen depressive, zwangsneurotische und hysterische Anteile, doch deutet die moderate Ausprägung dieser Anteile auf Persönlichkeitsmerkmale hin, nicht aber auf Krankheitszeichen. Die Mütter Opiatabhängiger weisen aus Untersuchersicht mehr neurotische Anteile auf als die Mütter der Normalfamilien. Der Ausprägungsgrad ihrer depressiven Anteile hat Symptomcharakter (im Gegensatz zu den Müttern der "Normalfamilien"). Dies gilt ebenso in bezug auf hysterische Anteile, hier allerdings auf niedrigerem Niveau. Die Väter und Geschwister der Untersuchungs- und Kontrollgruppe unterscheiden sich in ihrer Neurosenstruktur wenig.

6.2.2.2 Diskussion der Untersuchungsbefunde

Mit dem "Psychischen und Sozial-Kommunikativen Befund" sollte das Vorhandensein und der Schweregrad von Beschwerden, auffälligen Innenbefindlichkeiten und Verhaltensweisen gemessen werden. Es war die Absicht, Schwerpunkte und Ausmaße neurotischer Auffälligkeiten vor einem psychodynamischen Hintergrund zu erfassen und den Befund wissenschaftlich auszuwerten.

Erwartungsgemäß trifft man bei den opiatabhängigen Patienten auf die meisten klinischen Auffälligkeiten und Beeinträchtigungen. Im Vergleich mit drogenabstinenten Gleichaltrigen sind Unterschiede in der sozialen Lebensbewältigung am größten. Leistungsfähigkeit und soziale Einordnung sind in der Gruppe der Abhängigen stark beeinträchtigt. Es überwiegen Versorgungsansprüche. Deutlich häufiger als ihre abstinenten Altersgenossen leiden die Opiatabhängigen unter neurotischen Symptomen - Ängste, depressive Verstimmungen und psychosomatische Beschwerden. Der Selbstwert ist stärker gemindert. Auch in jenen Bereichen des PSKB, die auf Gestaltung und Erleben zwischenmenschlicher Beziehungen zielen, zeigt sich, daß Drogenkonsumenten aus Untersuchersicht stärker beeinträchtigt sind als abstinente Gleichaltrige. Im Kontakt ist der Drogenabhängige ängstlich und unsicher, er zieht sich zurück und wahrt die Distanz. Wechselweise ist der Kontakt wahllos und oberflächlich, in diesem Fall entsteht eine scheinbare und mitunter distanzlose Vertraulichkeit. Die vorherrschenden Gefühle zu anderen Menschen sind Mißtrauen, Ängstlichkeit, Ärger, Wut und Gekränktheit. Opiatabhängige fühlen sich häufiger als ihre nichtkonsumierenden Altersgenossen abgewiesen und verletzt; sie meinen zu kurz zu kommen und die Last alleine zu tragen. Sie sind enttäuscht, vorwurfsvoll, fordernd und haben hohe Erwartungen an ihr Gegenüber. Bindungen an Partner und Freunde sind in höherem Maße neurotisch. Wechselseitige Bemächtigung, Depotenzierung und, noch häufiger,

Ängste, Schwierigkeiten und Unbeständigkeit in Bindungen sind Merkmale, deren Ausprägungsgrade bei Abhängigen deutlich größer sind als bei den Nichtkonsumenten.

Diese Befunde sollen aber nicht darüber hinwegtäuschen, daß abstinente Gleichaltrige ebenfalls Probleme zum Ausdruck bringen. Auch sie haben Schwierigkeiten mit ihren Gefühlen, mit der Bindung an Partner und Freunde und geraten in spürbare Not, wenn Partnerschaften brechen. Die Ergebnisse aus dem PSKB zeigen jedoch, daß ihre Genuß-, Arbeits- und Beziehungsfähigkeit durch Belastungen wesentlich weniger beeinträchtigt werden als bei den opiatabhängigen Probanden. Daß die Probleme jungerwachsener Nichtkonsumenten sich im PSKB vorrangig in den interaktionellen Bereichen abbilden, entspricht den Erwartungen: Entwicklungsziele dieses Lebensabschnittes sind die Berufs- und Partnerwahl, die Ablösung von der Herkunftsfamilie und der Aufbau eines eigenen Lebensstils. Probleme, die hierin entstehen, und Lösungsversuche, die unternommen werden, beeinträchtigen den Jungerwachsenen aus entwicklungs- und sozialisationstheoretischer Sicht mehr oder weniger stark (Oerter 1985, Stone und Church 1978). Die Ergebnisse aus dem PSKB weisen darauf hin, daß Nichtkonsumenten konstruktivere Lösungswege beschreiten und diesbezügliche Voraussetzungen günstiger sind: Sie verfügen im Vergleich zu den Opiatabhängigen über mehr Selbstwertgefühl und Selbstbewußtsein, entwickeln Symptome i.S. einer neurotischen Konfliktlösung seltener und beweisen in ihrem Auftreten ein Mehr an Ich-Stärke.

Diese Gruppenunterschiede spiegeln sich bei den Müttern wieder: Die Mütter Opiatabhängiger sind im Selbstwert und Selbstbewußtsein beeinträchtigter als die Mütter der Kontrollgruppe. Ängste, depressive Verstimmungen, psychosomatische Beschwerden und andere Symptome entwickeln sie häufiger. In der Verständigung mit anderen sind sie aus Untersuchersicht gestörter.

Interessant ist ferner, wie unterschiedlich sich die Väter im PSKB darstellen. In der Dimension "Bindung an Partner und Freunde" (BD) errechnen sich für die Väter der Opiatkonsumenten im Vergleich mit anderen Teilstichproben die niedrigsten Mittelwerte. Dieses Ergebnis spricht für Zurückgezogenheit, Passivität und mangelhafte dialogische Auseinandersetzung[45]. In diesem Zusammenhang ist auch das Ergebnis im Bereich "Bindung an die Familie" (FAM) zu verstehen. Wiederum weist die Gruppe der Väter Opiatabhängiger den niedrigsten Mittelwert auf (x=.19, s=.24). Dieser Befund spricht für mangelnden Kontakt, für das Vermeiden von

---

[45] Einzelne Merkmale dieses Bereiches (BD) sind "hohe Ansprüche und Erwartungen an den Partner", "wechselseitige Bemächtigung, Beherrschung und Unterwerfung" und ähnliche, vorrangig neurotische Interaktionsstile. Das bloße Vorhandensein dieser Merkmale ist nicht pathologisch. Vielmehr sprechen moderate Merkmalsausprägungen in dieser Dimension für eine intensive partnerschaftliche Auseinandersetzung. Wenn sich für die Väter der Kontrollgruppe ein Mittelwert von x = .65 (bei s = .32) errechnet und für die Väter der Opiatkonsumenten von x = .42 (bei s = 20), so ist dieser Unterschied nicht etwa in Zusammenhang mit einer größeren klinischen Auffälligkeit der Väter aus den "Normalfamilien" zu bringen. Wahrscheinlicher i.S. der Testkonstruktion ist, daß die elterlichen Beziehungen der "Normalfamilien" intensiver, auseinandersetzungsreicher und emotionaler gelebt werden.

Auseinandersetzungen in der Familie, für Rückzug, Passivität und wenig Engagement. Demgegenüber deutet das Ergebnis, das sich für die Väter der Kontrollgruppe errechnet (x=.75, s=.45, t=-4.13, p≤001) daraufhin, wie stark die Väter der "Normalfamilien" gefühlsmäßig mit ihren Familien verbunden sind. In dieselbe Richtung weisen Ergebnisse aus anderen Bereichen des PSKB: Väter der Untersuchungsgruppe sind im Kontakt zurückgezogener als Väter der Kontrollgruppe und sie weisen ein deutliches Mehr an Gefühlen auf, die die zwischenmenschlichen Beziehungen erschweren. Dennoch ist ihr Selbstwertgefühl, ihre soziale Einordnung und ihre Leistungsfähigkeit nicht stärker beeinträchtigt als bei den Vätern der "Normalfamilien".

Es soll nicht unberücksichtigt bleiben, daß Verzerrungen durch eine kleine Stichprobengröße nicht auszuschließen sind. Wie vorab erörtert, sind die Väter in der Untersuchungsgruppe unterrepräsentiert. Die Scheidungsraten in den Familien mit süchtigen Nachkommen sind signifikant höher. Deshalb ist die Anzahl untersuchter Väter in der Untersuchungsgruppe niedrig. In bezug auf eine Familienuntersuchung ist solcher Aspekt unbefriedigend. Andererseits sind die Ergebnisse aus der (reduzierten) Teilstichprobe kongruent zu den soziodemographischen Tatsachen: Die Befunde aus dem PSKB sprechen dafür, daß der Einfluß der Väter in Familien mit opiatabhängigen Jungerwachsenen gering ist. Die völlige Abwesenheit der Väter infolge Trennung ist eine Zuspitzung in dieselbe Richtung.

Die Geschwister Opiatabhängiger sind nicht in gleicher Weise beeinträchtigt wie die Suchtmittelkonsumenten. Sie funktionieren gemäß Fremdeinschätzung in unterschiedlichen Lebensbereichen recht gut. Trotzdem sind sie im Kontakt zurückgezogener und in der Kommunikation verschlossener als die Geschwister der Kontrollgruppe. Zwei Bereiche bereiten ihnen allerdings weniger Probleme als den Geschwistern der Kontrollgruppe. Ihr Selbstverständnis ist gefestigter und der Verlust des Partners ist für sie weniger bedrohlich. Diese Unterschiede sind mit hoher Wahrscheinlichkeit ein Effekt des abweichenden Lebensalters. Die Geschwister der Kontrollgruppe sind jünger.

In der Ablösungsphase eines Heranwachsenden ist innerhalb der Herkunftsfamilie Umstellfähigkeit, Flexibilität und Anpassungsleistung gefordert. Das innerfamiliäre Bewältigungspotential wird auf die Probe gestellt. Ein notwendiger Entwicklungsschritt ist, ein neues Maß zu tarieren zwischen Verbundenheit der Familie und Autonomie des einzelnen Mitglieds. Entsprechend der Ergebnisse aus dem PSKB ist die intrapsychische Belastung zu diesem Zeitpunkt für den Jungerwachsenen im Ablösungsprozeß am größten. Er hat im Vergleich zu seinen Familienmitgliedern mehr Probleme mit der eigenen Identität, mit seinem Selbstverständnis und der sozialen Lebensbewältigung. Die Mitglieder klinisch unauffälliger Familien messen in dieser Entwicklungsperiode der Familie eine hohe Bedeutung bei. Sie sind offen für Auseinandersetzungen auf verbaler und emotionaler Ebene. Ansprüche und Erwartungen unter den Ehepartnern sind hoch, in der Regel wird diesen Wünschen im konstruktiven Sinne entsprochen.

Abweichend sind in der Fremdbeobachtung intrapsychische Befindlichkeiten und Beziehungen in Familien mit suchtmittelabhängigen Nachkommen. Verschiedene Befunde aus dem PSKB bestätigen die Hypothese, daß auch in diesen Familien die familiären Orientierungen hoch und die intrafamiliären Auseinandersetzungen groß sind. Doch gilt dies nicht für alle Familienmitglieder. Denn die

Interaktion ist mehr als in den "Normalfamilien" auf die Mütter und ihre opiatabhängigen Jungerwachsenen im wesentlichen begrenzt. Die Väter ziehen sich zurück. Sorge- und Bezugsobjekte der Mütter, denen (fast) alle Aufmerksamkeit gilt, sind überwiegend die drogenkonsumierenden Kinder.

Mehr als die Hälfte der untersuchten Mütter dieser Studie erleben ihre suchtmittelabhängigen Heranwachsenden stark hilfsbedürftig und verhalten sich ihnen gegenüber betont besorgt und überfürsorglich. Die stärkste Gefühlsbindung richten sie nicht auf den Partner, sondern auf dieses Kind. In der Fremdbeurteilung sind die suchtmittelabhängigen Kinder für diese Mütter zum wichtigsten emotionalen Lebensinhalt geworden. Zwar deutet sich dieses Phänomen auch bei den Müttern der Kontrollgruppe an, doch hier in ganz anderer Ausprägung. Die Mütter beider Gruppen unterscheiden sich im Grad ihrer Beeinträchtigung. Während die Mütter Heroinabhängiger durch die beschriebenen Bindungen in ihrer Genuß-, Arbeits- und Beziehungsfähigkeit beinträchtigt sind und diese Einschränkungen leidvoll erleben, geht für die Mütter der Kontrollgruppe keinesfalls Leidensdruck oder Belastung einher. Mit diesen Ergebnissen deutet sich an, daß zwischen Fürsorglichkeit und Verstrickung bzw. Empathie und emotionaler Durchdringung nur ein gradueller, quantitativer Unterschied besteht, der sich aber andererseits auf die eigene Befindlichkeit ernsthaft auswirkt. Hierauf wird in der Ergebniszusammenfassung ausführlicher eingegangen.

6.2.3 Ergebnisse aus der "Global Assessment Scale" (GAS)

Die Ergebnisse aus der Einschätzung mittels der "Global Assessment Scale" sind in Abbildung 30 dargestellt. Getrennt für Untersuchungs- und Kontrollgruppe sind die errechneten Mittelwerte der Index-Patienten/Jungerwachsenen, Mütter, Väter und Geschwister aufgeführt (s. Tabelle 42).

Für alle Familienmitglieder der Kontrollgruppe (N=55) liegen die Bewertungsstufen im Mittel recht einheitlich bei x=80 (s=5.6 bis 7.9). Dies entspricht einer guten Leistungsfähigkeit und sozialen Anpassung. Die Bewältigung von Alltagssorgen bereitet nur gelegentlich Schwierigkeiten. Symptome sind vorübergehender Natur und in diesem Fall von geringer Ausprägung.

Am größten ist im Gruppenvergleich der Unterschied von Indexpatienten und Jungerwachsenen der Kontrollgruppe (t=-22.46, p≤.001). In der Fremdeinschätzung sind die Opiatabhängigen in verschiedenen Gebieten schwer beeinträchtigt, besonders in der Leistungsfähigkeit, in familiären Beziehungen, Urteilsvermögen und Stimmung. Leistungseinbußen sind derart ausgeprägt, daß die meisten Kliniker von der Notwendigkeit einer Behandlung überzeugt sind.

Im Gruppenvergleich sind desweiteren die Unterschiede der Gesamtheit der Mütter hochsignifikant. Für die Mütter der Drogenkonsumenten errechnet sich ein durchschnittlicher Score von x=63.6 (s=7.2, t=-10.34, p≤.001). Sie haben leichte bis mäßig ausgeprägte Symptome (z.B. depressive Stimmung und Schlaflosigkeit); es gibt Schwierigkeiten in verschiedenen Leistungsbereichen, jedoch nicht durchgängig. Das Kommunikationsverhalten ist geringgradig auffällig.

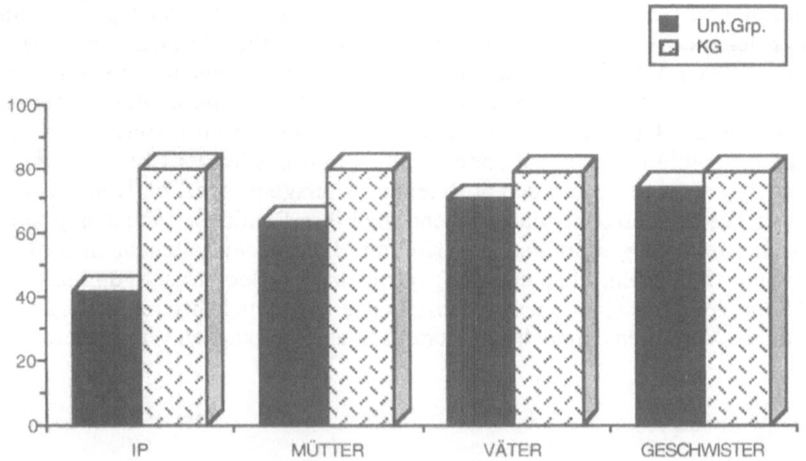

Abb. 30. GAS-Rating der Familienmitglieder

Tabelle 42. Ergebnisse der Prüfung auf Mittelwertsunterschiede

Familien- mitglieder	Unt.-Grp.			KG			T-Test	
	N	x	s	N	x	s	t	p
Patienten/Jung- erwachsene	55	42.1	6.6	23	80.2	6.9	-22.46	.001
Mütter	41	63.6	7.2	23	80.3	5.6	-10.34	.001
Väter	23	70.4	11.6	17	79.4	7.9	-2.90	.01
Geschwister	14	73.9	14.4	8	78.6	6.0	-1.08	.30

Etwas besser werden demgegenüber die Väter der Untersuchungsgruppe bewertet (x=70.4, s=11.6, t=-2.90, $p \leq$.01). Aus Untersuchersicht haben sie leichte Symptome, aber es besteht nur eine geringe Beeinträchtigung der Leistungsfähigkeit; die Bewältigung von Alltagssorgen und Problemen bereitet ihnen manchmal Schwierigkeiten. Dieses Ausmaß der Beeinträchtigung entspricht annähernd der Gruppe der Geschwister Heroinabhängiger (x=73.9, s=14.4), hier ist der Unterschied zur Kontrollgruppe unbedeutend (t=-1.08, $p \leq$.03).

Zusammenfassend entsprechen die Ergebnisse aus dem GAS-Rating in bezug auf die Probanden der Kontrollgruppe dem allgemeinen Verständnis über eine klinisch unauffällige Population: Leistungsfähigkeiten sind nur gering beeinträchtigt und in der Regel gelingt die Bewältigung von Alltagsproblemen. Die Väter Drogenabhängiger sind etwas stärker beeinträchtigt als die Väter der Kontrollgruppe. Bei den

Müttern sind Gruppenunterschiede deutlicher. Die Mütter der Opiatkonsumenten haben leichte Symptome (die in der GAS nicht näher definiert werden) und sie haben Schwierigkeiten in verschiedenen Leistungsbereichen. Entsprechend der Operationalisierung der GAS würden die meisten Laien diese Mütter aber nicht für krank ansehen. Unterschiede zu den jungerwachsenen Heroinkonsumenten sind am größten, sowohl in bezug auf andere Familienmitglieder der Untersuchungsgruppe als auch im Vergleich mit den abstinenten Altersgenossen. Die Konsumenten sind schwer beeinträchtigt bis dahingehend, daß ihre Realitätseinschätzung zumindest zwischenzeitlich gestört und das Kommunikationsverhalten hoch auffällig ist. Wenngleich eine Einschätzung der psychosozialen Beeinträchtigung mit Hilfe der GAS um den Preis einer unzufriedenstellenden Merkmalsdifferenzierung erfolgt, so hat dieses Verfahren dennoch den Vorteil, einen Überblick zu verschaffen.

7 Zusammenfassung und Diskussion

In den Ergebnissen dieser Studie wird deutlich, wie sich das Spannungsverhältnis zwischen individueller innerer Welt und familiären Beziehungsmustern konstruktiv oder eher problematisch auf die Flexibilität und Funktionalität einer Familie auswirkt. Tatsächlich beeinflussen sich die interpersonale, strukturelle Ebene (wozu die Ebenen der Dyaden und die Ebene der Gesamtfamilie zählen) und die individuelle, intrapsychische Ebene in einem permanenten Wechselspiel. Um dieses Wechselspiel in seiner Komplementarität zu erfassen und zu beschreiben, hat sich für diese Untersuchung u.a. das Familienmodell nach Steinhauer et al. (1984) in der Überarbeitung von Cierpka (1987b) angeboten. Bevor die Fragestellungen und Ergebnisse dieser Arbeit zusammenfassend dargestellt und diskutiert werden, soll hier zunächst auf einige theoretische Details eingegangen werden, die dem Familienmodell zugrundeliegen.

Das Familienmodell erfaßt Organisationen und ihre Störungen nicht nur auf der Ebene des Individuums, sondern auch auf der interpersonalen Beziehungs- und der übergreifenden Systemebene. Bereits in der Literaturübersicht dieser Arbeit zeigt sich, daß Grenzenstörungen in bezug auf die Entstehung und Aufrechterhaltung süchtigen Verhaltens von großer Relevanz sind. Bisherige Forschungsansätze haben die Gewichtung -je nach theoretischer Orientierung- mehr auf eine individuumszentrierte oder auf eine systemische Ebene gesetzt; impliziter Bestandteil aller Ausrichtungen jedoch sind Grenzenphänomene:
   Hinweise auf die Instabilität der Selbstgrenzen bei Süchtigen haben vorrangig psychoanalytisch orientierte Therapeuten und Forscher gegeben, erwähnt sei hier nur das "narzißtische Selbst" des Abhängigen und seine ausgeprägte Regressionsneigung, die in der frühen Fixierung ihr biographisches Korrelat hat (eine detaillierte Darstellung dieser Modelle findet sich in Abschn. 2.1). Auf die gestörten Grenzen in Partnerschaft und Familie der Suchtmittelabhängigen haben in erster Linie strukturelle Familientherapeuten hingewiesen. Die charakteristischen Zuschreibungen - Generationenbrüche, Hierarchieumkehrungen und typische Rollenzuweisungen - wurden in Abschn. 2.2 behandelt. Mit der Funktion des Suchtmittelgebrauchs innerhalb des Familiensystems haben sich die Systemtherapeuten beschäftigt. Sie weisen auf den Abgrenzungskonflikt des süchtigen Jugendlichen/ Jungerwachsenen von seiner Familie hin und auf den problematischen Lösungsversuch, der zwar systemstabiliierend ist, aber die "Lösung" selbst zum Problem macht (Abschn. 2.3). Der Co-Abhängigkeits-Modus hat den "Abschottungsprozeß" der Suchtfamilien, ihre rigide Abgrenzung nach außen und die sich mit der Zeit

verstärkenden Isolationstendenzen erfaßt. Hierauf wurde in Abschn. 2.4 eingegangen.

Grenzen regeln, unter funktionalen Gesichtspunkten betrachtet, eine Beziehung im Sinne von Nähe und Distanz. Wenn unter Abgrenzungsfähigkeit ein dynamischer Regelprozeß verstanden wird, der darüber entscheidet, wieviel Nähe zugelassen bzw. Distanz hergestellt werden kann, dann konstituiert sich eine Grenze in jeder Dyade neu. Nicht alleine die jeweilige Beziehung der Interaktionspartner hat Einfluß auf den Prozeß der Grenzenkonstituierung, sondern gleichzeitig bringt jedes Individuum seine individuelle Geschichte der Grenzenregelung mit ein, so wie sie sich intrapsychisch als Selbst-Objekt-Differenzierung ableiten läßt (Joraschky und Cierpka 1987).

Die psychoanalytische Objektbeziehungstheorie beschreibt, wie sich ein kohärentes Selbst im Rahmen der Individuation über die Schritte der Selbst-Objekt-Differenzierung ausbildet (Mahler et al. 1978, Jacobsen 1973). Voraussetzung für eine gesunde Entwicklung ist, daß das Kind im Anschluß an die symbiotische Phase ein Bild über das Selbst und seine Bezugspersonen, die Objekte, entwickelt. Inwieweit die Selbst-Objekt-Differenzierung gelingt, hängt wesentlichen von den Interaktionsprozessen mit den Objekten ab. Eine gelungene Trennung der frühkindlichen Mutter-Kindheit-Einheit hat zur Folge, daß auch das Kind über klar voneinander abgegrenzte Selbst- und Objektrepräsentanzen verfügt. Wenn in der frühen Mutter-Kind-Beziehung ein Gleichgewicht besteht zwischen Trennen und Binden, wenn dem Kind das Aushandeln eigener Standorte ermöglicht und die Eigenständigkeit im Fühlen, Denken und Erleben zugestanden wird, wenn Gleichheit und Abweichungen gleichermaßen zugelassen werden, dann ist im Sinne der Objektbeziehungstheorie die Wahrscheinlichkeit für eine gelungene Individuation groß.

Bei einer so gewachsenen, stabilen intrapsychischen Anlage über Vorstellungen von sich und anderen ist zu erwarten, daß das Individuum in der Interaktion mit anderen ähnlich selbstsicher reagiert. Intimität kann in diesem Fall in dem Bewußtsein von Verschiedenheit und Autonomie zugelassen werden. So geht die intrapsychische Entwicklung (der Vergangenheit) in die aktuelle Interaktion ein. Dyadische und triadische Interaktionen sind durch klare Abgrenzung voneinander und durch ein Gleichgewicht in der Beziehungsregulation gekennzeichnet. Die Familie befindet sich idealtypisch in einem funktionalen Gleichgewichtszustand, der nur wenig Kontrolle und Abwehr erfordert. So kann die Familie im wechselseitigen Austausch mit anderen Familien und der Umwelt stehen. Die Familien-Umwelt-Grenze ist durchlässig für neue Wahrnehmungen und Erfahrungen (Cierpka 1986, Joraschky u. Cierpka 1987).

Störungen in der frühen Mutter-Kind-Einheit können zu einer mangelnden intrapsychischen Demarkationen der Selbst- von den Objektrepräsentanzen führen, die sich im späteren Leben auf phänomenologischer Ebene in diffus konturierten Selbstgrenzen und in mangelnder Selbstkohärenz niederschlagen (Ackermann 1984, Bowen 1978, Boszormenyi-Nagy und Spark 1973). Auf interaktioneller Ebene prädisponiert eine solche Anlage zu symbiotischen Beziehungen. Folge ist dann ein mit dem Interaktionspartner affektiv und kognitiv verstricktes Individuum (das sich aber auch in gegenteiliger Richtung mittels übersteigertem Autonomiebestreben abzugrenzen versuchen kann). Insbesondere dort, wo die Mutter die unbewußt geahnten Defizite ihres Kindes zu kompensieren versucht, werden neuerliche und entwicklungspsychologisch notwendige Abgrenzungsversuche erschwert. Individuelle Selbstgrenzenprobleme der Eltern können solche Tendenzen verstärken und in diesem Fall zu narzißtischen Beziehungsstrukturen, zu symbiotischen Dyaden führen. Dies gilt um so mehr, als affektive Bedürfnisse der Eltern in den symbiotischen Dyaden befriedigt werden. Nicht selten bringt eine partielle Verschmelzung mit dem Kind eine (weitere) Vernachlässigung des eigenen Selbst für den Elternteil mit sich.

Zunehmende Abhängigkeit und Verstrickung der Interaktionspartner drängen die Auseinandersetzung mit der Umgebung immer mehr zurück. Letztlich erweist sich die symbiotische Beziehung als Endergebnis eines spiralförmigen Prozesses, der linearkausale Komponenten und zirkuläre Prozesse miteinander verbindet (etwa Rückkopplungsprozesse zwischen der geschilderten Interaktion und der ausbleibenden intrapsychischen Differenzierung).

Die von den Familientherapeuten beschriebenen Parentifizierungen, pathologischen Delegationen und rigiden Triaden (s. Abschn. 2.1 und 2.2) lassen sich auf interpersonaler Ebene damit erklären, daß symbiotische Beziehungsmuster (zwischen einem Elternteil und dem in der Regel symptomtragenden Kind) existieren und in diesem Zusammenhang Generations- und möglicherweise auch Geschlechtsgrenzen überschritten werden. Vor allem dort, wo der Vater nicht aus seiner isolierten Postion hervortritt um regulierend in die symbiotische Beziehung einzugreifen, kann das Kind in seiner engen Beziehung zur Mutter auf die Elternebene rücken und zu einem Partnersubstitut werden. Individuelle Persönlichkeitsmerkmale des Vaters können zur Aufrechterhaltung dieser starren Triade prädisponieren oder beitragen. Seinerseits trägt das eng in die Symbiose eingebunde Kind wenig zur Interaktion mit dem außenstehenden Vater bei.

Diesen Grenzenstörungen (im Sinne von Grenzziehungsproblemen) auf infrafamiliärer Ebene stehen relativ starre Familien-Umwelt- Grenzen auf systemischer Ebene gegenüber. Cierpka (1986, 1990) führt dieses "Abgeschottetsein" auf das über einen längeren Zeitabschnitt bestehende pathologische Gleichgewicht dieser Familien zurück, das durch das symbiotische Verhältnis zwischen Mutter und Kind einerseits und der randständigen Vaterfigur andererseits aufrechterhalten wird. Veränderungen in diesem Gleichgewicht sind aufgrund der individuellen Charakteristika nicht möglich. Diese Familiensysteme haben sehr wenig Spielraum zur Verfügung. Belastende Beziehungen außerhalb der Familie werden gemieden, Informationen von außen werden abgeschirmt. Für das vulnerable Familienmitglied wirkt sich diese rigide Abgrenzung am verhängnisvollsten aus, denn mit der Informationsreduktion und dem Meiden affektiver Belastungen wird dessen intrapsychische Differenzierung um ein weiteres verhindert, die regressiven Prozesse aber werden gefördert.

Diese aus der Entwicklungspsychologie und psychoanalytischen Objektbeziehungstheorie abgeleiteten und auf die Familie erweiterten Konzepte sind impliziter Bestandteil der meisten familientherapeutischen Schulen, aus denen verschiedene Modelle über Familien mit suchtmittelabhängigen Heranwachsenden stammen. Wie die Literaturübersicht zeigt, sind Erfahrungswerte zwar zahlreich, doch ist bis heute eine empirische Überprüfung dahingehend ausgeblieben, inwieweit die

134

Funktionalität der Familie mit dem Suchtverhalten eines Mitglieds der Kindergeneration in Zusammenhang steht. Ziel dieser Untersuchung war es deshalb, Zusammenhänge zwischen Familie und Suchtverhalten mittels einer umfassenden Diagnostik zu erfassen. Es sollten nicht nur Befindlichkeiten und Störungen einzelner Mitglieder beschrieben sondern gleichzeitig die interpersonalen Beziehungs- und übergreifenden Systemmerkmale berücksichtigt werden.

Die Ergebnisse dieser Untersuchung beziehen sich auf insgesamt 80 Familien - 57 Herkunftsfamilien opiatabhängiger Jungerwachsener (Untersuchungsgruppe) und 23 klinisch unauffällige Familien (Kontrollgruppe). Insgesamt wurden 207 Einzelpersonen untersucht, davon 135 Personen in der Untersuchungsgruppe und 72 in der Kontrollgruppe. Die beiden Gruppen wurden in soziodemographischer Hinsicht (anhand der Kriterien Alter der Index-Patienten/Jungerwachsenenen, Alter der Eltern, Schul- und Berufsausbildung sowie Monatseinkommen der Väter) angeglichen. Für dieses Verfahren standen die Untersuchungsdaten aus einem Pool mit insgesamt 87 Familien (232 Einzelpersonen) zur Verfügung, die aus zwei klinischen Zufallsstichproben und einer psychiatrisch unauffälligen Stichprobe einer Allgemeinarztpraxis stammen.

Das Durchschnittsalter der 57 Indexpatienten (w:m=20:36) betrug 20.1 Jahre (s=3.8). Die 23 abstinenten Probanden der Kontrollgruppe (w:m=12:11) waren im Mittel 19.0 Jahre alt (s=2.9). Die Väter beider Gruppen und die Mütter der Untersuchungsgruppe waren durchschnittlich 48 Jahre alt, hiervon wich das Durchschnittsalter der Mütter aus den "Normalfamilien" mit 45 Jahren geringfügig ab.

Die ersten drei Fragestellungen dieser Arbeit hingen thematisch eng zusammen und berührten neben der sozialen Situation Drogenkonsummuster, Befindlichkeitsstörungen und Verhaltensauffälligkeiten betreuter Opiatabhängiger und ihrer Familienangehörigen. Die Hypothesen wurden in fast allen Bereichen bestätigt. Zwei Annahmen wurden widerlegt: Die Mütter der Opiatkonsumenten äußerten sich (im "Sozialfragebogen") entgegen der Erwartung mit ihrer Partnersituation nicht unzufriedener als die Mütter klinisch unauffälliger Familien (diese Einschätzung widerspricht den Ergebnissen aus dem "Familieneinschätzungsbogen" wie weiter unten diskutiert wird). Außerdem gaben die Väter der Opiatkonsumenten entgegen der Erwartung keinen stärkeren Alkoholkonsum an als die Väter der "Normalfamilien":

Erwartungsgemäß unterschieden sich Schulbildung, berufliche Qualifikation und Erwerbssituation der Opiatabhängigen signifikant von den Jugendlichen/ Jungerwachsenen klinisch unauffälliger Familien. Ein Drittel der Opiatabhängigen hatte keinen Schulabschluß erreicht und die überwiegende Mehrheit der Opiatabhängigen war ohne Lehrabschluß (91%, N=51). Demgegenüber befanden sich 78 Prozent der gleichaltrigen Abstinenten in Berufsausbildung. Dieser Unterschied bildete sich in der gegenwärtigen Erwerbssituation noch einmal ab. Mehr als die Hälfte der Opiatabhängigen war arbeitslos, der Anteil der Erwerbstätigen und der sich in Ausbildung Befindenden betrug nur 43 Prozent gegenüber 87 Prozent in der Gruppe abstinenter Jungerwachsener.

Mehr als die Hälfte der Süchtigen (56%, N=34) benannte ein Mitglied der Herkunftsfamilie als wichtigste Bezugsperson, überwiegend die Mutter (39%, N=21). Für die abstinenten Gleichaltrigen erwies sich überwiegend der Partner als wichtigste Bezugsperson. Der Anteil der noch bei den Eltern lebenden Probanden war in der Kontrollgruppe deutlich höher als in der Untersuchungsgruppe (83% vs. 38%). Dennoch war der Anteil jener, die sich von ihren Eltern extrem abhängig fühlen unter den Opiatabhängigen höher (27% vs. 5%). Andererseis erlebten sich 38 Prozent der Suchtmittelkonsumenten völlig unabhängig von den Eltern (vs. 5% KG). Zu ihren Erfahrungen in Partnerschaften, Sexualität, Freundeskreis und Freizeit äußerten sich die Abstinenten zufriedener.

Den Einstieg in den Suchtmittelkonsum nahmen die Konsumenten durchschnittlich 12.5jährig mit dem ersten regelmäßigen Tabakrauchen. Als zweites Suchtmittel folgte mehrheitlich im Alter von 13.1 Jahren Alkohol. Etwas später (13.8 Jahre) folgte für 95 Prozent der Untersuchungsgruppe der erste Cannabisabusus. Halluzinogene nahmen 61 Prozent ein (16.1jährig) bevor das Gesamt der Untersuchungsgruppe im Alter von durchschnittlich 16.3 Jahren (s=2.8) mit dem Opiatkonsum begann. In der weiteren Abfolge nahmen 86 Prozent (N=48) Kokain und wenig später Beruhigungsmittel regelmäßig ein (54%, 16.8jährig, s=3.0). In diesem Sinne sind die Opiatkonsumenten überwiegend polytoxikoman. Die durchschnittliche Opiatkonsumdauer beträgt 3.78 Jahre (s=2.83). 34 von 56 Opiatabhängigen hatten mindestens eine stationäre Entgiftungsbehandlung im Vorwege durchgeführt. In stationäre Entwöhnungsbehandlung hatten sich vor dem Untersuchungszeitpunkt 27 Prozent der Konsumenten begeben. Kontakt zu einer Drogenberatungsstelle bestand im Jahr vor der Untersuchung in 32 Fällen (57%).

Nur 29 Prozent der Konsumenten gaben an, bisher noch nie mit dem Gesetz in Berührung gekommen zu sein. Fast ein Viertel der Abhängigen (23%, N=13) war nach eigenen Angaben gem. §35 Betäubungsmittelgesetz bestraft worden. In Straf- oder Untersuchungshaft hatte sich annähernd ein Drittel der Opiatkonsumenten im Vorwege der Untersuchung befunden (N=17).

Von den 53 Müttern betreuter Opiatabhängiger wurden 41 erreicht und untersucht. Außerdem wurden 23 Mütter klinisch unauffälliger Familien untersucht. 73 Prozent (N=27) der Mütter Opiatabhängiger befanden sich in einer Partnerschaft. Unter den Müttern der "Normalfamilien" waren dies 96 Prozent. Mit ihrer Partnersituation war das Gesamt der Mütter Opiatabhängiger jedoch nicht unzufriedener. Im Gruppenvergleich waren die Unterschiede über angegebene Suchtprobleme des Partners ohne statistische Relevanz. Sehr unterschiedlich waren indes die Einschätzungen hinsichtlich Freundeskreis, Freizeit und Gesundheitszustand. In diesen Bereichen äußerten sich die Mütter der Opiatkonsumenten signifikant unzufriedener als die Mütter aus den "Normalfamilien". Ärzte, Beratungsstellen und Selbsthilfegruppen hatten sie häufiger aufgesucht. Sechs Mütter gaben mindestens einen Suizidversuch an (vs. N=0 für KG). Die Mütter der Opiatkonsumenten hatten mehr Erfahrung mit dem regelmäßigen Gebrauch von Suchtmitteln. Bezogen auf die Einnahmehäufigkeit unterschied sich eine Variable statistisch bedeutsam: Mütter der klinischen Familien nahmen mehr Schmerzmittel ein als Mütter der klinisch unauffälligen Familien.

22 von insgesamt 39 (Stief-)Vätern der Opiatkonsumenten und sämtliche 23 Väter der klinisch unauffälligen Familien wurden untersucht. Das Gesamt der Väter beider Gruppen äußerte sich hinsichtlich Ehe und Partnerschaft, aber auch hinsichtlich Freundeskreis, Freizeit und Gesundheitszustand zufrieden. Die (angegebenen) Erfahrungen der Väter mit Suchtmitteln waren in beiden Gruppen ähnlich. Im

Gruppenvergleich unterschied sich lediglich die Häufigkeit des Tabakkonsums statistisch signifikant: Väter der Untersuchungsgruppe rauchten stärker.

Die Geschwister entzogen sich im Vergleich zu den anderen Familienmitgliedern am meisten dieser Untersuchung. In den hier beschriebenen Merkmalen unterschieden sich die erreichten Geschwister der Opiatabhängigen nicht von den Geschwistern der klinisch unauffälligen Familien. Kein Zusammenhang fand sich zwischen Drogenkonsum und Stellung in der Geschwisterreihe.

Die vierte Fragestellung bezog sich auf Unterschiede zwischen betreuten Opiatabhängigen und ihren abstinenten Altersgenossen in personalen Merkmalen. Hier wurden sämtliche Hypothesen bestätigt:
In der Selbstbeschreibung der Opiatabhängigen fanden sich erwartungsgemäß Hinweise für Selbstwert- und Selbstkonzeptstörungen. In den Ergebnissen aus dem "Freiburger Persönlichkeitsinventar" (FPI) stellte sich dar, daß Abstinente signifikant weniger psychosomatisch allgemeingestört, selbstbeherrschter, stimmungsausgeglichener, selbstsicherer und kontaktbedürftiger sind als betreute Opiatkonsumenten.

Die Befunde aus der Selbstbeschreibung deckten sich größtenteils mit den Ergebnissen aus der Fremdbeurteilung. In allen Dimensionen des "Patterns of Individual Change Scales" (PICS) waren die Unterschiede zwischen Opiatkonsumenten und Probanden der Kontrollgruppe hochsignifikant. Die niedrigsten Scores wiesen die Abhängigen in den Selbstkonzept-Dimensionen auf. Die Mittelwerte in den Skalen "Selbstwertgefühl" und "Selbstsicherheit" lagen sogar unterhalb jener Werte, die in vergleichbaren Voruntersuchungen bei Patienten mit Borderline- bzw. schweren narzißtischen Persönlichkeitsstörungen erhoben worden waren.

Erwartungsgemäß wiesen die opiatabhängigen Patienten auch in den Ergebnissen aus dem "Psychischen und Sozial-Kommunikativen Befund" (PSKB) die meisten klinischen Auffälligkeiten und Beeinträchtigungen auf. Signifikant häufiger als ihre abstinenten Altersgenossen litten die Opiatabhängigen unter neurotischen Symptomen - Ängste, depressive Verstimmungen und psychosomatische Beschwerden. In jenen Bereichen des PSKB, die auf Gestaltung und Erleben zwischenmenschlicher Beziehungen zielen, zeigte sich, daß Drogenkonsumenten aus Untersuchersicht signifikant stärker beeinträchtigt sind als abstinente Gleichaltrige. Im Kontakt waren die Drogenabhängigen ängstlich und unsicher, sie zogen sich zurück und wahrten Distanz. Wechselweise war der Kontakt wahllos und oberflächlich, in diesem Fall entstand eine scheinbare und mitunter distanzlose Vertraulichkeit. Die vorherrschenden Gefühle zu anderen Menschen waren Mißtrauen, Ängstlichkeit, Ärger, Wut und Gekränktheit. Opiatabhängige fühlten sich signifikant häufiger als ihre nichtkonsumierenden Altersgenossen abgewiesen und verletzt; sie meinten zu kurz zu kommen und die Last alleine zu tragen. Bindungen an Partner und Freunde waren aus Untersuchersicht in höherem Maße neurotisch. Wechselseitige Bemächtigung, Depotenzierung, Ängste und Unbeständigkeit in Bindungen sind Merkmale, deren Ausprägungsgrade in der Gruppe der Abhängigen signifikant höher lagen als bei den Nichtkonsumenten.

Die fünfte und die sechste Frage thematisierten die Unterschiede zwischen Opiatkonsumenten und ihren Familienmitgliedern in personalen Merkmalen einerseits und Unterschiede zu klinisch unauffälligen Familien andererseits. Alle Hypothesen, die zu diesem Komplex formuliert wurden, konnten bestätigt werden:

In den Selbstbeschreibungen des "Freiburger Persönlichkeitsinventars" (FPI) stellte sich das Gesamt der Mütter, Väter und Geschwister klinisch unauffälliger Familien ähnlicher dar als in den Herkunftsfamilien opiatabhängiger Jungerwachsener. Mütter, Väter und Geschwister klinisch unauffälliger Familien beschrieben sich ähnlich selbstsicher, kontaktbedürftig, ungezwungen und unabhängig. Die Mitglieder klinischer Familien beschrieben sich - mit Ausnahme der Opiatkonsumenten - in den Dimensionen des "Freiburger Persönlichkeitsinventars" zwar auch relativ unauffällig, doch imponierte bei den Vätern der Opiatkonsumenten ein niedriger Mittelwert in der Skala "Spontane Aggressivität", was auf passiv-ruhige Züge hinwies. Die Mütter der Drogenabhängigen wichen von der Normstichprobe ihrer Altersgruppe nicht statistisch bedeutsam ab. Tendentiell aber stellten sie sich nervös, depressiv, zurückgezogen, gehemmt und kontaktgestört dar. Der relativ niedrige Wert in der Skala FPI-M wies außerdem auf wenig Selbstvertrauen, auf Abspannung, Mattigkeit und Erschöpfung hin. Diese Selbstbeschreibungen fanden sich bei den süchtigen Kindern dieser Mütter in extremer Ausprägung wieder (sie wurden unter dem Begriff "Konsumentenpersönlichkeit" diskutiert; s. Abschn. 6.1.1.2).

Diese Gruppenunterschiede spiegelten sich in der Fremdbeschreibung. Die Mütter Opiatabhängiger waren in der Fremdeinschätzung (mittels PSKB) im Selbstwert und Selbstbewußtsein beeinträchtigter als die Mütter der Kontrollgruppe. Ängste, depressive Verstimmungen, psychosomatische Beschwerden und andere Symptome entwickelten sie häufiger. In der Verständigung mit anderen waren sie aus Untersuchersicht gestörter. Interessant ist ferner, wie unterschiedlich sich die Väter beider Gruppen in der Fremdbeschreibung darstellten. Die Väter der Opiatkonsumenten wurden zurückgezogener und passiver eingeschätzt als die Väter der "Normalfamilien". Sie hatten in ihren Familien weniger Kontakt, sie vermieden Auseinandersetzungen, zogen sich zurück und zeigten wenig Engagement. Demgegenüber deuteten die Ergebnisse aus den klinisch unauffälligen Familien daraufhin, wie stark die Väter gefühlsmäßig mit ihren Angehörigen verbunden sind. Solche Unterschiede bildeten sich abermals in den Ratings hinsichtlich des Kontaktverhaltens ab: Die Väter Opiatabhängiger waren zurückgezogener als die Väter der Kontrollgruppe und sie wiesen signifikant mehr Gefühle auf, die zwischenmenschliche Beziehungen erschweren. Dennoch war ihr Selbstwertgefühl, ihre soziale Einordnung und ihre Leistungsfähigkeit nicht stärker beeinträchtigt als bei den Vätern der "Normalfamilien".

Die Geschwister Opiatabhängiger waren keineswegs beeinträchtigt wie die Suchtmittelkonsumenten. Sie funktionierten gemäß Fremdeinschätzung in unterschiedlichen Lebensbereichen recht gut. Trotzdem waren sie im Kontakt zurückgezogener und in der Kommunikation verschlossener als die Geschwister der Kontrollgruppe.

Die siebte Fragestellung bezog sich auf die Funktionalität der Herkunftsfamilien Opiatabhängiger. Die Hypothesen wurden bestätigt:

Die Ergebnisse aus dem "Familieneinschätzungsbogen" (FAM) deuteten auf ein hohes Ausmaß an Problemen und Konflikten in den Familien betreuter Opiatabhängiger. Sämtliche Familienmitglieder, die wir untersuchten, schätzten das familiäre Konfliktbewältigungspotential schwach ein. Mit Ausnahme der süchtigen Patienten wiesen sie auf die Bedrohung des familiären Gleichgewichtes hin. Alle Mitglieder waren der Ansicht, daß der gegenseitige Austausch von Informationen und Gefühlen die größten Probleme verursacht. Die Opiatkonsumenten brachten zum Ausdruck, daß es in ihren Familien an Empathie mangelt und Beziehungen in erster Linie narzißtisch oder symbiotisch sind. Demgegenüber sahen die Geschwister der Abhängigen in diesem Bereich eine relative Familienstärke. Sie stellten dar, daß die Beziehungen in der Familie wachstumsfördernd sind und zur Autonomieentwicklung beitragen. (Die Fremdeinschätzungen, die sich auf diese Fragestellung beziehen, werden weiter unten behandelt.)

Die achte Fragestellung zielte auf den Stellenwert der Familienmitglieder in ihrer Familie. Hier wurden die Hypothesen bestätigt:
In den Selbstbeurteilungen des FAM stellten die Mitglieder klinischer Familien einen eigenen Beitrag am Familienproblem dar, was auf ein hohes selbstreflektorisches Potential schließen ließ. Väter beschrieben vorrangig Defizite in ihrer Mitteilsamkeit. Die Mütter kritisierten ihren Anteil an der Gestaltung intrafamiliärer Beziehungen. Aus eigener Sicht neigen sie zu verstrickten Beziehungen oder sie ziehen sich übermäßig zurück. Die Geschwister reflektierten, in die Familien zu wenig integriert zu sein. Letztlich beschrieben die süchtigen Patienten ihr größtes Manko darin, den Rollenerwartungen der Familien nicht zu entsprechen.

Die neunte Frage zielte auf die intrafamiliären Beziehungen und auf Unterschiede in den Sichtweisen. Wiederum wurden die Hypothesen bestätigt:
Das Gesamt der Mütter, Väter und Geschwister der Opiatabhängigen beurteilte einmütig, daß der süchtige Jungerwachsene in den emotionalen Bereichen noch am besten funktioniert und daß er hierin für das familiäre Gleichgewicht einen wichtigen Beitrag leistet. Andererseits wurden die Beziehungen zu den süchtigen Jungerwachsenen durch ein Auseinanderklaffen von Wertvorstellungen und Rollenerwartungen charakterisiert. Insbesondere jene Mütter, die aus Untersuchersicht die Kriterien für "co-abhängige" Verhaltens- und Persönlichkeitsmerkmale erfüllten, brachten zum Ausdruck, daß ihre Beziehungen mit den süchtigen Jungerwachsenen in der Familie am meisten zur Erfüllung ihrer emotionalen Bedürfnisse beitragen.

Wie sich in den klinisch unauffälligen Familien Stärken und Schwächen auf dyadischer und gesamtsystemischer Ebene darstellen, sollte anhand der zehnten Fragestellung erkundet werden. Die Hypothesen wurden sämtlich bestätigt:
In den dyadischen Einschätzungen und Selbstbeurteilungen zeigten sich die Mütter klinisch unauffälliger Familien mit der Beziehung zu ihren Ehemännern/ Partnern sehr zufrieden. Sie wiesen darauf hin, daß die Väter Rollenerwartungen erfüllen und zur Homöostase der Familie beitragen. In der Selbstbeurteilung bestand unter den Familienmitgliedern Konsens, Gefühle zeigen zu können wie sie sind und darin einen wichtigen Beitrag für die Gesamtfamilie zu leisten. Daß bei einer großen Bandbreite des Gefühlsausdrucks gegenseitige Empathie und Fürsorge zur Erfüllung emotionaler Bedürfnisse beitragen und eine autonome Lebensgestaltung fördern, wurde in den Einschätzungen der Familie als Ganzes deutlich.

Die elfte Fragestellung thematisierte die Unterschiede zwischen den Herkunftsfamilien Opiatabhängiger und klinisch unauffälligen Familien. Soweit Hypothesen formuliert wurden, wurden sie bestätigt:

In den Ergebnissen aller Dimensionen des "Familieneinschätzungsbogens" (FAM) fanden sich statistisch bedeutsame Unterschiede zwischen Familien mit einem opiatabhängigen Nachkommen und klinisch unauffälligen Familien. Sämtliche Mitglieder der "Normalfamilien" schätzten die Familie als Ganzes, aber auch die einzelnen Zweierbeziehungen, funktionaler ein als die Mitglieder der Untersuchungsgruppe. Außerdem bewerteten sie ihren eigenen Stellenwert in der Familie höher. In den Einschätzungen klinisch unauffälliger Familien bildete sich ab, daß Konflikte, die im Ablösungsprozeß entstehen, nicht zwangsläufig zu familiären Belastungen führen.

Auch in der Fremdbeobachtung unterschieden sich die Beziehungen in Familien mit suchtmittelabhängigen Nachkommen von klinisch unauffälligen Familien signifikant. Verschiedene Befunde aus dem PSKB bestätigten die Hypothese, daß auch in den klinischen Familien die familiären Orientierungen hoch und die intrafamiliären Auseinandersetzungen groß sind. Doch galt dies nicht für alle Familienmitglieder. Denn die Interaktion war mehr als in den "Normalfamilien" auf die Mütter und ihre opiatabhängigen Jungerwachsenen im wesentlichen begrenzt. Die Väter zogen sich zurück. Sorge- und Bezugsobjekte der Mütter, denen (fast) alle Aufmerksamkeit galt, waren überwiegend die drogenkonsumierenden Kinder.

Wie aus der Beschreibung der Stichprobe hervorgeht, sind die Scheidungs- und Trennungsraten bei den Eltern Drogenabhängiger besonders groß. Die Ergebnisse aus dieser Untersuchung können keine abgesicherte Antwortung auf die Frage geben, ob der hohe Anteil an verstrickten Beziehungen zwischen Abhängigen und Müttern (s. unter 12. und 13.) auf den Rückzug oder die Abwesenheit des Partners zurückzuführen sind oder ob sich andererseits die enge Gefühlsbindung an das Kind ungünstig auf die Partnerbeziehung ausgewirkt hat. Die Ergebnisse aus dem FAM und aus dem PKSB drücken jedoch eindrucksvoll aus, wie sehr sich die Väter aus den Familien mit opiatabhängigen Jungerwachsenen zurückgezogen haben und wie stark demgegenüber die Väter der "Normalfamilien" in den Ablösungsprozeß der drogenabstinenten Nachkommen involviert sind.

Entsprechend der Ergebnisse aus dem PSKB ist die intrapsychische Belastung zum Ablösungszeitpunkt für den betroffenen Jugendlichen/Jungerwachsenen am größten. Er hat die meisten Probleme mit der eigenen Identität, mit seinem Selbstverständnis und der sozialen Lebensbewältigung. Die Mitglieder klinisch unauffälliger Familien messen dieser Entwicklungsperiode eine hohe Bedeutung bei. Sie sind offen für Auseinandersetzungen auf verbaler und emotionaler Ebene. Ansprüche und Erwartungen unter den Ehepartnern sind hoch und in der Regel wird den Erwartungen an den Partner im konstruktiven Sinne entsprochen.

Die Fragen 12. und 13. hatten die "Co-Abhängigkeit" zum Inhalt. Es sollte untersucht werden, inwieweit sich die Beziehungen in Familien mit "co-abhängigen" Müttern als abweichend von jenen klinischen Familien erweisen, in denen der Co-Abhängigkeits-Modus keine Relevanz hat. Auch diesbezügliche Hypothesen wurden bestätigt:

140

Mehr als die Hälfte der untersuchten Mütter dieser Studie, so das Ergebnis aus der Fremdbeobachtung, erlebten ihre suchtmittelabhängigen Heranwachsenden stark hilfsbedürftig und verhielten sich ihnen gegenüber betont besorgt und überfürsorglich. Die stärkste Gefühlsbindung richteten sie nicht auf den Partner, sondern auf dieses Kind. In der Fremdbeurteilung waren die suchtmittelabhängigen Kinder für diese Mütter zum wichtigsten emotionalen Lebensinhalt geworden. Zwar deutete sich dieses Phänomen auch bei den Müttern klinisch unauffälliger Familien an, doch hier in ganz anderer Ausprägung. Die Mütter beider Gruppen unterschieden sich im Grad ihrer eigenen Beeinträchtigung. Während die Mütter Heroinabhängiger durch die beschriebenen Bindungen in ihrer Genuß-, Arbeits- und Beziehungsfähigkeit beinträchtigt waren und diese Einschränkungen leidvoll erlebten, ging für die Mütter klinisch unauffälliger Familien keinesfalls Leidensdruck oder Belastung mit einer intensiven, nicht aber intrusiven emotionalen Beziehung zu ihren Kindern einher. Mit diesen Ergebnissen, so wurde diskutiert, deutet sich an, daß zwischen Fürsorglichkeit und Verstrickung bzw. Empathie und emotionaler Durchdringung nur ein gradueller, quantitativer Unterschied besteht, der sich aber andererseits auf die eigene Befindlichkeit ernsthaft auswirkt[46].

Soweit zu den einzelnen Ergebnissen im Überblick. Zwei Aspekte sollen hier hervorgehoben werden: Die Ergebnisse dieser Untersuchung bestätigen Annahmen und Beobachtungen psychodynamisch und strukturell orientierter Familientherapeuten in vielen Bereichen. Insbesondere ließen sich die Hypothesen zum Selbstkonzept Opiatabhängiger und die Hypothesen zu strukturellen und funktionalen Aspekten der Herkunftsfamilie betreuter Opiatkonsumenten verifizieren. Soweit wir die Literatur überblicken, ist mit den vorliegenden Ergebnissen ein wissenschaftlicher Beleg gelungen, der über einseitige Schilderungen (etwa des Erziehungsstils und Familienmilieus) aus Sicht der Konsumenten hinausgeht. Desweiteren wurde für einen Teil der Herkunftsfamilien Opiatabhängiger die Relevanz "co-abhängiger" Verhaltensmuster aufgedeckt. Bei der Interpretation der Ergebnisse indes ist wissenschaftliche Akribie vonnöten:

In der Diskussion der Einzelergebnisse aus dem FAM wurde bereits hinterfragt, ob sich Familien mit einem Symptomträger möglicherweise schwach und dysfunktional darstellen, weil eines ihrer Mitglieder erkrankt ist (s. Abschn. 6.1.1.2). Möglicherweise sind die Ergebnisse dieser Studie ein Effekt, der auf den Untersuchungsumstand zurückzuführen ist: Sogenannte "Normalfamilien" stellen sich normal dar in dem Bewußtsein als "Normalfamilien" zu fungieren und die Herkunftsfamilien betreuter Opiatabhängiger etikettieren sich dysfunktional, weil sie

---

[46] An dieser Stelle sei eine 40jährige Mutter unserer Untersuchungsgruppe erwähnt, eine Restaurantinhaberin eines in sozialer Hinsicht durchaus renomierten Hamburger Stadtteils. Im Verlauf der Abhängigkeitsentwicklung ihres Sohnes und ihren Bemühungen um eine Beendigung desselben, hatte sie sich von einem Drogenhändler eine Heroininjektion setzen lassen in der Ansicht, daß sie nur dann hilfreich sein könne, wenn sie das Rauscherleben ihres Sohnes aus eigener Erfahrung nachvollziehe. Es folgten mehrere weitere Injektionen. Mit der Diagnosestellung eines Mamma-Karzinoms beendete die Mutter ihren Opiatkonsum.

die Schwelle zu einer Hilfeeinrichtung überschreiten. Außerdem sind die Nachteile einer Querschnittsuntersuchung zu berücksichtigen. Rückschlüsse auf die Suchtentstehung der Konsumenten sind unzulässig.

Darüber hinaus sprechen die Befunde dieser Untersuchung insgesamt betrachtet gegen eine Spezifitätsannahme. Im Rahmen der einzelnen Ergebnisdarstellungen dieser Studie wurden die Befunde mit den Ergebnissen einiger vorausgegangener Arbeiten in Beziehung gesetzt. Immer stellte sich dar, daß Auffälligkeiten, unabhängig von der verwendeten Methode, keinesfalls pathognomonisch für Familien mit einem süchtigen (geschweige denn opiatabhängigen) Mitglied sind. Beispielsweise bildeten die Herkunftsfamilien dieser Untersuchung Auffälligkeiten im FAM ab, die sehr ähnlich zu den Befunden klinisch auffälliger Familien sind, welche Cierpka untersuchte. Doch litten diese Patienten an ganz anderen Erkrankungen (s. Abschn. 6.1.1.2).

Schlußfolgerungen, die daraus zu ziehen sind, stehen im Einklang mit Entwicklungen in anderen psychiatrischen Teilgebieten, in denen im zurückliegenden Jahrzehnt Spezifitätsannahmen zugunsten komplexerer ätiologischer Erklärungsansätze mehr und mehr verlassen wurden. Beispielsweise galten die Doppelbindungstheorie, die Batson, Jackson und Haley 1956 entwickelten, oder die sog. schismatischen und asymmetrischen Beziehungen (Lidz et al. 1957) oder das Konzept der "Pseudogegenseitigkeit" (Wynne et al. 1958), welches auf das Harmonisierungsbestreben und die Aggressionslosigkeit in den Abhängigkeitsverhältnissen von Familien zielt, als pathognomonisch für "schizophrenogene" Familien. Um so mehr Vergleichsuntersuchungen durchgeführt wurden, desto zweifelhafter waren diese Spezifitätsannahmen, denn es bestätigte sich, daß auch "Normalfamilien" "double-binds" produzieren und Harmonisierungstendenzen haben.

Die Zwillings- und High-Risk-Studien brachten Mitte der 70er Jahre weitere familiäre Faktoren zu Tage, die auf die Entstehung und den Verlauf schizophrener Erkrankungen Einfluß ausüben (Überblick bei Joraschky 1985). Ein anderer Forschungszweig entwickelte sich in den 70er und 80er Jahren am "Expressed Emotion"-Paradigma. Die Ergebnisse dieser Forschungsrichtungen zeigten, daß der Erkrankungsverlauf schizophrener Patienten in Familien mit hohem intrafamiliären Streß (gemessen an der Zahl kritischer und entwertender Äußerungen gegenüber dem Patienten) ungünstiger ist als in Familien, in denen weniger Streßfaktoren wirken (Überblick bei Hahlweg et al. 1987).

Jedoch bestätigte sich Ende der 80er Jahre immer mehr, daß das EE-Konzept unspezifisch ist. Heute wissen wir, daß High-EE in chronischen Belastungssituationen auftreten, unabhängig von der Art der Erkrankung. Familien mit einem depressiv Erkrankten weisen annähernd gleichhohe EE-Werte auf wie Familien mit einem schizophrenen Mitglied (Hahlweg 1986). Vaughn (1986) wies nach, daß die EE - über Patientenvariablen hinaus - von den Bewältigungsstrategien der Eltern und selbst von Persönlichkeitsmerkmalen anderer Familienmitglieder abhängig sind.

Bereits Bowen (1976) wies darauf hin, daß die scheinbar schizophreniespezifischen Interaktionsmuster in allen Familien in unterschiedlicher Ausprägung zu finden sind. Für den Bereich schizophrener Erkrankungen kommen Hahlweg (1986), Joraschky (1985) und Cierpka (1990) zu dem Schluß, daß die bisherigen Interaktionsstudien eine erhebliche Schwäche aufweisen: Sie gehen davon aus, daß

Familien mit einem kranken Mitglied sich von Normalfamilien durch dysfunktionale Interaktionsmuster unterscheiden. Vernachlässigt wurde hingegen bis in die jüngste Zeit zu überprüfen, ob die Unterschiede zwischen auffälligen und normalen Familien möglicherweise nicht lediglich entlang eines Kontinuums (der Gestörtheit von Interaktionsmustern) bestehen. In diesem Fall wäre die *graduelle* Dysfunktionalität das Unterscheidungskriterium. Die Diskussion über schizophreniespezifische Interaktionsmuster habe übersehen, daß eine Schwäche in einem Bereich durch Stärken in anderen Bereichen einer Familie ausgeglichen werden können. Durch die Konzentration auf "pathologische" Interaktionsmuster sei die Gewichtung von Ressourcen zu kurz gekommen.

Bezogen auf die Neurose des einzelnen Individuums führte Freud schon 1941 aus (a.a.O., 109):

Die Neurosen haben nicht wie zum Beispiel die Infektionskrankheiten spezifische Krankheitsursachen. Es wäre müßig, bei ihnen nach Krankheitserregern zu suchen. Sie sind durch fließende Übergänge mit der sog. Norm verbunden, und andererseits gibt es kaum einen als normal anerkannten Zustand, in dem nicht Andeutungen neurotischer Züge nachweisbar wären.

An anderer Stelle geht Freud auf die Ressourcen, er spricht von "freigebliebenen Energiebeiträgen", ein, die zur Ausbildung eines Symptoms entscheidend beitragen (a.a.O. 1940, S. 476):

Der Unterschied zwischen nervöser Gesundheit und Neurose schränkt sich also aufs Praktische ein und bestimmt sich nach dem Erfolg, ob der Person ein genügendes Maß von Genuß- und Leistungsfähigkeit verblieben ist. Es führt sich wahrscheinlich auf das relative Verhältnis zwischen den freigebliebenen und den durch Verdrängung gebundenen Energiebeiträgen zurück und ist von quantitativer, nicht von qualitativer Art.

Richter (1970) übertrug später diese Aussagen auf die Familie (a.a.O. 1970, S. 30):

Nicht das Vorhandensein stärkerer Konflikte, sogar eklatanter Kontroversen, beweist einen Defekt der Familie, sondern nur die Unfähigkeit ihrer Mitglieder, derartige Spannungen auszuhalten und miteinander zu klären, ohne einander zu verstoßen, zu bestrafen oder in regelrechte Symptombildungen hineinzutreiben.

Nach Bowen (1972) können Spannungen, man kann auch sagen die Konflikte oder die Probleme, am besten ausgehalten werden, sofern jedes Individuum in seiner Familie die Chance erhält, eine eigene Meinung zu vertreten und eigene Lebenserfahrungen zu machen, die nicht unter dem emotionalen Druck der Familie zustandekommen - also ein "differenziertes Selbst" zu entwickeln.

Bei Stierlin et al. (1977) findet sich diese Einschätzung wieder. Unter Bezugnahme auf das Konzept der "bezogenen Individuation" (s. Abschn. 2.1) deuten die Autoren an, daß die Ausbildung eines Symptoms in Zusammenhang mit dem Maß an Selbstdifferenzierung und Selbstabgrenzung zusammenhängt, das die Familie ihren einzelnen Mitgliedern zuläßt. Für den Zeitpunkt der Ablösung eines Jugendlichen sei sogar eine "wohlwollende Vernachlässigung" durch die Eltern angemessen, um "ein neues Niveau von relativ reifer Unabhängigkeit zu erreichen" (Stierlin 1980, S. 145).

Hier konkretisiert sich dreierlei. Erstens hat die Forschung (insbesondere im Suchtbereich) über lange Zeit die Bedeutung von Verarbeitungsmodi und Bewältigungsmechanismen vernachlässigt. Zweitens ist die Suche nach der "Suchtfamilie" wahrscheinlich von gleichem Erfolg wie die Suche nach einer "Suchtpersönlichkeit": es gibt sie nicht. Drittens erweist sich als sinnvoll und hilfreich, nach dem Ausmaß an Grenzenstörungen zu fahnden, wenn die Betrachtungsebene vom Symptom zum System erweitert wird. Denn das Grenzenstörungsmodell ist nicht nur eine geignete theoretische Basis, die verschiedene Betrachtungsebenen sinnvoll integriert, sondern es gibt auch Hinweise dahingehend, daß das Ausmaß der Grenzenstörungen mit dem Bewältigungspotential von Familien korreliert (vgl. für den Bereich schizophrener Erkrankungen: Joraschky et al. 1987).

Im Bereich der jüngeren Suchtforschung wird die Bedeutung von Bewältigungsstrategien und Grenzenstörungen zusehends berücksichtigt - allerdings beschränken sich Hypothesen und Untersuchungen in der Regel noch auf die suchtmittelabhängigen Patienten. Exemplarisch soll die nach wie vor bedeutenste deutsche Untersuchung zur Heroinabhängigkeit unbetreuter Jugendlicher erwähnt werden, die zunächst von der Projektgruppe TUdrop (1984) durchgeführt und von Kindermann et al. (1989) fortgeführt wurde[47]. Es handelt sich um die einzige prospektive Untersuchung Drogenabhängiger in Deutschland. Die aus der Retrospektive von den Jugendlichen und Jungerwachsenen geschilderten Ereignisse, die mit dem beginnenden Konsum illegaler Drogen in Zusammenhang standen, berührten hauptsächlich Problemsituationen beim Verlassen des Elternhauses, bei der Selbstständigkeitsentwicklung, der Ausbildungsphase und der Gleichaltrigengruppen-Interaktion. Kennzeichnend war, daß diese gefährdenden Entwicklungsbedingungen durchaus reflektiert und verbalisiert werden konnten, daß aber offensichtlich die Umsetzung in konkrete, problemlösende Handlungsschritte versagte. Die Betroffenen leisteten, wie die Untersuchung zeigte, keinen Widerstand, passten sich aber den Anforderungen auch nicht an. Vermeidung und Rückzug imponierten in Ermangelung anderer, progressiver Handlungsmöglichkeiten als häufigste Bewältigungsmuster.

Unsere Ergebnisse können einen Hinweis darauf geben, daß die Entstehung von Suchtverhalten durch eine Massierung von nicht bewältigbaren Entwicklungsaufgaben zum Zeitpunkt des Schulalters und der Adoleszenz (hier besonders der Autonomieentwicklung als Loslösungsprozeß von der Familie und der Berufswahl) begünstigt werden kann. Insgesamt überwiegen passive Verarbeitungsleistungen (a.a.O., 298).

---

[47] Untersucht wurden 574 nicht in Therapie oder anderer Betreuung befindliche Berliner Heroinabhängige im Jugend- und Jungerwachsenenalter unter Zugrundelegung entwicklungspsychologischer Episteme, die es erlauben, die Entwicklung der Drogenabhängigkeit im biographischen Verlauf zu betrachten. Besondere Berücksichtigung fanden Fragestellungen hinsichtlich Entwicklungsaufgaben, kritischer Lebensereignisse und Bewältigungsstrategien.

Die Ergebnisse der hier vorliegenden Studie weisen in die Richtung, daß Voraussetzungen für die Bewältigung von Entwicklungsaufgaben bei Drogenabstinenten günstiger sind - und zwar auf individueller wie auch auf familialer Ebene: Sie verfügen im Vergleich zu den Opiatabhängigen über mehr Selbstwertgefühl und Selbstbewußtsein, entwickeln Symptome i.S. einer neurotischen Konfliktlösung seltener und beweisen in ihrem Auftreten ein Mehr an Ich-Stärke. Ihre Herkunftsfamilien sind funktionaler - das Ausmaß an Grenzenstörungen ist geringer. Dies scheint sowohl hinsichtlich übermäßiger Verstrickungen als auch hinsichtlich extrem starrer Grenzen zu gelten.

Die Belastungen in den Herkunftsfamilien Opiatabhängiger sind groß. Diesen Aspekt unterstreichen die Ergebnisse der Untersuchung auf eindrucksvolle Weise. Wenngleich eine Basis, die diese Belastungen in genetischer Hinsicht erklärt weiterhin aussteht und alleine durch prospektive Studien zu erschaffen ist, so bleibt doch ohne Zweifel, daß eine Unterstützung dieser problembelasteten Systeme sinnvoll und nützlich ist. Wenn immer mehr Behandlungseinrichtungen in Deutschland die Familien Suchtkranker in den Behandlungsprozeß einbeziehen, dann sollte dieser Trend unterstützt werden. Vermieden werden muß aber, ihn als Königsweg zu betrachten, denn vornehmlich in der Überprüfung von differentieller Therapieindikation und Therapieerfolg bestehen im Suchtbereich immense Defizite. Darauf wird im nächsten Abschnitt eingegangen.

8 Schlußfolgerungen

Abhängigkeitsforschung fand in Deutschland im zürückliegenden Jahrzehnt weder im wissenschaftlichen Bereich noch in der Öffentlichkeit Interesse. Vergleicht man die Publikationsraten dieser Zeitspanne zu den Themenbereichen Sucht, Schizophrenie und Depression miteinander, die in den drei größten psychiatrischen Fachzeitschriften abgedruckt wurden, so stellt sich eine völlige Umkehrung zur Häufigkeit dieser Diagnosen in der Allgemeinbevölkerung dar (Watzl und Dobel 1991).[48]

Bei einem Überblick der insgesamt spärlichen Abhängigkeitsforschung fallen Defizite vorrangig im Bereich einer stoffgebundenen Abhängigkeitsentwicklung im Jugend- und Jungerwachsenenalter ins Auge (Götze und Thomasius 1993). Das hat entscheidenden Einfluß auf präventive Strategien und gleichermaßen auf therapeutische Hilfestellungen im Frühstadium. Bis heute fehlen in Deutschland fundierte Konzepte für die Prävention ebenso wie für die Therapie einer Suchtmittelabhängigkeit im Jugendalter. So kommt die "Expertenkommission der Bundesregierung zur Reform der Versorgung im psychiatrischen und psychotherapeutisch/psychosomatischen Bereich" (Bundesminister für Jugend, Familie, Frauen und Gesundheit 1988, 389) zu folgendem Schluß:

Alkohol- und drogenabhängige Kinder und Jugendliche sehen sich einem unzureichenden Hilfsangebot gegenüber, das teilweise quantitativ ausreichend ist, wissenschaftliche Erkenntnisse aber vielfach nicht berücksichtigt, so daß eine angemessene Versorgung nicht gewährleistet ist. Zu große Toleranz im Entstehungsvorfeld solcher Krankheiten vergrößert diese Gruppe zusätzlich.

Noch immer können wir nicht mit Sicherheit benennen, welche Jugendlichen und Jungerwachsenen eine Drogensucht entwickeln; noch viel weniger sind wir in der Lage zu erklären, warum nicht alle Heranwachsenden, die Drogen nehmen und unter ähnlichen konsumpermissiven Umständen aufwachsen, auch tatsächlich abhängig werden. Ein Fünftel aller Jugendlichen hat Erfahrungen mit illegalen Rauschmitteln gemacht, abhängig von diesen Stoffen werden aber "nur" ein bis drei Prozent dieser Altersgruppe (Infratest Gesundheitsforschung 1989).

Im Rahmen der hier beschriebenen Untersuchung sahen wir einige klinische Familien, die sich aus unserem subjektiven Erleben heraus von den "Normal-

---

[48] 43 der insgesamt 61 Veröffentlichungen über Suchtkrankheiten (zum Vergleich: Schizophrenie 230 und Affektive Störungen 134 Publikationen) beziehen sich auf den Alkoholismus. Die Abhängigkeit von illegalen Drogen ist mit weniger als einer Publikation pro Jahr vertreten.

146

familien" nicht auffallend unterschieden. Auf der anderen Seite sahen wir unter den "Normalfamilien" auch solche, die einen hohen Anteil an Dysfunktionalität aufwiesen, ohne daß ein Familienmitglied der Kindergeneration suchtmittelabhängig geworden wäre oder eine andere seelische Erkrankung zu erleiden hätte. Cierpka (1990) hat darauf hingewiesen, daß weder die familiären noch die individuellen Einflüsse alleine darüber entscheiden, ob ein klinisches Symptom entsteht oder ob eine Krankheit zum Ausbruch kommt. Berücksichtigt werden müsse das komplexe Zusammenspiel mehrerer Komponenten. Wichtig sei die Wechselwirkung mit Bewältigungspotentialen und manchen bisher unbekannten Faktoren, die Einfluß auf das Gleichgewicht in der Familie nehmen. Im Bereich der Familienforschung habe die Konzentration auf dysfunktionale oder pathologische Interaktionsmuster dazu geführt, daß individuelle und familiäre Ressourcen, die Defizite ausgleichen, über lange Zeit übersehen wurden. Bis heute sei wenig über Rückkopplungsprozesse zwischen individuellen und familiären Komponenten bekannt. Es fehle nach wie vor an theoretischen Konzepten, die die Komplexität der Interaktion erfassen.

Das Familienmodell nach Steinhauer und dessen Operationalisierung im Familieneinschätzungsbogen machen, wenn man die Ergebnisse dieser wie auch vorausgegangener Untersuchungen überblickt, einen ersten Schritt in diese Richtung. Die Forschungssituation sollte in diesem Bereich weiterhin intensiviert werden. Wünschenswert wäre die Entwicklung eines Ratingverfahrens auf der Grundlage des Familienmodells, um Fremd- und Selbsteinschätzung unmittelbar vergleichen zu können. Desweiteren sind prospektiv angelegte Längsschnittstudien zur Co-Abhängigkeit erforderlich. Sinnvoll und nützlich erscheint dabei, das Gesamt an individuellen, familiären und sozialen Einflußfaktoren zu erfassen und Kontrollen einzubauen, die die Verhaltensmuster des Drogenkonsums mit Verhaltensmustern der Abstinenz in Beziehung setzen.

Hier hat die Psychiatrie besondere Möglichkeiten, die bislang ungenutzt blieben, denn Voraussetzungen sind wie in keiner anderen Disziplin erfüllt: Der enge (therapeutische) Kontakt zu Opiatkonsumenten und ihren Familien wie auch die wissenschaftlichen Voraussetzungen prädisponieren zu einer differenzierten Forschung auf der Mikroebene. Solche Studien wären eine sinnvolle und notwendige Ergänzung zu der gängigen soziologischen Feldforschung, die mittlerweile an ihre Grenzen stößt (Reuband 1991, 165):

Besonders defizitär sind unsere Kenntnisse über die Konsumenten harter Drogen. Dabei ist nicht einmal die ungeklärte Bestimmung der Prävalenz das Entscheidende - problematischer ist, daß wir über die Konsummuster, die sozialen und biographischen Hintergründe der Konsumenten und die Determinanten des Gebrauchs kaum etwas wissen. Repräsentativumfragen unter Jugendlichen und Erwachsenen bilden nur einen kleinen, keineswegs repräsentativen, Ausschnitt der Konsumenten harter Drogen ab und eigenen sich deshalb kaum zur Beschreibung dieser Art von Konsumenten.

Wenn, wie in den letzten Jahren, der Suchtmittelprävention ein immer größerer Stellenwert in der Gesundheitspolitik beigemessen wird, so sollte eigentlich ein Kenntnisstand vorausgesetzt werden, auf dem sinnvolle Präventionskonzepte aufbauen können. Denn Präventionsprogramme sind vor allem dort erfolgreich, wo ein möglichst eindeutig definierbares, zeitlich begrenztes Ereignis anvisiert wird, für das eine Ursache-Wirkungs-Beziehung bekannt ist. Für den Suchtbereich sind diese Voraussetzungen aber nicht erfüllt. Notgedrungen orientieren sich deshalb bisherige Präventionsprogramme an der grob vereinfachenden Bedingungstrias Person - soziales Umfeld - Droge. Mehr noch: Wenn man die verschiedenen Strategien zur Suchtmittelprävention im deutschsprachigen Raum überblickt, dann fehlen fast immer empirische Untersuchungen zur Effektivität dieser Projekte. Mit anderen Worten wird hier nicht nur vorschnell und -wie es scheint- konzeptionslos gehandelt, sondern über dies ist die kritische, empirisch abgesicherte Überprüfung dessen, was unternommen wird, äußerst defizitär.

Ein Ausweg aus diesem Dilemma ergäbe sich, sobald wissenschaftliche Forschung im Drogenbereich als Chance begriffen würde, konsumbegünstigende oder konsumverursachende Faktoren aufzudecken und somit Ansatzpunkte für effektvolle präventive, aber auch therapeutische Strategien aufzuzeigen.
Dazu bedarf es Quer- und Längsschnittuntersuchungen zu kritischen Zeiträumen der Abhängigkeitsentwicklung, um den Zusammenhang zwischen Probierintensität und Abhängigkeit zu erforschen, um Verlaufsbeeinflussungen des Konsums durch Bezugspersonen, soziales Umfeld und kritische Lebensereignisse offenzulegen und um die Wechselwirkungen zwischen kognitiven und emotionalen Einstellungen und Konsum zu erfassen. Wichtig ist die Aufdeckung solcher Kompetenzen, die den Drogenkonsum überflüssig machen bzw. verhindern. Auf dieser Grundlage müssen Konzepte über die Entwicklung eines riskanten Drogenkonsumverhaltens (unter Berücksichtigung individueller, familiärer und sozialer Risikofaktoren) ebenso erstellt werden, wie auch Konzepte zur Drogenabstinenz. In einem weiteren Schritt sind spezifische Präventionsprojekte zu entwickeln und zu evaluieren.
Im therapeutischen Bereich fehlen Interventionskonzepte zur Verkürzung der "Vorlaufzeit" zwischen Abhängigkeitsbeginn und Erstbehandlung bzw. Rückfall und erneuter Behandlung ("early intervention"). Gerade für solche Familien, in denen der Drogenkonsum des Heranwachsenden in Zusammenhang mit einem Ablösungskonflikt steht, bietet sich eine familientherapeutische Intervention als Frühbehandlung an. In den USA sind die frühen Suchtstadien im vergangenen Jahrzehnt zusehends in Behandlungskonzepte aufgenommen und deshalb die Voraussetzungen für familientherapeutische Interventionen erweitert worden (Friedman et al. 1987, Platt et al. 1991). Zwar sind in Deutschland zumindest im Ansatz mittlerweile ähnliche Entwicklungstendenzen zu verzeichnen (s. Abschn. 1.), doch fehlt es nach wie vor an Modellen und Modelleinrichtungen, an denen sich die Beratungs- und Behandlungsstellen orientieren können.
Forschungsbedarf besteht desweiteren im Bereich der experimentellen und quasiexperimentellen Therapieforschung für ambulante, teilstationäre und stationäre Programme. Der Bedarf beginnt bei individueller Diagnostik, differentieller Therapieindikation und Therapieplanung, erstreckt sich über Studien zur Verbesserung von Verlaufsdiagnostik, Therapieprogramm und -Verlauf (auch unter Berücksichtigung justizieller Rahmenbedingungen) und reicht bis hin zur Entwicklung und Überprüfung von Konzepten zur lebenslangen Betreuung schwerstbeeinträchtigter Abhängiger (Bühringer 1991, Renn 1991, Reuband 1991).

Anlässlich der Umsetzung des "Nationalen Rauschgiftbekämpfungsplanes", der unter anderem die Förderung der Suchtforschung vorsieht, stellte der Sprecher der

Bundesregierung im Rahmen eines Expertengespräches zur Bestandsaufnahme und Analyse des Forschungsbedarfs in Deutschland immerhin fest (Strub 1991, 1):

Die Suchtforschung (kann) auf längere Sicht einen entscheidenden Beitrag dazu leisten, die Abhängigkeiten von ihren Ursachen her zu verstehen und damit bessere Grundlagen für ihre Bekämpfung zu schaffen.

Es ist zu hoffen, daß Voraussetzungen geschaffen werden, die es ermöglichen, diese Erkenntnis in konkrete Handlungsschritte umzusetzen.

Anhang

Suchtmittelkonsum

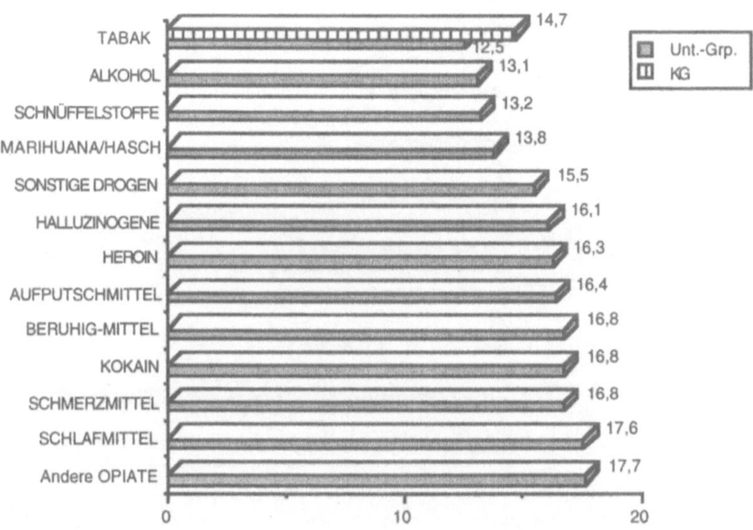

Abbildung 31. Alter der Index-Patienten/Jungerwachsenen beim ersten regelmäßigen Gebrauch von Suchtmitteln

Tabelle 43. Alter der Index-Patienten/Jungerwachsenen beim ersten regelmäßigen Gebrauch von Suchtmitteln (Berechnung der Mittelwerte und Standardabweichungen)

	Unt.-Grp.			KG		
Suchtmittel	*N*	*x*	*s*	*N*	*x*	*s*
Marihuana / Haschisch	53	13.8	1.6	-	-	-
Halluzinogene	34	16.1	2.1	-	-	-
Heroin	55	16.3	2.8	-	-	-
Kokain	48	16.8	2.5	-	-	-
Andere Opiate	33	17.7	3.5	-	-	-
Schmerzmittel	12	17.6	4.1	-	-	-
Schlafmittel	33	17.6	3.3	-	-	-
Beruhigungsmittel	30	16.8	3.0	-	-	-
Aufputschmittel	9	16.4	2.2	-	-	-
Schnüffelstoffe	17	13.2	1.5	-	-	-
Sonstige Drogen	10	15.5	2.1	-	-	-
Tabak	54	12.5	2.3	7	14.7	1.6
Alkohol	35	13.1	2.5	2	13.5	1.5

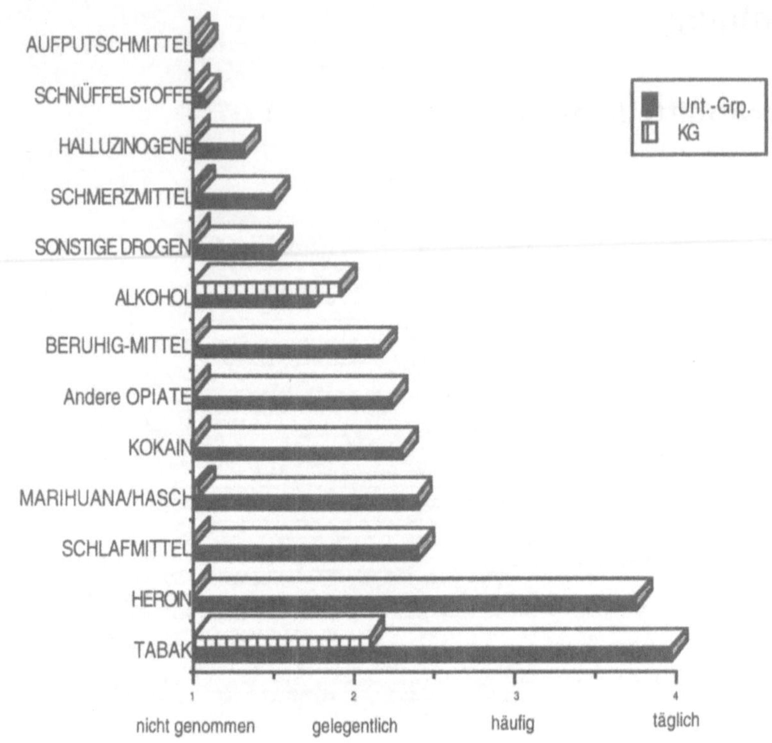

Abbildung 32. Häufigkeit der Einnahme von Suchtmitteln durch Index-Patienten/ Jungerwachsenen in den letzten drei Monaten:

Tabelle 44. Einnahmehäufigkeit von Suchtmitteln der Index-Patienten/Jungerwachsenen in den letzten drei Monaten (Berechnung der Mittelwerte und Standardabweichungen):

Suchtmittel	Unt.-Grp.			KG		
	N	*x*	*s*	*N*	*x*	*s*
Marihuana / Haschisch	54	2.39	1.12	23	1.04	.21
Halluzinogene	52	1.31	.58	23	1.00	.00
Heroin	56	3.75	.77	23	1.00	.00
Kokain	54	2.30	1.04	23	1.00	.00
Andere Opiate	46	2.24	1.16	23	1.00	.00
Schmerzmittel	42	1.50	.94	23	1.04	.21
Schlafmittel	50	2.40	1.21	23	1.00	.00
Beruhigungsmittel	44	2.16	1.26	23	1.00	.00
Aufputschmittel	43	1.05	.21	23	1.00	.00
Schnüffelstoffe	45	1.07	.25	23	1.00	.00
Sonstige Drogen	42	1.52	1.07	23	1.00	.00
Tabak	52	3.96	.28	23	2.09	1.38
Alkohol	46	1.76	.87	23	1.91	.85

Skala: 1 - 2 - 3 - 4
nicht gelegentlich häufig täglich
genommen genommen

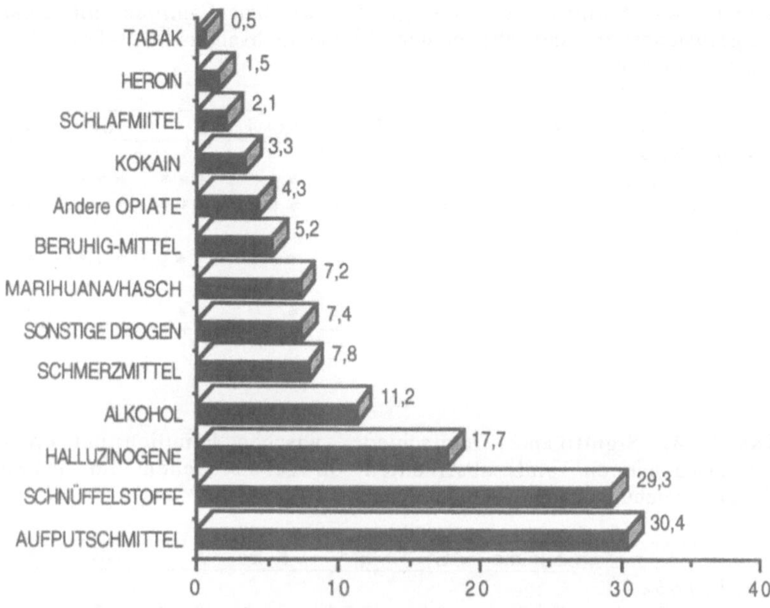

Abbildung 33. Zurückliegen der letzten Suchtmitteleinnahme der Index-Patienten/Jungerwachsenen in Monaten

Tabelle 45. Zurückliegen der letzten Suchtmitteleinnahme der Index-Patienten/Jungerwachsenen in Monaten (Berechnung von Mittelwerten und Standardabweichungen)

	Unt.-Grp.			KG		
Suchtmittel	*N*	*x*	*s*	*N*	*x*	*s*
nie eingenommen	-			15		
Marihuana / Haschisch	46	7.2	14.7	0	-	-
Halluzinogene	28	17.7	17.3	0	-	-
Heroin	45	1.5	3.1	0	-	-
Kokain	43	3.3	3.9	0	-	-
Andere Opiate	31	4.3	6.2	0	-	-
Schmerzmittel	11	7.8	10.9	0	-	-
Schlafmittel	31	2.1	3.9	0	-	-
Beruhigungsmittel	30	5.2	8.2	0	-	-
Aufputschmittel	8	30.4	23.9	0	-	-
Schnüffelstoffe	10	29.3	24.1	0	-	-
Sonstige Drogen	8	7.4	16.5	0	-	-
Tabak	35	0.5	2.7	6	0.0	0.0
Alkohol	31	11.2	19.4	2	0.0	0.0

Tabelle 46. Signifikante Unterschiede zwischen Familien mit opiatabhängigen Jungerwachsenen und abstinenten Jungerwachsenen im t-Test: Gesamtfamilie (Familienbogen)

	Summe	AE	RV	KOM	E	AB	K	WN
Stichprobe								
Gesamtfamilien	* * *	* * *	* * *	* * *	* * *	* * *	* * *	* * *
Patienten/Jungerwachsene	* * *	* * *	* * *	* * *	* * *	* * *	* * *	* * *
Mütter	* * *	*	* * *	* * *	* *	* * *	* * *	* * *
Väter	* *		*		*		* *	*
Geschwister	*		* *	*	* *		*	*

Tabelle 47. Signifikante Unterschiede zwischen Familien mit opiatabhängigen Jungerwachsenen und abstinenten Jungerwachsenen im t-Test: Dyaden (Zweierbeziehungsbogen)

	Summe	AE	RV	KOM	E	AB	K	WN
Stichprobe								
Sämtliche Dyaden	* * *	* * *	* * *	* * *	* * *	* * *	* * *	* * *
Dyaden ohne IP/Jungerw.	* * *	* * *	* * *	* * *	* * *	* * *	* * *	* * *
IP/J beurteilen Dyaden	* * *	* * *	* * *	* * *	* *	* * *	* * *	* *
IP/J werden beurteilt	* * *	* * *	* * *	* * *	* * *	* * *	* * *	* * *
Mütter beurt. IP/J	* * *	* * *	* * *	* * *		*	* *	* * *
IP/J beurt. Mütter	* * *	* * *	* *	* * *		* * *	* *	
Väter beurt. IP/J	* * *	* *	* * *	* * *	*	* * *	* *	* * *
IP/J beurt. Väter	* * *	* * *	* * *	* * *	*	* * *	* * *	* * *
Mütter beurt. Väter	* *	* *	* *	* *	*	* * *	* *	*

Tabelle 48. Signifikante Unterschiede zwischen Familien mit opiatabhängigen Jungerwachsenen und abstinenten Jungerwachsenen im t-Test: Selbstbeurteilung (Selbstbeurteilungsbogen)

	Summe	AE	RV	KOM	E	AB	K	WN
Stichprobe								
Gesamtfamilien	* * *	* * *	* * *	* * *	* * *	* * *	* * *	* * *
Indexpat./Jungerwachsene	* * *	* *	* * *	* * *	* * *	* *	* *	* *
Mütter	* * *	* *	*	* *	* *	* * *		
Väter	*	*	*	*				
Geschwister	* *	*	*		*			*

*=p<.05
**=p<.01
***=p<.001

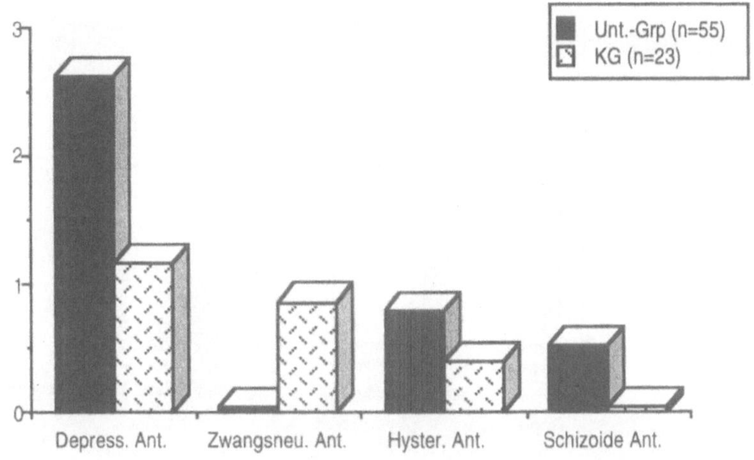

Abbildung 34. Globale Beurteilung der Neurosenstruktur der Patienten/Jungerwachsenen mit dem PSKB

Tabelle 49. Ergebnisse der Prüfung auf Mittelwertsunterschiede

Neurosenstruktur	Unt.-Grp. N=55		KG N=23		T-Test	
	x	*s*	*x*	*s*	*t*	*p*
Depressive Anteile	2.62	.49	1.17	.49	11.85	.001
Zwangsneurotische Anteile	.04	.19	.87	.69	-5.67	.001
Hysterische Anteile	.78	.71	.39	.58	2.52	.05
Schizoide Anteile	.53	.81	.04	.21	4.10	.001

Skala: 0 - 1 - 2 - 3
        nicht   gering   mittel   stark
        vorhanden   vorhanden

154

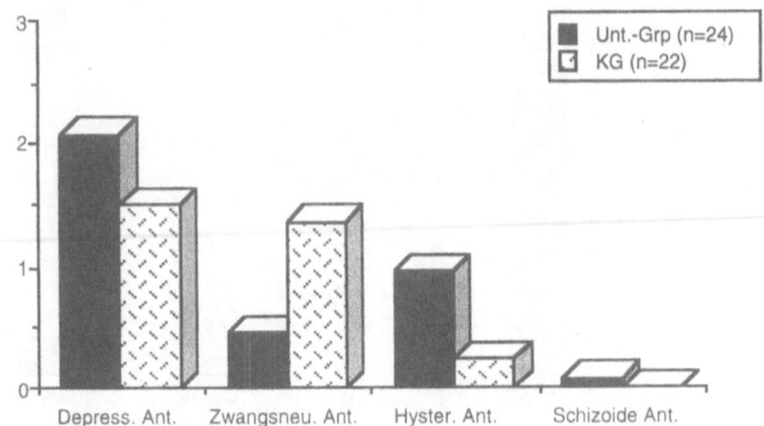

Abbildung 35. Globale Beurteilung der Neurosenstruktur der Mütter mit dem PSKB

Tabelle 50. Ergebnisse der Prüfung auf Mittelwertsunterschiede

	Unt.-Grp. N=24		KG N=22		T-Test	
Neurosenstruktur	x	s	x	s	t	p
Depressive Anteile	2.08	.58	1.50	.51	3.61	.001
Zwangsneurotische Anteile	.46	.51	1.36	.49	-6.13	.001
Hysterische Anteile	.96	.75	.23	.53	3.84	.001
Schizoide Anteile	.08	.28	.00	.00	1.45	.16

Skala: 0 - 1 - 2 - 3
     nicht   gering   mittel   stark
     vorhanden   vorhanden

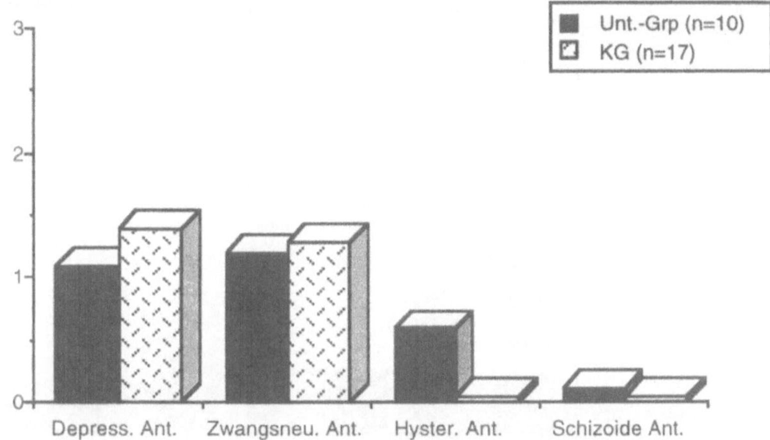

Abbildung 36. Globale Beurteilung der Neurosenstruktur der Väter mit dem PSKB

Tabelle 51. Ergebnisse der Prüfung auf Mittelwertsunterschiede

Neurosenstruktur	Unt.-Grp. N=10		KG N=17		T-Test	
	x	s	x	s	t	p
Depressive Anteile	1.10	.57	1.41	.51	-1.43	.17
Zwangsneurotische Anteile	1.20	.42	1.29	.47	-.54	.60
Hysterische Anteile	.60	.70	.06	.24	2.37	.05
Schizoide Anteile	.10	.32	.06	.24	.35	.73

Skala: 0 - 1 - 2 - 3
       nicht   gering   mittel   stark
       vorhanden   vorhanden

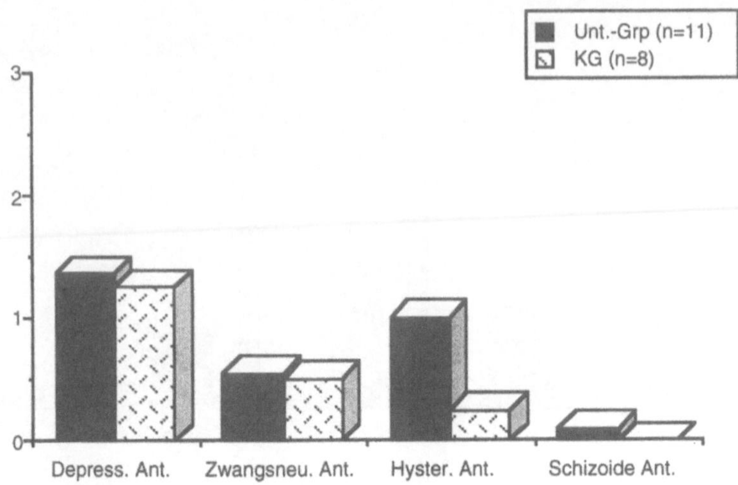

Abbildung 37. Globale Beurteilung der Neurosenstruktur der Geschwister mit dem PSKB

Tabelle 52. Ergebnisse der Prüfung auf Mittelwertsunterschiede

Neurosenstruktur	Unt.-Grp. N=11		KG N=8		T-Test	
	x	s	x	s	t	p
Depressive Anteile	1.36	.67	1.25	.46	.44	.70
Zwangsneurotische Anteile	.55	.52	.50	.54	.18	.86
Hysterische Anteile	1.00	.89	.25	.46	2.38	.05
Schizoide Anteile	.09	.30	.00	.00	1.00	.35

Skala: 0 - 1 - 2 - 3
nicht gering mittel stark
vorhanden vorhanden

Tabelle 53. Operationalisierung der FAM-Skalen (aus: Cierpka 1987b, S. 291/292)

| **1. Aufgabenerfüllung (AE)** | |
Niedrige Werte (≤ 40), Stärke	Hohe Werte (≥ 60), Schwäche
- Grundlegende Aufgaben werden durchweg erfüllt - Flexibilität und Anpassungsfähigkeit in bezug auf entwicklungsbedingte Anforderungen - Funktionale Muster der Aufgabenerfüllung werden selbst in Streßsituationen beibehalten - Die Festlegung von Aufgaben wird von anderen Familienmitgliedern geteilt und Alternativlösungen werden gesucht und ausprobiert	- Einige grundlegende Aufgaben werden nicht bewältigt - Unfähigkeit auf Veränderungen im familiären Lebenszyklus angemessen zu reagieren - Probleme bei der Festlegung von (bestimmten) Aufgaben, bei der Erarbeitung von Lösungsmöglichkeiten und bei der Verwirklichung von Veränderungen - Kleinere Streßsituationen können eine Krise verstärken
2. Rollenverhalten (RV)	
Niedrige Werte (≤ 40), Stärke	Hohe Werte (≥ 60), Schwäche
- Die Rollen sind gut in den Familienverband eingefügt: die Familienmitglieder verstehen, was von ihnen erwartet wird, sind damit einverstanden, die ihnen zugeteilten Aufgaben zu erledigen, und tun dies auch - Die Familienmitglieder passen sich neuen Rollen, die im Verlauf der Familienentwicklung gefordert werden, an - In den Familienverband integrierbare Rollen	- Die Rollen sind ungenügend in den Familienverband eingefügt, und des herrscht mangelnde Übereinstimmung in bezug auf die Rollenbestimmung - Unfähigkeit, sich an neue Rollen, die im Verlauf des familiären Lebenszyklus gefordert werden, anzupassen - In den Familienverband nicht integrierbare Rollen
3. Kommunikation (KOM)	
Niedrige Werte (≤ 40), Stärke	Hohe Werte (≥ 60), Schwäche
- Die Kommunikation ist durch einen ausreichenden Informationsaustausch gekennzeichnet - Die Mitteilungen sind direkt und klar verständlich - Der Empfänger ist für Mitteilungen erreichbar und empfänglich - Unter den Familienmitgliedern herrscht ein gegenseitiges Verstehen	- Die Kommunikation (Verständigung) in der Familie ist ungenügend, verschoben oder verdeckt - Mangelndes gegenseitiges Verstehen unter den Familienmitgliedern - Unfähigkeit, bei Verwirrung eine Klärung anzustreben
4. Emotionalität (E)	
Niedrige Werte (≤ 40), Stärke	Hohe Werte (≥ 60), Schwäche
- Die gefühlsgebundene Kommunikation zeichnet sich durch eine große Bandbreite des Gefühlsausdrucks aus, wobei diese dennoch mit angemessener Intensität erfolgt	- Unangemessene gefühlsbezogene Kommunikation, die einen unzulänglichen Ausdruck von Gefühlen miteinschließt - Unterdrückung oder Übertreibung von Gefühlen in bezug auf eine Situation

5. Affektive Beziehungsaufnahme (AB)

Niedrige Werte (≤ 40), Stärke	Hohe Werte (≥ 60), Schwäche
- Empathie - Die gegenseitige Fürsorge der Familienmitglieder führt zu einer Erfüllung von emotionalen Bedürfnissen (z.B. Sicherheit) und fördert eine autonome Lebensgestaltung - Die Beziehungen wirken wachstumsfördernd und unterstützend	- Fehlen von Empathie unter den Familienmitgliedern oder Zeigen von Interesse ohne jegliches Gefühl - Die Beziehungen können narzißtisch oder in einem extremem Maße symbiotisch sein - Die Familienmitglieder zeigen Unsicherheit und einen Mangel an Autonomie

6. Kontrolle (K)

Niedrige Werte (≤ 40), Stärke	Hohe Werte (≥ 60), Schwäche
- Die Formen der Beeinflussung lassen zu, daß das Familienleben in einer mit den Vorstellungen aller Famiienmitglieder vereinbaren Art und Weise abläuft - Fähigkeit, Gewohnheitsmuster in den Familienfunktionen zu wechseln, um sich an veränderte Anforderungen anzupassen - Der Kontrollstil ist vorhersagbar und trotzdem flexibel genug, Spontaneität in einem bestimmten Rahmen zuzulassen - Kontrollversuche wirken konstruktiv, lehrreich und wachstumsfördernd	- Die Formen der Beeinflussung gestatten es der Familie nicht, die Anforderungen des täglichen Familienlebens zu meistern - Es mißlingt, veränderte Lebensanforderungen wahrzunehmen und sich diesen anzupassen - Der Kontrollstil kann äußerst genau vorhersagbar (keine Spontaneität) oder chaotisch sein - Kontrollversuche wirken zerstörend oder beschämend - Der Kontrollstil kann zu starr oder zu unstrukturiert ("laissez-faire") sein - Das Kontrollverhalten ist gekennzeichnet durch offene oder verdeckte Machtkämpfe

7. Wertvorstellungen und Normen (WN)

Hohe Werte (≤ 60), Schwäche	Hohe Werte (≤ 60), Schwäche
- Übereinstimmung zwischen verschiedenartigen Bestandteilen im familiären Wertsystem - Das familiäre Wertsystem stimmt mit der sozialen Untergruppe und dem Kulturkreis, dem die Familie angehört, überein - Explizite und implizite Regeln sind konsistent - Die Familienmitglieder können sich gut in dem vorhandenen Spielraum ausleben	- Die Bestandteile des familiären Wertsystems stimmen nicht überein und führen daher zu Verwirrung und Spannung in der Familie - Konflikt zwischen dem familiären Wertsystem und dem Wertsystem der Gesamtkultur - Explizite Regeln werden von impliziten Regeln untergraben - Der vorhandene Spielraum ist unangemessen

Literaturverzeichnis

Ackerman NW (1958) The psychodynamics of family life. Basic Books: New York

Ackerman NW (1984) A theory of family systems. Gardner Press: New York

Adams M, Bühringer G, Eberth A et al. (1989) Drogenpolitik - Meinungen und Vorschläge von Experten. Lambertus: Freiburg

Alexander BK, Dibb GS (1977) Interpersonal perception in addict families. Fam Proc 16, 17-38

Anasagasti JI, Denia M (1988) Opiate addicts and their perceived parental rearing. Acta Psych Scand 78, 121-126

Antons K (1978) Persönlichkeitsmerkmale des Süchtigen - Ursachen oder Folgen? In: Keup W (Hrsg) Sucht als Symptom. Thieme: Stuttgart, 38-43

Arbeitsgruppe Familientherapie und Sucht (Hrsg)(1986) Vom Symptom zum System. Nicol:Kassel

Attardo N (1965) Psychodynamic factors in the mother-child relationship in adolescent drug addiction: a comparison of mothers of schizophrenics and mothers of normal adolescent sons. Psychother Psychosom 13, 249-255

Bailey GW (1989) Current perspectives on substance abuse in youth. J Am Acad Child Adolesc Psychiatry 28, 151-162

Bateson G, Jackson D, Haley J, Weakland J (1956) Toward a theory of schizophrenia. Behav Sci 1, 251-264

Bateson G, Jackson D, Haley J, Weakland J (1969) Schizophrenie und Familie: Suhrkamp: Frankfurt

Behrendt K, Bonorden-Kleij K, Krausz M et al. (1993) Niedrigschwelliger Drogenentzug - Konzept, Erfahrungen, Konsequenzen. Dt Ärztebl 90, A178-186

Berger H (1976) Differentielle Karrieremuster bei jugendlichen Drogenkonsumenten. Dissertation: Universität Köln

Berger H, Reuband KH, Widlitzek U (1980) Wege in die Heroinabhängigkeit. Juventa: München

Bernadi E, Jones M, Tennant C (1989) Quality of parenting in alcoholics and narcotic addicts. Brit J Psychiat 154, 677-682

Bertalanffy L von (1975) General systems theory. Braziller: New York

Bochnik HJ (1976) Freiheit und Sucht. Persönliche und gesellschaftliche Freiheit als Suchtbedingungen. In: Lehmann H, Schmidt HG (Hrsg) Freiheit und Sucht. Neuland: Hamburg, 76-87

Bortz J (1989) Statistik für Sozialwissenschaftler. 3. Aufl. Springer: Berlin Heidelberg New York Tokyo

Bosch H, Bickel P, Uchtenhagen A (1979) Family background of drug-dependent patients, in relation to their present status. Soc Psychiatry 14, 41-47

Boszormenyi-Nagy I, Spark GM (1973) Unsichtbare Bindungen - Die Dynamik familiärer Systeme. Klett-Cotta: Stuttgart

Bowen M (1972) On the differentiation of self. In: Framo J (ed) Family interaction. Springer: New York, 111-173

Bowen M (1976) Theory in the practice of psychotherapy. In: Guerin PJ (ed) Family therapy: Theory and practice. Gardner Press: New York

Bowen M (1978) Family therapy in clinical practice. Jason Aronson: New York

Brakhoff J (Hrsg) (1987) Kinder von Suchtkranken. Lambertus: Freiburg

Brill N, Crumpton E, Grayson H (1971) Personality factors in marihuana users. Arch Gen Psychiatry 24, 163-165

Buchheim P, Cierpka M, Scheibe G, Braun P (1990) Beziehungsmuster von Patienten mit Angststörungen. Prax Psychother Psychosom, 95-110

Bühringer G (1987) Standards für die Durchführung von Katamnesen bei Abhängigen: Ergebnisse einer Arbeitsgruppe der Deutschen Gesellschaft für Suchtforschung und Suchttherapie. In: Kleiner D (Hrsg) Langzeitverläufe bei Suchtkranken. Springer: Berlin Heidelberg New York Tokyo, 3-23

Bühringer G (1991) Forschungsbedarf im Bereich der Drogenabhängigkeit. Sucht 1, 42-49

Bundesminister für Jugend, Familie, Frauen und Gesundheit (Hrsg) (1988) Empfehlungen der Expertenkommission der Bundesregierung zur Reform der Versorgung im psychiatrisch und psychotherapeutisch/ psychosomatischen Bereich auf der Grundlage des Modellprogramms der Bundesregierung. Bonn

Burchard JM (1970) Rauschmittelgebrauch bei Jugendlichen. Niedersächsisches Ärtzteblatt 15, 551-555

Burchard JM, Wendiggensen P, Behrendt J et al. (1972) Fragebogen-Untersuchungen in der Hamburger Drogenszene. In: Ehrhardt E (Hrsg) Perspektiven der heutigen Psychiatrie. Gerhards: Frankfurt, 186-190

Bürgerschaft der Freien und Hansestadt Hamburg (1988a) Drucksache 13/2756. Schriftliche kleine Anfrage betr.: Steigende Drogengefahr für Jugendliche

Bürgerschaft der Freien und Hansestadt Hamburg (1988b) Drucksache 13/2290. Schriftliche kleine Anfrage betr.: Drogenpolitik in Hamburg I, Drogenkonsum bei Hamburger Kindern und Jugendlichen

Bürgerschaft der Freien und Hansestadt Hamburg (1989) Drucksache 13/3347. Schriftliche kleine Anfrage betr.: Jugendliche und Drogendelinquenz

Canrini K, Cingolane S, Compagoni F et al. (1988) Juvenile drug addiction: a typology of heroin addicts and their families. Fam Proc 27, 261-271

Cermak TL (1986) Diagnosing and treating co-dependence. Johnson Institute Books, Minneanapolis

Cervantes OF, Sorensen JL, Wermuth L et al. (1988) Family ties of drug abusers. Psychol Addict Behav 2, 34-39

Chambers CD, Ball JC (1970) Suicide among hospitalized opiate addicts. In: Ball JC, Chambers CD (eds) The epidemiology of opiate addiction in the United States. Thomas: Springfield, 288-300

Chein I (1964) The road to H. Basic Books: New York

Cierpka M (1986) Zur Funktion der Grenze in Familien. Familiendynamik 11, 307-324

Cierpka M (1987) Familiendiagnostik. Springer: Berlin Heidelberg New York Tokyo

Cierpka M (1987a) Überblick über familiendiagnostische Fragebogeninventare. In: Cierpka M (Hrsg) Familiendiagnostik. Springer: Berlin Heidelberg New York, 215-231

Cierpka M (1987b) Der theoretische Hintergrund und die klinische Anwendung des FAM III. In: Cierpka M (Hrsg) Familiendiagnostik. Springer: Berlin Heidelberg New York, 282-302

Cierpka M (1990) Zur Diagnostik von Familien mit einem schizophrenen Jugendlichen. Springer: Berlin Heidelberg New York Tokyo

Cierpka M (1990a) Der Familien-Einschätzungsbogen. Anleitungsheft. Universität Ulm

Cierpka M, Rahm R, Schulz H (1987) Die Testgütekriterien des "Family Assessment Measure" (FAM-Version III). In: Cierpka M, Nordmann E (Hrsg) Methoden in der Familienforschung. Springer: Berlin Heidelberg New York Tokyo, 25-40

Cleveland M (1982) Familien und Drogenabhängigkeit von Jugendlichen: Strukturanalyse der familiären Rolle von Kindern. Familiendynamik 7, 265-283

Climent CE, Aragon LV, Plutchik R (1990) Prediction of risk for drug use in high school students. Int J Addict 25, 545-556

Coleman SB, Kaplan JD, Downing RW (1986) Life cycle and loss: the spiritual vacuum of heroin addiction. Fam Proc 25, 5-23

Cromwell RE, Olson DHL, Fournier DG (1984) Instrumente und Techniken zur Diagnose und Evaluation der Ehe- und Familientherapie. In: Brunner EJ (Hrsg) Interaktion in der Familie. Springer: Berlin Heidelberg New York, 105-131

Crow L (1976) Report to the committee on problems of drug dependence 1971. In: Harbin HT, Mazier HM: The families of drug abusers-a literature review. Fam Proc 9, 411-431

Deutscher Forschungsdienst 35/32 (1988) Psychiatrie: Vorbeugung gegen die "Schnüffel"-Sucht, 13

Deutsches Ärzteblatt 85 (1988) Beratungsstelle für Schnüffler, B-1616

Deutsche Gesellschaft für Suchtforschung und Suchttherapie (Hrsg) (1985) Standards für die Durchführung von Katamnesen bei Abhängigen. Lambertus: Freiburg

Deutsche Hauptstelle gegen die Suchtgefahren (Hrsg) (1977) Familie und Suchterkrankung. Hamm

Dupont A (1979) Psychiatric case registers. In: Häfner H (ed) Estimating needs for mental health care. Springer: Berlin Heidelberg New York, 43-51

Duss-von Werdt J (1989) Sucht, Süchte, Sehnsüchte. Familiendynamik 14, 65-72

Eckert J (1987) Sozialfragebogen PRAE/POST-K. Universität Hamburg

Eckert J, Biermann-Ratjen A, Götze P (1988) Patterns of Individual Change Scales: Deutschsprachige Version. Universität Hamburg

Efran JS, Heffner KP, Lukens RJ (1988) Alkoholismus als Auffassungssache - Strukturdeterminismus und Trinkprobleme. Z system Ther 6, 180-191

Efran JS, Heffner KP, Lukens RJ (1989) Alkoholismus als Ansichtssache. Familiendynamik 14, 2-12

Egger GJ, Webb RA, Reynolds I (1978) Early adolescent antecedents of narcotic abuse. Int J Addict 13, 773-781

Endicott J, Spitzer RL, Sleiss JL, Cohen J (1976) The Global Assessment Scale: procedure for measuring overall severity of psychiatric disturbance. Arch Gen Psychiatry 33, 766-771

Erbach F, Richelshagen K (1989) Isomorphe Strukturen im Kontext der Suchthilfe. Familiendynamik 14, 27-46

Fahrenberg J, Selg H, Hampel R (1973) Freiburger Persönlichkeitsinventar (FPI). Hogrefe: Göttingen

Foerster H von (1985) Sicht und Einsicht. Vieweg: Braunschweig

Frazier T (1962) Treating young drug users: a casework aproach. Soc Work 7, 94-101

Freud S (1940) Vorlesungen zur Einführung in die Psychoanalyse. Gesammelte Werke Bd. 11. Fischer: Frankfurt

Freud S (1941) Schriften aus dem Nachlaß. Gesammelte Werke, Bd. 17. Fischer: Frankfurt

Friedman AS, Glickman N (1986) Program characteristics for successful treatment of adolescent drug abuse. J Nerv Ment Disease 174, 669-679

Friedman AS, Santo Y, Glickman N (1983) The program characteristics that predict to successful treatment of adolescent drug abusers. National Institute on Drug Abuse, Rockville, MD

Friedman AS, Utada A, Glickman N (1986) Outcome for courtreferred drug-abusing male adolescents of an alter-native activity treatment program in a vocational high school setting. J Nerv Ment Disease 174, 680-688

Friedman AS, Utada A, Morrissey MR (1987) Families of adolescent drug abusers are ´rigid´, are these families either ´disengaged´ or énmeshed´, or both ? Fam Proc 26, 131-148

Garfinkel D et al (1983) A comparison of characteristics in the families of patients with anorexia nervosa and normal controls. Psychol Medicine 13, 821-828

Gilbert J, Lombardi D (1967) Personality characteristics of young male narcotic addicts. J Consult Clin Psychology 31, 536-538

Goldstein PJ, Abbot W, Paige W et al. (1977) Tracking procedures in follow-up studies of drug-abusers. Am J Drug Alcohol Abuse 4, 21-30

Goolishian H, Anderson H (1988) Menschliche Systeme. Vor welche Probleme sie uns stellen und wie wir mit ihnen arbeiten. In: Reiter L et al. (Hrsg) Von der Familientherapie zur systemischen Perspektive. Springer: Berlin Heidelberg New York, 189-216

Götze P (1993) Psychoanalytische Therapieverfahren. In: Müller HJ (Hrsg) Handbuch der Therapie Psychiatrischer Erkrankungen. Enke: Stuttgart (im Druck)

Götze P, Thomasius R (1993) Familientherapeutische Frühbehandlung Opiatabhängiger - eine vergleichende Querschnitts- und Verlaufsuntersuchung. Forschungsprojektantrag in Zusammenhang mit dem Förderkonzept "Suchtforschung" des BMFT. Universität Hamburg

Graven DB, Schaef RD (1982) Family life and levels of involvement in an adolescent heroin epidemic. Chem Dep Behav Biomed 4, 187-208

Guntern G (1980) Die Kopernikanische Revolution in der Psychotherapie: der Wandel vom psychoanalytischen zum systemischen Paradigma. Familiendynamik 5, 2-41

Gurman AS (1983) Family therapy research and the "new epistemology". J Mar Fam Ther 9, 227-234

Gurman AS, Kniskern DP, Pinshof WM (1986) Research on the process and outcome of marital and family therapy. In: Garfield SL, Bergin AE (Eds) Handbook of psychotherapy and behavior change. Wiley: Washington, 565-624

Hahlweg K (1986) Einfluß der Familieninteraktion auf Entstehung, Verlauf und Therapie schizophrener Stöhrungen. In: Nordmann E, Cierpka M (Hrsg) Familienforschong in Psychiatrie und Psychotherapie. Springer: Berlin Heidelberg New York Tokyo

Hahlweg K, Feinstein E, Müller U (1987) Analyse familiärer und partnerschaftlicher Kommunikation. In: Cierpka M (Hrsg) Familiendiagnostik. Springer: Berlin Heidelberg New York Tokyo

Haley J (1973) Familientherapie. In: Sager CJ, Caplan S (Hrsg) Handbuch der Ehe-, Familien- und Gruppentherapie. Kindler: München, 221-256

Haley J (1980) Leaving home. McGraw-Hill: New York

Haley J (1981) Ablösungsprobleme Jugendlicher. Pfeiffer: München

Hampel R (1977) Adjektiv-Skalen zur Einschätzung der Stimmung (SES). Diagnostica 23, 43-60

Hanel E, Herbst K (1988) Beschreibung und erste Ergebnisse einer prospektiven Studie zur stationären Behandlung von Drogenabhängigen. Suchtgefahren 34, 1-21

Harbin HT, Maziar HM (1975) The families of drug abusers: a literature review. Fam Proc 14, 411-431

Hargens J (1983) Familiensystem und Alkohol. Suchtgefahren 29, 47-50

Hill HE, Haertzen CA (1960) Personality characteristics of narcotic addicts as indicated by the MMPI. J Genetic Psychology 62, 127-139

Hobi U (1982) Gibt es eine spezielle Suchtpersönlichkeit? Therapeutische Umschau 39, 579-585

Hobi U, Ladewig D (1972) Alkoholismus und Drogenabhängigkeit im Vergleich - eine Auswertung von MMPI-Profilen. Schweizerische Zeitschrift für Psychologie 31, 306-317

Hornung R, Schmidtchen G, Scholl-Schaaf M (1983) Drogen in Zürich. Verbreitung und Hintergründe des Drogenkonsums Jugendlicher. Huber: Bern Stuttgart Wien

Horowitz MJ, Kaltreider NB, DeWitt KN, Weiss DS (1981) Patterns of Individual Change Scales. Arch Gen Psychiatry 38, 1263-1269

Horowitz MJ, Weiss DS, DeWitt KN, Kaltreider NB (1985) A proposed Method for measuring change beyond symptoms. Arch Gen Psychiatry 42, 703-708

Hurrelmann K (1987a) Probleme mit dem Erwachsenwerden. Jugendliche zwischem materiellen Überfluß und psychosozialer Belastung. Vortrag: DFG Veranstaltung, Universität Bielefeld am 03.06.1987. Manuskript

Hurrelmann K (1987b) Lebensbedingungen, Drogenkonsum, Sucht - soziologische und sozialisationstheoretische Erklärungsversuche. In: Meyenberg R, Boeije H (Hrsg) Deutsch-Niederländisches Suchtsymposium. Dokumentation: Universität Oldenburg

Hurrelmann K (1991) Konzeptionelle Ansätze der Suchtprävention im Jugendalter. In: Projektträgerschaft Forschung im Dienste der Gesundheit (Hrsg) Suchtforschung: Bestandsaufnahme und Analyse des Forschungsbedarfs. Berichtsband 19: Bonn, 17-32

Infratest Gesundheitsforschung (1989) Repräsentativerhebung zum Mißbrauchverhalten bei Jugendlichen im Alter von 12 bis 24 Jahren im Jahr 1988. Berichtsband: München

Jacobsen E (1973) Das Selbst und die Welt der Objekte. Suhrkamp: Frankfurt

Jiloha RC (1986) Psycho-social factors in adolescent heroin addicts. Child Psychiatry Quarterly 19, 138-142

Jiloha RC, Agnihotri BR, Munjal GC (1988) Adolescent heroin: addicts and their families. J Person Clin Stud 4, 201-203

Johnston LD, O'Malley PM, Bachmann JG (1987) Licit, and illicit use of drugs among adolescents. J Adolesc Health Care 8, 36-51

Joller-Jemelka HI, Wilhelm U, Steffen R, Grob PJ (1985) Virale Hepatitis und AIDS-assoziierte HTLV-III/LAV-Virusinfektionen bei Drogenabhängigen. Schweiz Med Wochenschr 115, 1114-1119

Joraschky P (1985) Die Bedeutung der Familieninteraktion für die Entstehung und den Verlauf schizophrener Erkrankungen. Nervenheilkunde 4, 157-162

Joraschky P, Cierpka M (1987) Zur Diagnostik der Grenzenstöhrungen. In: Cierpka M (Hrsg) Familiendiagnostik. Springer: Berlin Heidelberg New York Tokyo

Jugendwerk der Deutschen Shell (Hrsg) (1992) Jugend '92 - Lebenslagen, Orientierungen und Entwicklungsperspektiven im vereinigten Deutschland. Leske & Budrich: Leverkusen

Kandel DB (1975) Stages in adolescent involvement in drug use. Science 190, 912-914

Kandel DB, Davies M, Karus D, Yamaguchi K (1986) The consequences in young-adulthood of adolescent drug involvement. Arch Gen Psychiatry 43, 746-754

Kandel DB, Kessler R, Margulies R (1978) Antecedents of adolescent initiation into stages of drug abuse. J Youth Adolesc 7, 13-40

Kandel DB, Raveis VH (1989) Cessation of illicit drug use in young adulthood. Arch Gen Psychiatry 46, 109-116

Kaufman E (1980) Myth and reality in the family patterns and tratment of substance abusers. Am J Drug Alcohol Abuse 7, 257-279

Kaufman E (1985) Family systems and family therapy of substance abuse: an overview of two decades and clinical experience. Int J Addct 20, 897-916

Kaufman E, Kaufmann PN (1979) (ed) Family therapy of drug and alkohol abuse. Gardner: New York

Kaufman E, Kaufmann PN (1983) Vom psychodynamischen zum strukturellen familientherapeutischen Ansatz bei der Behandlung von Drogenabhängigen. In: Kaufman E, Kaufmann PN (Hrsg) Familientherapie bei Alkohol- und Drogenabhängigkeit. Lambertus: Freiburg, 45-60

Kaufman E, Kaufmann PN (Hrsg) (1983a) Familientherapie bei Alkohol- und Drogenabhängigkeit. Lambertus: Freiburg

Kellermann J (1968) Alcoholism - a merry-go-round named denial. Al-Anon: New York

Khantzian EJ (1977) The ego, the self, and opiate addiction. In: Blaine JB, Julius DA (ed) Psychodynamics of drug dependence. NIDA Research Monograph 12: Washington, 101-117

Kindermann W, Sickinger R, Hedrich D, Kindermann S (1989) Drogenabhängig. Lebenswelten zwischen Szene, Justiz, Therapie und Drogenfreiheit. Lambertus: Freiburg

Klagsbrun M, Davis DI (1977) Substance abuse and family interaction. Fam Proc 16, 149-173

Klamm B (1983) FPI-Testergebnisse und katamnestische Daten bei Suchtkranken. Medizinische Dissertation: Universität Hamburg

Kleiber D (1990) HIV-positiv und drogenabhängig. Wien Z Suchtforsch 13, 19-26

Kohut H (1976) Narzißmus. Suhrkamp: Frankfurt

Kohut H (1977) Preface. In: Blaine JB, Julius DA (ed) Psychodynamics of drug dependence. NIDA Research Monograph 12, VII-IX

Kreuzer A (1975) Drogen und Delinquenz. Eine jugendkriminologisch-empirische Untersuchung der Erscheinungsformen und Zusammenhänge. Akademische Verlagsanstalt: Wiesbaden

Kreuzer A, Gebhardt CH, Maasen M, Stein-Hilbers M (1981) Drogenabhängigkeit und Kontrolle. Bundeskriminalamt: Wiesbaden

Krystal H, Raskin HA (1983) Drogensucht: Aspekte der Ichfunktion. Vandenhoeck & Ruprecht: Göttingen

Kuda M, Kuda-Ebert M (1982) Zur Vorhersage der Selbstmordgefährdung bei Studierenden und Drogenabhängigen. Huber: Bern

Kuypers U (Hrsg) (1980) Familienbehandlung bei Suchtkranken. Lambertus: Freiburg

Ladewig D (1974) Die Persönlichkeit des Drogenabhängigen. Prakt Arzt 4, 554-560

Lidz T, Cornelison A, Terry D, Fleck S (1957) Marital schism and marital skew. Am J Psychiatry 114, 241-248

Lippmann ED (1990) Drogenabhängigkeit: Familientherapie und Prävention. Springer: Berlin Heidelberg New York

Ludewig K (1983) Die therapeutische Intervention. In: Schneider K (Hrsg) Familientherapie aus der Sicht psychotherapeutischer Schulen. Junfermann: Paderborn, 78-95

Ludewig K (1992) Systemische Therapie - Grundlagen klinischer Theorie und Praxis. Klett-Cotta: Stuttgart

Luhmann N (1984) Soziale Systeme. Suhrkamp: Frankfurt

Madanes C (1978) Predicting behavior in an addict's family: a communicational approach. In: Wurmser L (ed) The hidden dimension. Aronson: New York, 368-381

Madanes C (1984) Behind the one-way mirror - advances in the practice of strategic therapy. Jossey-Bass: San Francisco

Madanes C, Dukes J, Harbin H (1980) Family ties of heroin addicts. Arch Gen Psychiatry 37, 989-894

Madanes C, Dukes J, Harbin H (1981) Familiäre Bindungen von Heroinsüchtigen. Familiendynamik 1, 24-43

Mahler MS, Pine F, Bergmann A (1978) Die psychische Geburt des Menschen. Fischer: Frankfurt

Mattejat F (1986) Verfahrensspezifische Evaluationskriterien. In: Remschmidt H, Schmidt MH (Hrsg) Therapieevaluation in der Kinder- und Jugendpsychiatrie. Enke: Stuttgart, 46-69

Mattejat F, Remschmidt H (1985) Interaktionsstörungen in Familien: In: Remschmidt H, Schmidt MH (Hrsg) Kinder- und Jugendpsychiatrie in Klinik und Praxis. III: Alterstypische, reaktive und neurotische Störungen, 378-406

Maturana HR (1982) Reflexionen: Lernen oder ontogenetische Drift. Delfin II, 60-71

Maturana HR, Varela FJ (1987) Der Baum der Erkenntnis. Scherz: Bern München Wien

McCarthy WJ, Anglin MD (1990) Narcotic addicts: effect of family and parental risk factors on timing of emancipation, drug use onset, pre-addiction incarceration and educational achievement. J Drug Issues 20, 99-123

Merkel CM (1976) Gruppendynamische Konvergenztherapie bei Alkoholkranken. Vandenhoeck & Ruprecht: Göttingen

Minuchin S (1977) Familie und Familientherapie. Lambertus: Freiburg

Minuchin S (1983) Der Aufbau einer therapeutischen Realität. In: Kaufman E, Kaufmann PN (Hrsg) Familientherapie bei Alkohol- und Drogenabhängigkeit. Lambertus: Freiburg, 20-41

Minuchin S, Montalvo B, Guerny BG, Rosman BL, Schumer F (1967) Families of the slums. Basic Books: New York London

Minuchin S, Rosman BL, Baker L (1978) Psychosomatic families. Havard University Press: Cambridge (dt: Psychosomatische Krankheiten in der Familie. Klett-Cotta: Stuttgart 1983)

Müller U, Ruppen R, Baumann U, Angst J (1973) Persönlichkeitsaspekte des jugendlichen Drogenkonsumenten. Arch Psychiatr Nervenkrankh 217, 207-222

Newcomb MD, Bentler PM (1989) Substance use and abuse among children and teenagers. American Psychologist 44, 242-248

Niedersächsische Landesstelle gegen die Suchtgefahren (Hrsg) (1986) Der Suchtkranke im Spannungsfeld von Familie, Arbeit und Freizeit. Tagungsbericht: Hannover

Oerter R (1985) Lebensbewältigung und Jugendalter. VCH: Weinheim

Paton S, Kessler RC, Kandel DB (1977) Depressive mood and illegal drug use: a longitudinal analysis. J Genetic Psychology 131, 267-289

Piaget J (1973) Einführung in die genetische Erkenntnistheorie. Suhrkamp: Frankfurt

Platt JJ, Husband SD, Taube D (1991) Major psychotherapeutic modalities for heroin addiction : a brief overview. Int J Addict 25, 1453-1477

Platt JJ, Husband SD, Taube D (1991) Major psychotherapeutic modalities for heroin addiction: a brief overview. Int J Addict 25, 1453-1477

Projektgruppe Tudrop (1984) Herionabhängigkeit unbetreuter Jugendlicher. Beltz: Weinheim

Püschel K, Mohsenian F, Lockemann U et al. (1991) Drogentod und HIV-1-Prävalenz. Eine multizentrische Studie. Rechtsmedizin 2, 11-15

Rasokat H (1988) Aids: Ätiologie, Symptomatik, Gefährdung. In: Staak M (Hrsg) Betäubungsmittelmißbrauch. Springer: Berlin Heidelberg New York Tokyo, 111-116

Rauchfleisch U (1972) Vergleichend-experimentelle Untersuchung zur Persönlichkeitsstruktur von Suchtkranken. Psychiatrica Clin 5, 27-40

Reilly DM (1975) Family factors in the etiology and treatment of youthful drug abuse. Fam Ther 2, 149-171

Reiter L, Brunner EJ, Reiter-Theil S (Hrsg) (1988) Von der Familientherapie zur systemischen Perspektive. Springer: Berlin Heidelberg New York

Renn H (1991) Defizite der Suchtprävention und Notwendigkeiten der Präventionsforschung. In: Projektträgerschaft Forschung im Dienste der Gesundheit (Hrsg) Suchtforschung - Bestandsaufnahme und Analyse des Froschungsbedarfs. Materialien zur Gesundheitsforschung Band 19: Bonn, 4-16

Rennert M (1989) Co-Abhängigkeit. Was Sucht für die Familie bedeutet. Lambertus: Freiburg

Reuband KH (1986) Zur Verbreitung illegaler Drogenerfahrung in der Bevölkerung der Bundesrepublik Deutschland. Versuche ihrer Messung im Rahmen der Umfrageforschung. Suchtgefahren 2, 87-102

Reuband KH (1991) Forschungssituation und Forschungsbedarf im Bereich der Epidemiologie illegaler Drogen. In: Projektträgerschaft Forschung im Dienste der Gesundheit (Hrsg) Suchtforschung: Bestandsaufnahme und Analyse des Forschungsbedarfs. Berichtsband 19: Bonn, 157-174

Richter HE (1970) Patient Familie. Rowohlt: Reinbeck

Rosenberg CM (1969) Determinants of psychiatric illness in young people. Br J Psychiatry 115, 907-908

Rosenberg CN (1971) The young addict and his family. Brit J Psychiat 118, 469-470

Rüdiger D, Täschner H (1974) Untersuchungen zur Problemstruktur jugendlicher Rauschmittelkonsumenten. Zeitschrift für experimentelle und angewandte Psychologie 21, 146-161

Rudolf G (1981) Untersuchung und Befund bei Neurosen und Psychosomatischen Erkrankungen. Materialien zum "Psychischen und Sozial-Kommunikativen Befund" (PSKB). Beltz: Weinheim Basel

Sachs L (1992) Angewandte Statistik - Anwendung statistischer Methoden. Berlin Heidelberg New York Tokyo: Springer

Schmidtobreick A (1992) Systemische Familientherapie in der ambulanten Suchtkrankenhilfe - eine Evaluationsstudie. Lambertus: Freiburg

Schmidt G (1987) Beziehungsmuster und Glaubenssysteme bei Kindern von Suchtpatienten - Eine systemische Betrachtung. In: Braakhoff J (Hrsg) Kinder von Suchtkranken. Lambertus: Freiburg, 25-52

Schmidt G (1988) Rückfälle von als suchtkrank diagnostizierten Patienten aus systemischer Sicht. In: Körkel J (Hrsg) Der Rückfall des Suchtkranken. Springer: Berlin Heidelberg New York 173-213

Schreiber M (1986) Staatliche Drogenpolitik im Rückblick. In: Korczak D (Hrsg) Die betäubte Gesellschaft. Süchte: Ursachen, Formen, Therapien. Fischer, Frankfurt, 220-233

Schretter A, Aschoff-Pluta R, Cierpka M et al. (1986) Zum Verhältnis von dyadischer und systemischer Forschung. In: Nordmann E, Cierpka M (Hrsg) Familienforschung in Psychiatrie und Psychotherapie. Springer: Berlin Heidelberg New York, 52-72

Schubert MT (1987) System Familie und Geistige Behinderung. Springer: Wien New York

Schwegler U, May B (1988) Körperliche Folgen der Drogenabhängigkeit und klinischer Entgiftung. In: Staak M (Hrsg) Betäubungsmittelmißbrauch. Springer: Berlin Heidelberg New York Tokyo, 41-49

Schweizer RD, Lawton PA (1989) Drug abusers' perceptions of their parents. Brit J Addict 84, 309-314

Seifert-Schröder B (1987) Drogenstatistik 1985. In: Deutsche Hauptstelle gegen die Suchtgefahren (Hrsg) Jahrbuch. Neuland: Hamburg, 37-63

Selvini Palazzoli M, Boscolo C, Cecchin G, Prata G (1975) Paradoxon und Gegenparadoxon. Klett: Stuttgart

Selvini Palazzoli M, Boscolo C, Cecchin G, Prata G (1980) The problem of the referring person. J Marital and Family Therapy 6, 3-9

Shazer S de (1985) Keys to solution in brief therapy. Norton: New York

Shazer S de (1988) Therapie als System. Entwurf einer Theorie. In: Reiter L et al. (Hrsg) Von der Familientherapie zur systemischen Perspektive. Springer: Berlin Heidelberg New York Tokyo, 217-229

Shazer S de, Berg IK, Lipchik E et al (1986) Kurztherapie - Zielgerichtete Entwicklung von Lösungen. Familiendynamik 11, 325-342

Sickinger R (1989) Drogenabhängigkeit und ambulante Hilfe. In: Kindermann W et al: Drogenabhängig. Lambertus: Freiburg, 103-138

Sieber M (1988) Zwölf Jahre Drogen. Verlaufsuntersuchungen des Alkohol-, Tabak- und Haschischkonsums. Huber: Bern Stuttgart Toronto

Silbereisen RK, Kastner P (1985) Entwicklungstheoretische Perspektiven für die Prävention des Drogengebrauchs Jugendlicher. In: Brandtstädter J, Gräser H (Hrsg) Entwicklungsberatung Jugendlicher unter dem Aspekt der Lebensspanne. Hogrefe: Göttingen, 83-103

Simon R (1992) Jahresstatistik der professionellen Suchtkrankenhilfe - Daten aus EBIS 1992. In: Deutsche Hauptstelle gegen die Suchtgefahren (Hrsg) Jahrbuch Sucht 1993, 129-137

Simon R, Schulze K (1991) Jahresstatistik der professionellen Suchtkrankenhilfe - Daten aus EBIS und DOSY 1990. In: Deutsche Hauptstelle gegen die Suchtgefahren (Hrsg) Jahrbuch Sucht 1992, 117-129

Skinner HA, Steinhauer PD, Santa-Barbara J (1983) The Family Assessment Measure. Can J Com Mental Health 2, 91-105

Spille T, Guski R (1975) Langfristiger Drogenkonsum und Persönlichkeitsmerkmale - Eine empirische Untersuchung. Z Sozialpsych 6, 31-51

Stanton MD (1977) Some outcome results and aspects of structurel family therapy with drug addicts. In: Proceedings: Multiculturel view of drug abuse. 4th. National Drug Abuse Conference, San Francisco, 378-388

Stanton MD (1979) Drugs and the family. A review of the literature. Marr Fam Rev 2, 1-10

Stanton MD (1980) Some overlocked aspects of the family and drug abuse. In: Ellis BG (ed) Drug abuse from the family perspective. US Government Printing Office: Washington, 1-17

Stanton MD (1981) Strategic approaches to family therapy. In: Gurman AS, Kniskern DP (eds) Handbook of family therapy. Brunner: New York, 361-402

Stanton MD, Todd TC (1982) Grundsätze und Techniken für den Einbezug der Familie in die Behandlung von Drogenabhängigen. Familiendynamik 3, 228-264

Stanton MD, Todd TC (1982) The family therapy of drug abuse and addiction. Guilford: New York

Stanton MD, Todd TC (1983) Strukturelle Familientherapie mit Drogenabhängigen. In: Kaufman E, Kaufmann PN (1983) Familientherapie bei Alkohol- und Drogenabhängigkeit. Lambertus: Freiburg, 61-83

Stanton MD, Todd TC, Heard DB et al. (1978) Heroin addiction as a family phenomenon: a new conceptual model. Am J Drug Alcohol Abuse 5, 125-150

Stark K, Müller R, Googemoos-Holzmann I et al. (1990) HIV-infection in intravenous drug abusers in Berlin - risk factors and trends. Klin Wochenscht 68, 415-420

Steinglass P (1983) Ein lebensgeschichtliches Modell der Alkoholismusfamilie. Familiendynamik 8, 69-89

Steinhauer PD, Santa-Barbara J, Skinner HA (1984) The process model of family functioning. Can J Psychiatry 29, 77-88

Stierlin H (1975) Von der Psychoanalyse zur Familientherapie. Klett: Stuttgart

Stierlin H (1980) Eltern und Kinder. Das Drama von Trennung und Versöhnung im Jugendalter. Suhrkamp: Frankfurt

Stierlin H, Rücker-Embden I, Wetzel N, Wirsching M (1977) Das erste Familiengespräch. Klett: Stuttgart

Stone LJ, Church J (1978) Kindheit und Jugend. Einführung in die Entwicklungspsychologie. Thieme: Stuttgart

Strub H (1991) Eröffnung des Fachgesprächs. In: Projektträgerschaft Forschung im Dienste der Gesundheit (Hrsg) Suchtforschung - Bestandsaufnahme und Analyse des Froschungsbedarfs. Materialien zur Gesundheitsforschung Band 19: Bonn, 1-3

Strunk P (1980) Abhängigkeit von Drogen und Genußmitteln. In: Harbauer H, Lempp R, Nissen G, Strunk P (Hrsg) Kinder- und Jugendpsychiatrie. Springer: Berlin Heidelberg New York Tokyo, 238-255

Subby R (1987) Lost in the shuffle - the co-dependent reality. Health Communications: Pompano Beach

Szapocznik J, Perez-Vidal A, Brickman AL et al. (1988) Engaging adolescent drug abusers and their families in treatment: A strategic structural systems approach. J Consult Clin Psychol 56, 552-557

Tarda C (1968) Comments on the character structure and psychodynamic processes of heroin addicts. Percept Mot Skills 27, 143-146

Täschner KL (1974) Empirisch-epidemiologische Erhebungen an jugendlichen Drogen-konsumenten. Med Klinik 69, 535-540

Textor MR (1987) Family therapy with drug addicts: an integrated approach. Am J Orthopsychiat 57, 495-507

Textor MR (1989) Drogensucht und Familie. Familiendynamik 14, 13-26

Thomasius R (1988) Lösungsmittelmißbrauch bei Kindern und Jugendlichen. Forschungsstand und praktische Hilfen. Lambertus: Freiburg

Thomasius R (1991) Drogenkonsum und Abhängigkeit bei Kindern und Jugendlichen: Ein Überblick zum Forschungsstand. Sucht 1, 4-19

Uchtenhagen A, Zimmer-Höfler D (1985) Heroinabhängige und ihre "normalen" Altersgenossen. Haupt: Bern Stuttgart

Vaughn C (1986) Patterns of emotional response in the families of schizophrenic patients. In: Goldstein MM, Hand I, Hahlweg K (Hrsg) Treatment of schizophrenia. Springer: Berlin Heidelberg New York Tokyo, 97-108

Villiez T von (1985) Familientherapie bei Alkoholismus - ein Leitfaden für die Literatursichtung. Suchtgefahren 31, 71-75

Villiez T von, Reichelt-Nauscef S (1986) Alkoholismus und Familie - ein kritischer Überblick zum Forschungsstand. Suchtgefahren 32, 373-385

Villiez T von (1986) Sucht und Familie. Springer: Berlin Heidelberg New York

Vukov MG, Eljdupovic G (1991) The yugoslavian drug addict's family structure, Int J Addict 26, 415-422

Watzl H, Dobel C (1991) Zum Stand der psychiatrischen Suchtforschung: Publikationshäufigkeiten 1980-1989. Sucht 1, 52-53

Watzlawick P, Weakland JH, Fisch R (1974) Lösungen - Zur Theorie und Praxis menschlichen Wandelns. Huber: Bern

Wegscheider S (1981) Another chance - hope and health for the alcoholic family. Science and Behavior Books: Palo Alto

Weidman A (1987) Family therapy and reductions in treatment dropout in a residential therapeutic community for chemically dependent adolescents. J Substance Abuse Treatment 4, 21-28

Wellisch DK, Gay GR, McEntree R (1970) The easy rider syndrome: A pattern of hetero- and homosexual relationships in a heroin addict population. Fam Process 9, 425-430

Welter-Enderlin R (1982) Familienarbeit mit Drogenabhängigen. Familiendynamik 3, 200-210

Welz R (1987) Epidemiologie des Drogengebrauchs. In: Kisker KP et al. (Hrsg) Psychiatrie der Gegenwart. III: Abhängigkeit und Sucht. Springer: Berlin Heidelberg New York, 105-125

Willi J (1975) Die Zweierbeziehung. Rowohlt: Reinbek

Willi J (1985) Koevolution - Die Kunst gemeinsamen Wachsens. Rowohlt: Reinbek

Wolf M (1986) Interaktionsforschung und Familientherapie. In: Nordmann E, Cierpka M (Hrsg) Familienforschung in Psychiatrie und Psychotherapie. Springer: Berlin Heidelberg New York, 168-180

Wolk RL, Diskind MH (1961) Personality dynamics of mothers and wives of drug addicts. Crime Delinquency 7, 148-152

Wurmser L (1972) Drug abuse: Nemisis of psychiatry. Int J Psychiatry 10, 94-107

Wurmser L (1977) Mr. Pecksniffs horse? In: Blaine JB, Julius DA (ed) Psychodynamics of drug dependence. NIDA Research Monograph 12: Washington, 36

Wynne LC, Ryckoff I, Day J, Hirsch S (1958) Pseudomutuality in the family relations of schizophrenics. Psychiatry 21, 205-220

Zimmer-Höfler D (1984) Der Einbezug der Familie in therapeutische Einrichtungen für Drogenabhängige und drogengefährdete Adoleszenten in den USA. Familiendynamik 9, 126-136

Zimmer-Höfler D (1985) Vergleichsstudie zwischen Opiatabhängigen und einer Kontrollgruppe. In: Uchtenhagen A, Zimmer-Höfler D: Heroinsüchtige und ihre "normalen" Altersgenossen. Haupt: Bern Stuttgart

Sachverzeichnis